中国儿童青少年

近视防控

战略研究

U0251669

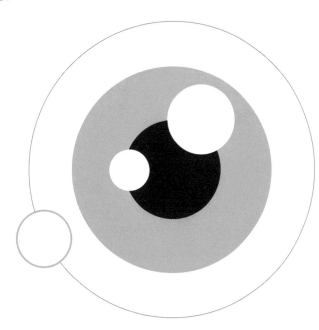

主编

常战军

李庆志

陈彦哲

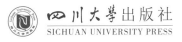

四川大学出版社

SICHUAN UNIVERSITY PRESS

图书在版编目（CIP）数据

中国儿童青少年近视防控战略研究 / 常战军，李庆志，陈彦哲主编 . -- 成都：四川大学出版社，2024.11
ISBN 978-7-5690-5924-3

Ⅰ．①中… Ⅱ．①常… ②李… ③陈… Ⅲ．①儿童－近视－防治－研究－中国②青少年－近视－防治－研究－中国 Ⅳ．①R778.1

中国国家版本馆 CIP 数据核字（2023）第 015603 号

书　　名：中国儿童青少年近视防控战略研究
　　　　　Zhongguo Ertong Qing-shaonian Jinshi Fangkong Zhanlüe Yanjiu
主　　编：常战军　李庆志　陈彦哲

选题策划：龚娇梅　张　澄
责任编辑：张　澄
责任校对：倪德君
装帧设计：墨创文化
责任印制：李金兰

出版发行：四川大学出版社有限责任公司
　　　　　地址：成都市一环路南一段 24 号（610065）
　　　　　电话：（028）85408311（发行部）、85400276（总编室）
　　　　　电子邮箱：scupress@vip.163.com
　　　　　网址：https://press.scu.edu.cn
印前制作：四川胜翔数码印务设计有限公司
印刷装订：成都市川侨印务有限公司

成品尺寸：170mm×240mm
印　　张：19.5
插　　页：3
字　　数：378 千字

版　　次：2024 年 11 月 第 1 版
印　　次：2024 年 11 月 第 1 次印刷
定　　价：88.00 元

扫码获取数字资源

四川大学出版社
微信公众号

《中国儿童青少年近视防控战略研究》
编委会

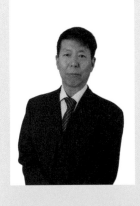

常战军，工学博士，郑州市疾病预防控制中心原副主任，华中科技大学、北京工业大学、中南民族大学、武汉科技大学兼职教授、博士生导师，河南日报社《顶端新闻》记者、特约专家，入选郑州名人档案库。主要研究领域为社会发展战略。

主要学术成果：主持和参与国家"十一五""十二五"国家科技重大专项2项和多项省、市级科研项目，获得省、市级哲学社会科学优秀成果奖及科技进步奖等10余项。在国内外学术期刊上发表学术论文和理论文章100余篇。主编出版北京大学新编社会学系列教材《公共卫生社会学》、北京大学新编公共行政与公共管理学系列教材《健康管理学教程》、北京工业大学普通高等学校教材《医院信息化概论》，以及《中国传染病社会史》《艾滋病社区网格化管理》《建设国家中心城市发展战略研究》等学术专著。

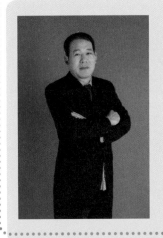

李庆志，郑州市疾病预防控制中心正高级经济师，河南省医院协会人力资源管理分会常务委员。主要研究领域为管理学、人力资源管理学等。

主要学术成果：主持、参与省、市级科研项目多项，获得省、市级哲学社会科学优秀成果奖及科技进步奖10余项。发明专利1项，出版学术专著4部，以第一作者或通讯作者身份在国内外学术期刊上发表学术论文20余篇。

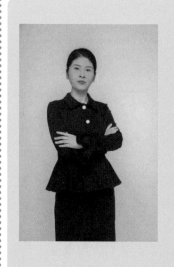

　　陈彦哲，公共卫生管理硕士，副主任中医师，郑州市疾病预防控制中心公共卫生监测与评价所所长。河南省医学会公共卫生学分会专业委员会委员、河南省预防医学会儿少卫生专业委员会常务委员、河南省预防医学会环境卫生专业委员会常务委员。主要研究方向为学校卫生学、环境卫生学、传染病学等。

　　主要学术成果：主持、参与省、市级科研项目多项，获得省、市级科技进步奖10余项。出版学术专著4部，以第一作者或通讯作者身份在国内外学术期刊上发表学术论文20余篇。

前　言

　　眼睛是人类感知外部世界、认识世界和与世界交流的重要载体，人类所能感知的外界信息中，超过90%源于视觉。眼健康作为国民健康的重要组成部分，已成为涉及民生要务的重大公共卫生问题和社会问题。

　　随着人类文明的进程、生产力的发展和社会进步，人类的劳动实践活动从粗犷向越来越精细分工的方向发展，以致人类近距离用眼的需求越来越多，近距离作业（如读书、写作、使用电脑、使用显微镜、医疗手术、精密制造等工作）越来越多，时间越来越长，使得眼球为了长时间适应近距离识别的需要，而长时间持续且反复不断地改变焦距，"用进废退"导致眼轴逐渐延长，近视便"应运而生"，进而导致近视率越来越高，近视人群数量出现史无前例的增长。世界卫生组织（WHO）指出，近视是一种日益流行的流行病，是影响人类健康的三大疾病之一，全世界约有1/3的人口为近视患者，并且近视人数在逐年攀升，如不采取有效的防控措施，预计到2050年将影响50亿人，达到全球预计人口数量的1/2，其中高度近视的人数将多达10亿。随着近视的低龄化带来的病程延长，人群中近视程度的分布会日益向高度近视演变，所导致的并发症将成为导致视力受损和致盲的第一位病因，这已经成为一个备受关注的世界性公共健康问题。

　　我国是世界上近视率较高的国家之一。WHO研究报告显示，我国目前近视人数多达6亿，约占人口数量的一半，儿童青少年近视发病形势尤其严峻，总体呈发病早、进展快、患病率高、并发症严重的特点。2018年，我国儿童青少年总体近视率为53.6%。其中，小学生为36.0%、初中生为71.6%、高中生为81.0%。2020年，我国儿童青少年总体近视率为52.7%，其中6岁儿童为 14.3%、小学生为 35.6%、初中生为 71.1%、高中生为 80.5%。初、高中学生的高度近视率较 2018 年均下降 0.5 个百分点。数据显示，由于近年来政府的高度重视，近视防控总体初见成效，学生近视早发现象得到一定程度缓解，低度近视发展为中、高度近视进程放缓，高度近视防控取得了一定成效，但是近视低龄化问题仍然突出，幼儿园和小学是我国近视防控重点年龄阶段，儿童青少年眼健康管理任重道远。

近视已不仅仅是一个生物学意义上的疾病，而是一个与人类的行为、社会环境、政治经济因素、社会文化传统等诸多因素密切相关的社会问题，对一个国家的民族繁衍、国家安全、社会发展都有着重要的影响。北京大学发布的《国民视觉健康报告》指出，如果近视人口持续增加，在航空航天、航海轮机、海洋钻探、深潜科研、精密制造、生物医学、地质测绘、国防军事、公安消防、体育竞技、驾驶、烹饪等领域，符合视力要求的劳动力会面临巨大缺口，将直接影响我国未来的竞争力。

完善的政策是提高儿童青少年身体活动水平、培养积极健康的生活方式的重要保障。近年来，我国出台了一系列政策关注儿童青少年近视防控。《中共中央国务院关于加强青少年体育增强青少年体质的意见》《关于深化教育教学改革全面提高义务教育质量的意见》《综合防控儿童青少年近视实施方案》《儿童青少年近视防控光明行动工作方案（2021—2025 年）》《健康中国行动（2019—2030 年)》《关于印发中小学生减负措施的通知》（减负三十条）等文件从抓好主体责任落实、强化制度保障、抓好体育锻炼、增强青少年体质、提升教育教学质量、减轻学生过重学业负担、加强源头治理（包括网络游戏源头）等多个方面提出了要求，从源头上落实义务教育阶段学生近视防控举措，促进儿童青少年健康成长、全面发展。

当代儿童青少年饱受近视的困扰，但一方面，当前尚没有现成的儿童青少年近视防控理论和可以借鉴的成熟经验，难以形成系统的儿童青少年近视防控理论体系；另一方面，儿童青少年近视所具有的社会学意义早已超出了医学科学的范畴，涉及社会学、医学、经济学、政治学、管理学等不同学科理论和研究方法，需要融合不同学科理论和研究方法进行理论创新和实践创新，来促进儿童青少年近视防控实践和理论研究向更高层次和更高水平发展。因此，科学防控儿童青少年近视问题刻不容缓，对儿童青少年近视防控战略的研究也显得极为迫切。本书从相对宏观的社会分析的视角出发，以儿童青少年近视防控实践的过程为主线，通过政府主导、医教结合、医防融合、全社会参与、法治保障、法律干预的综合干预模式，开展健康教育和健康促进、近视监测、早诊早治和疾病规范化、精准化管理，在全社会形成儿童青少年近视防控管理的支持环境，提高儿童青少年近视综合干预覆盖率和管理率。同时，本书重点梳理了儿童青少年近视的社会影响因素和社会文化意义，阐述了儿童青少年近视防控的行动策略和路径，旨在构建儿童青少年眼健康管理的理论体系、学术体系和话语体系，对于我国科学应对和防控儿童青少年近视流行并为当代儿童青少年守护一个更健康、更安全的光明世界具有重要意义。

全书共分为九章。第一章为总论，阐述了儿童青少年近视防控的时代背景；第二章、第三章分析了儿童青少年近视防控战略的理论研究，以及防控方法及政策演进；第四章讨论了儿童青少年近视健康影响因素；第五章至第九章分别从政府、学校、医疗卫生机构、家庭、学生个人等维度阐述了儿童青少年近视防控行动策略。

郑州市疾病预防控制中心原副主任、河南日报社《顶端新闻》特约专家常战军，郑州市疾病预防控制中心正高级经济师李庆志，郑州市疾病预防控制中心公共卫生监测与评价所所长、副主任中医师陈彦哲主持了本书的编写。参加本书编写的还有北京市延庆区第八幼儿园保健医师周慧娜，河南中医药大学第一附属医院传统疗法科主任赵计轩，河南省中医院（河南中医药大学第二附属医院）王心怡，河南省儿童医院（郑州儿童医院）副主任护师王玲玲、护师常晓丹，河南省登封市实验高级中学校党总支委员、中学一级教师邓学文，首都医科大学附属北京儿童医院主治医师付汪星、李丹，新乡医学院刘晟，武汉科技大学医学院王超颖，郑州大学外国语与国际关系学院郝天，郑州市第八十一中学二级教师景成格，郑州市疾病预防控制中心陈玉枝、洪月玲、楚安娜、姜松强、杨春兰、仇元营、阚菡雅、邢艺苑、朱慧丽、金路恒、王聪、蒋晓如，郑州市第二人民医院角膜塑形镜科主任蒋利慧，郑州市第三人民医院主管护师范蓓等医药卫生界、教育界管理者和研究者。本书参考和引用了国内外同行的文献，在此一并表示感谢。

儿童青少年近视防控是一个动态变化的过程，儿童青少年眼健康管理研究需要在长期实践中不断创新提升，由于编者的水平有限，难免有不足之处，敬请读者批评指正。

常战军

2024 年 2 月

目　录

第一章
儿童青少年近视防控的时代背景

本章导语

近视是全球发病率较高的疾病之一。儿童青少年作为我国的近视高发人群，其近视率位居世界前列，严重影响他们的身心健康。鉴于近视具有不可逆的特性，有效控制儿童青少年的近视率是全球面临的一项难题。为此，本章就儿童青少年近视流行现状及流行病学特点等方面进行阐述，以期为研究儿童青少年近视防控提供理论背景。

第一节　全球儿童青少年近视流行现状及流行病学特点

近视是世界范围内极其常见的眼部疾病。近年来，近视率呈逐年增长趋势，且近视发病年龄逐渐提前，病理性的近视并发症（如视网膜脱离、黄斑变性等）的发病率也随之增加。近视具有叠加、渐进和不可逆的特点，发展成高度近视（High myopia，HM）的儿童青少年患严重眼部疾病和永久性视力受损的风险较高，因此，近视已经成为全球越来越受关注的健康问题。

一、全球儿童青少年近视流行现状

近年来，大量流行病学调查显示，近视在全球范围已成为一种重要的健康问题，是全社会高度关注的公共卫生问题之一。2019 年，世界卫生组织（WHO）发布的《世界视力报告》显示，全球视力损伤或失明人数多达 22 亿人，约占全球人口的 29%。如不采取有效的防控措施，到 2050 年，全球近视患病人数可能达到 50 亿，其中，高度近视的人数将多达 10 亿。根据近年来的流行病学调查显示，儿童青少年近视率很高，特别是在东亚地区，儿童青少年近视率还在不断上升。我国近视率也较高，且主要累及 10~18 岁的儿童青少年。

有研究显示，人口老龄化、生活方式改变以及获得眼科护理机会不足是视力损伤或失明人数不断增加的主要因素，在低收入和中等收入国家或地区尤为突出。对于儿童青少年而言，他们正处于快速生长发育和知识积累的关键时期，由于长时间看书、看电视、使用移动设备等，用眼的频率和强度很大，户外活动时间则相对较少，加之不良的用眼环境或习惯，可导致眼干、眼胀、眼痛、畏光、视物模糊、视力降低、失眠或记忆力减退等视疲劳综合征，如果得不到及时治疗，极易变成近视。如不重点防治，近视导致的相关并发症将成为儿童青少年视力损伤或失明的重要病因。

据 *New Scientist* 报道，近视率在世界大多数地区都呈上升趋势，但在全球各地表现各异。

（一）欧洲

欧洲工业化程度普遍较高，社会保障和福利制度比较完善，但欧洲人口老龄化问题日益严峻。有统计指出，欧洲地区的视力损伤或失明率约为 1.75％。1993—2009 年，德国每 10 万人口的视力损伤或失明率增加了 11.6％，其中 6～17 岁人群的视力损伤或失明率增加了 7.3％。法国的视力状况和年龄呈明显负相关，视力损伤或失明率会随着年龄的增长呈上升趋势。

在病因方面，根据 2010 年 Bunce 等的报道，英国 65 岁的老年人群中，视力损伤或失明的首要因素是年龄相关性黄斑变性（Age－related macular degeneration，AMD）等眼球后部病变，约占 43.2％；其次是青光眼和老年性白内障，分别约为 9.1％和 6.7％。在新英格兰地区，儿童视神经发育不全是视力损伤或失明的重要而常见的原因。在丹麦，已登记的视力损伤或失明患者中，首要病因为 AMD，约占 71％。

（二）美洲

AMD 是发达国家和地区导致视力损伤或失明的主要眼部疾病之一。2005—2008 年美国国民健与营养检查显示，在美国 40 岁以上人群中，有 175 万患者至少有一只眼患有 AMD。美国不同种族人群的近视率不一样，其中亚洲人最高（达 18.5％）；白种人和非裔美国人最低，分别是 4.4％和 6.6％。常见眼部疾病在黑种人中的发病率较白种人高。

首要致视力损伤或失明的病因也存在种族差异，白种人首要病因为 AMD，黑种人则以白内障和青光眼为主。在加拿大 40 岁以上人群中，AMD 是每年新增视力损伤或失明患者中最重要的病因，占 40％～50％，其余依次为白内障、青光眼、2 型糖尿病性视网膜病变。南美国家则不同，在巴西，2 型糖尿病性视网膜病变在致视力损伤或失明病因中越来越常见，但白内障依然是主要病因，其次为 AMD 和糖尿病眼底病。

（三）亚洲

在中国、日本、韩国、新加坡等亚洲国家，近年来近视率迅速上升，远远超出了正常水平。2019 年 10 月 8 日，世界卫生组织发布的《世界视力报告》显示，亚洲人近视率为 40％～80％，比西方人高 2～3 倍，白内障是较主要的病因。在我国，除白内障外，未矫正的屈光不正和以 AMD 为主的眼底病变是中老年人视力损伤或失明的重要病因，这与亚洲地区靠近赤道、纬度较高、接受较多太阳紫外线的照射有关。有研究表明，在印度安得拉邦部落地区的盲人中，70.3%致盲病因为白内障。新加坡、马来西亚的成年人群中，视力损伤或失明的主要病因是矫正不足的屈光不正和白内障，其中白内障是裸眼单眼和双眼盲的主要病因，而矫正不足的屈光不正是裸眼单眼和双眼低视力的主要病因。2型糖尿病性视网膜病变、AMD和青光眼也是视力损伤或失明的主要病因。2011年相关研究发布了亚洲国家和地区的视力损伤或失明率和病因，详见表1-1。

表1-1 亚洲国家和地区的视力损伤或失明率和病因

国家和地区	失明率（%）	视力损伤率（%）	病因（依次排列）
沙特阿拉伯	1.50	7.80	白内障、沙眼、屈光不正、眼结构缺陷
蒙古	1.40	7.70	白内障、青光眼
黎巴嫩	0.60	3.90	白内障、高度屈光不正
伊朗（德黑兰）	0.39	1.10	白内障、黄斑变性、弱视
尼泊尔（加德满都）	2.60	—	—
中国	0.31	0.63	白内障、角膜病、沙眼、青光眼、屈光不正

亚洲，尤其是东亚地区儿童青少年是全球近视的高发群体。有研究表明，我国儿童青少年近视率为40%～72%，且呈不断上升趋势，高流行区不断增多。6岁学生入学检测时，约5.9%已经发生近视；到15岁时，约78.3%已经发生近视。新加坡的华人近视率也很高，7岁、8岁和9岁人群的近视率分别达到29.0%、34.7%、53.1%。而且入学前儿童的近视率也很高，6～72个月的孩子，其总体近视率已经达到了11%。我国香港的入学前儿童近视率也比较高，7岁前儿童的近视率约为17.0%，8岁和11岁人群近视率则分别增加到了37.5%和53.1%。2000年，我国台湾地区16～18岁学生近视率增加到了84%。2012年，韩国19岁男生的近视率达到96.5%，并且高度近视率达到了21.6%。

（四）非洲

非洲是世界上视力损伤或失明率最高的地区。有研究表明，约1%的人群失明，在撒哈拉地区甚至更高，成人视力损伤或失明的主要病因是白内障、角膜病变和视网膜病变等疾病，其中白内障约占50%。2011年相关研究发布了非洲国家和地区的视力损伤或失明率和病因，详见表 1－2。

表 1－2　非洲国家和地区的视力损伤或失明率和病因

国家和地区	失明率（%）	视力损伤率（%）	病因（依次排列）
加纳	1.50	7.80	白内障、沙眼、屈光不正、眼结构缺陷
马里（塞古）	1.40	7.70	白内障、青光眼
中非	0.60	3.90	白内障、高度屈光不正
尼日利亚	0.39	1.10	白内障、黄斑变性、弱视
肯尼亚	0.70	2.60	白内障、感染（非沙眼）、沙眼
埃塞俄比亚	—	—	白内障、屈光不正、角膜病
南非	0.73	2.63	白内障、角膜病、青光眼、高血压视网膜病变

非洲视力损伤或失明的儿童数量庞大。有研究表明，在冈比亚、喀麦隆、尼日利亚、贝宁等国家，视力损伤或失明的儿童比例为 0.5‰～1.1‰。其病因和成年人也有所区别。据统计，非洲东部、西部地区儿童视力损伤或失明的病因主要是麻疹致角膜病变、先天性白内障、营养不良等；在非洲中东部国家布迪，儿童视力损伤或失明的首要病因为角膜病变，其次为晶状体疾病（白内障）；在非洲南部地区则依次为营养不良（维生素 A 缺乏）、感染（麻疹、风疹、新生儿眼部感染）、遗传性基因缺陷（视网膜色素变性、白化病、先天性白内障）等。

（五）大洋洲

在澳大利亚工作年龄段人群中，2 型糖尿病性视网膜病变是引起视力损伤或失明较主要的病因；老年人群中，白内障和黄斑变性被认为是视力损伤或失明的主要病因；儿童青少年视力损伤或失明的主要病因是先天性遗传性眼部疾病，约占 70.0%，其中主要是先天性白内障，其次为先天性眼球震颤、白化病、原发性视网膜色素变性及早产儿视网膜病变等。

二、全球儿童青少年近视流行病学特点

国际上许多横断面研究报告显示，不同年龄、不同地区和不同种族的儿童青少年近视率有相当大的差异。

（一）年龄分布差异

相关研究认为，儿童青少年近视率随年龄的增长呈上升趋势，其中 15～20 岁人群是近视高发人群，达到 50%～80%。高度近视率也从 1%～3% 攀升到 5%～20%。韩国《日刊体育》和大韩眼科学会调查研究显示，12～18 岁人群的近视率为 80.4%，其后依次为：19～29 岁 75.0%、30～39 岁 67.6%、40～49 岁 55.6%、5～11 岁 49.3%、50～59 岁 31.0%、70 岁以上 28.8%、60～69 岁 18.5%。Ian Morgan 教授 2012 年在 *The Lancet* 发表文章指出，韩国 20 岁以下人群近视率约为 96%。有研究表明，中国近视人数多达 6 亿，儿童青少年近视率高居世界第一。小学阶段从一年级的 15.7% 增长到六年级的 59.0%，高中生和大学生的近视率均已超过七成，高三年级高度近视的人数在近视总数中占比达到 21.9%。南非的研究显示儿童的近视率为 2.9%，14 岁以后显著增加，15 岁人群的近视率达到 9.6%。Jacobsen 等在对丹麦 4681 位平均年龄 19.3 岁的人群的研究中发现，近视率为 12.8%，高度近视率为 0.3%。Logan 等和 Loman 等在以大学为基础的调查研究中发现，近视率分别为 50.0% 和 66.0%。French 等的研究显示，12 岁和 17 岁的人群近视率分别为 42.7% 和 59.1%，而在欧洲白种人相应的同龄的人群中分别为 8.3% 和 17.7%。Jorge 等对葡萄牙大学理科生 3 年的随访中发现，学生近视度数从平均 0.23 D 增长至平均 −0.29 D（$P<0.001$），近视率增长约 5.1%。Kinge 等对挪威大学 192 名在校学生 3 年的随访研究中发现，学生近视率显著增长（从 48% 增长至 65%，$P<0.001$），平均屈光度也显著增长（从 −0.64 D 增长至 −1.21 D，$P<0.001$）。Matsumura 等通过对日本中小学生 10 年的观察，发现小学生近视率从 36.17% 提高到 48.18%，中学生近视率从 51.19% 提高到 62.13%。董彦会等对比 2005—2014 年中国 7～18 岁人群数据发现，近视率分别为 47.4%（2005 年）、55.6%（2010 年）和 57.2%（2014 年），儿童青少年近视率处于较高水平并不断增长。

由此可见，受眼球生长发育过程的影响及各种环境因素的作用，儿童青少年近视率非常高，且随年龄的增长呈上升趋势，在青春期近视度数增长最迅猛。

（二）地区分布差异

不同国家和地区的近视率存在明显差异。《世界视力报告》显示，亚太地区高收入国家近视高发人群较多，近视率约为 53.4%，其次为东亚的 51.6%。

在 15～20 岁人群中，中国、日本、新加坡的近视率较高，达到 50.0％～80.0％。据估计，中国城市儿童青少年近视率达 67.0％，韩国更是高达 97.0％。Ian Morgan 教授 2012 年在 *The Lancet* 发表的一项研究也证实了这一结果：韩国 96％ 的 20 岁以下人群患有近视，在首尔，这个比例甚至更高。*Ophthalmology* 一篇论文指出，2016 年美国儿童青少年近视率约为 25％，但中小学生近视率只有 10％左右。加拿大中小学生近视率相当低，仅为 3.4％。英国的儿童青少年近视率为 20％～30％，小学毕业生的近视率低于 10％。德国儿童青少年近视率约为 15％，小学生的近视率一直控制在 8％以下，大中学生的近视率一直控制在 15％以下。法国 20 岁以下年轻人近视率在 20.0％左右。波兰儿童青少年的近视率约为 6.3％，12 岁人群增加到 9.7％。澳大利亚、南美洲、南亚及非洲地区的近视率相对较低。澳大利亚全人群近视率为 20.0％～30.0％，其中 17 岁人群近视率约为 30.0％，5～8 岁人群近视率约为 1.4％，11～14 岁增至 11.9％。南美洲近视率为 10.0％～20.0％，智利近视率低于 20.0％。非洲近视率约为 10.0％，15 岁人群近视率约为 5.5％。有人对 2000—2050 年全球全年龄段人群的近视和高度近视率及变化趋势进行研究，结果显示，预计在 2050 年，全球近视率较高的为亚太的高收入地区（66.4％）和东亚（65.3％），较低的为非洲东部（22.7％）和大洋洲（23.8％）。2000—2050 年全球各地区的近视率见表 1-3。

表 1-3　2000—2050 年全球各地区的近视率（％）

地区	近视率					
	2000 年	2010 年	2020 年	2030 年	2040 年	2050 年
亚太地区（高收入）	46.1	48.8	53.4	58.0	62.5	66.4
东亚	38.8	47.0	51.6	56.9	61.4	65.3
东南亚	33.8	39.3	46.1	52.4	57.6	62.0
南亚	14.4	20.2	28.6	38.0	46.2	53.0
亚洲中部	11.2	17.0	24.3	32.9	41.1	47.4
北美（高收入）	28.3	34.5	42.1	48.5	54.0	58.4
西欧	21.9	28.5	36.7	44.5	51.0	56.2
欧洲中部	20.5	27.1	34.6	41.8	48.9	54.1
东欧	18.0	25.0	32.2	38.9	45.9	50.4
加勒比海地区	15.7	21.0	29.0	37.4	45.0	51.7

续表

地区	近视率					
	2000 年	2010 年	2020 年	2030 年	2040 年	2050 年
热带拉丁美洲	14.5	20.1	27.7	35.9	43.9	50.7
拉丁美洲中部	22.1	27.3	34.2	41.6	48.9	54.9
安第斯共同体	15.2	20.5	28.1	36.2	44.0	50.7
拉丁美洲南部	15.6	22.9	32.4	40.7	47.7	53.4
澳大拉西亚	19.7	27.3	36.0	43.8	50.2	55.1
大洋洲	5.0	6.7	9.1	12.5	17.4	23.8
非洲中部及中东	14.6	23.3	30.5	38.8	46.3	52.2
非洲东部	3.2	4.9	8.4	12.3	17.1	22.7
非洲中部	5.1	7.0	9.8	14.1	20.4	27.9
非洲西部	5.2	7.0	9.6	13.6	19.7	26.8
非洲南部	5.1	8.0	12.1	17.5	23.4	30.2
全球	22.9	28.3	33.9	39.9	45.2	49.8

在世界七大洲，同一个洲的不同地区近视率也存在一定的差异。以亚洲为例，世界卫生组织 2018 年公布的研究报告显示，在 15～20 岁人群中，中国、日本、新加坡的近视率较高，达到 50%～80%。韩国首尔 19 岁男生的近视率约为 96.5%。相比之下，南亚近视率较低，南亚地区 6～7 岁人群的近视率约为 10%，12～13 岁人群的近视率约为 36%。印度儿童青少年近视率仅为 17% 左右。

国内外很多研究一致认为，发达地区近视率较高，包括亚太高收入地区、北美高收入地区、西欧等地。近 50 年里，亚洲发达国家的近视率增长显著，其中 10～25 岁近视人口增长最快。在这些国家的城市，80%～90% 的高中毕业生为近视患者，其中高度近视患者占整个高中毕业生的 10%～20%。亚裔青年人的高度近视率则达到 6.8%～21.6%。在同一个国家，由于社会经济条件的不一样，儿童青少年近视率相差较大。多项研究显示，城市学生的近视率明显高于农村，差异有统计学意义（$P<0.05$）。韩国农村（济州岛）和城市（首尔）19 岁男生近视率分别为 83.3%、96.5%；中国某些地区农村和城市儿童近视率分别为 36.8%、78.4%；波兰农村和城市儿童青少年近视率分别为 7.5%、13.9%。在印度的首都新德里，5 岁、10 岁和 15 岁儿童青少年的近视

率分别是 4.7%、7.0% 和 10.8%，而在安德拉省的农村地区，7~15 岁儿童青少年的近视率只有 4.1%。在尼泊尔首都加德满都，儿童青少年近视率为 19.0%（10 岁 10.9%、12 岁 16.5%、15 岁 27.3%），而在东部农村的莫旗地区，近视率只有 1.2%。

近视率的地域差异与不同区域的城市化、经济发展水平、生活方式改变、学校教育方式、家庭生活环境，以及人口分布、民族与社会经济地位等综合因素有关。

（三）种族分布差异

相关研究表明，不同种族的近视率存在明显差异。近视率民族差异的复杂性通常建立在基因和地理差异的基础上。一般来说，亚裔人群的近视率远高于非亚裔人群，黄种人近视率最高，白种人次之，黑种人视力普遍较好。国内外文献均认为，中国和日本是近视高发的国家；文化发展较晚的民族，均以远视眼为多发。Pan 等研究显示，美国是一个移民国家，亚裔学生的近视率较其他种族学生要高，白种人居中，黑种人不论在非洲或北美洲，近视率总是低于白种人。如美国 12 岁的亚洲学生近视率约为 18.5%，同龄的非裔学生和白种人学生近视率为 4.4%~6.6%。在澳大利亚，12 岁学生的总体近视率约为 11.9%，但同龄的东亚裔和南亚裔学生近视率分别达 39.5% 和 31.5%。有研究指出，东亚及东南亚人群的近视率位居世界首位，且不断攀升，每 10 年将上升 5 个百分点，青少年的近视率可高达 85%~90%，其中高度近视率为 10%~20%。世界卫生组织 2019 年的统计显示，东亚地区的大学生中，大约 20.0% 的人有严重的近视，而这其中的一半最终会发展为不可逆的视力损伤或失明。根据世界卫生组织 2019 年发布的《世界视力报告》，韩国青少年近视率高达 97.0%。日本文部科学省印发了 2019 年度学校保健统计调查报告，报告数据显示，日本小学生的近视率为 34.57%，初中生为 57.47%，高中生为 67.64%。日本庆应大学一个研究小组视力调查显示，调查对象中近 90.0% 患有近视，小学生的近视率为 76.5%，而初中生则高达 94.9%。其中 10.0% 左右的初中生患有高度近视，将来极有可能引发导致失明的眼部疾病。新加坡《联合早报》报道，在 20 世纪 40 年代到 90 年代入学的学生中，近视率前 30 年从 30% 缓慢上升至 50%，而到了 20 世纪 80 年代就开始飙升至 80%。中国是世界上近视率和总近视患者人数较高的国家之一，据报道，中国如今近视患者人数已达 6 亿，位居世界第一，且以每年 5% 的速度在递增，是世界平均水平的 1.5 倍，近视率居世界之首，致盲风险高的高度近视患者所占比例已达

30%，至少有 200 万人因近视而致盲。而在南亚，近视率远远低于东亚和东南亚。其主要原因与人种有关，东亚和东南亚人种大多数是黄种人，但南亚和西亚则主要分布着白种人。华裔人群较印度人群、马来人群有更高的近视及散光发病率，且眼轴更长。印度虽然在地理位置上属于亚洲地区，但印度的主要人种是白种人，其次还有黑种人。

　　虽然普遍认为东亚人种更容易罹患近视、欧洲人更容易罹患远视、非洲人视力普遍更好，然而有研究指出，尽管白种人近视率低，但是精英学校的近视率高，如美国常春藤学校中，黑种人、白种人、黄种人的近视率都是比较高的。即接受教育时间越长的人群越容易发生近视，而学生学习越刻苦也越容易发生近视。还有数据显示，新加坡学生近视率提高至澳大利亚学生近视率的 10 倍，但是在 1960 年，澳大利亚和新加坡的近视率并没有明显区别。60 多年前，我国的近视率为 10.0%～20.0%，而近年，我国儿童青少年近视率约为 53.6%，大学生近视率更是超过 90.0%。因此，人们关于近视产生机制的探索，逐渐从偏重于基因论开始转向为环境论，如长时间的近距离作业被认为是造成学生近视的重大原因。鉴于目前对人种差异对于近视影响的研究较少，还不能断言黄种人更容易罹患近视。

第二节　我国儿童青少年近视流行现状及流行病学特点

　　新中国成立后，特别是改革开放以来，我国健康事业取得了显著成就，健康服务体系不断完善，城乡环境面貌明显改善，人民身体素质和健康水平持续提高。由于人口老龄化，以及疾病谱、生态环境、生活方式不断变化，我国仍然面临多重疾病威胁并存、多种健康影响因素交织的复杂局面，健康服务需求不断增长与供给总体不足之间的矛盾依然比较突出。尤其是近年来近视问题日益严重且低龄趋势明显，已成为危害我国儿童青少年健康的突出问题，对我国未来人民身体健康产生着巨大的影响，直接影响国计民生，关系到国家和民族的未来。

一、我国儿童青少年近视流行现状

　　我国是世界上儿童青少年近视率较高的国家之一。流行病学调查发现，病理性近视视网膜病变已成为我国不可逆性致盲性眼部疾病的主要病因之一。近视已经成为一个现代文明病、社会病，成为一个不容忽视的社会问题。

古代人缺乏形成近视的大环境，患近视的概率很低。一是由于生产力水平低，人们需要户外狩猎、采集食物，且教育落后，读书识字的人数量少；二是古人点油灯怕费油，读书大多使用自然光源，早睡早起、室外阅读，晚上点灯读书的人不多；三是古人书写用的毛笔比较长、眼睛与字的距离较远、写的字也相对大些，客观上起了一定的预防作用。

新中国成立初期，近视的人依然不多，当时沙眼是首个致盲性眼部疾病。20世纪60至70年代，我国儿童青少年近视率为15％～20％。20世纪80年代，随着电视机进入中国家庭，儿童青少年的近视率随之上升。例如，广州市20世纪70年代之前出生的儿童青少年近视率仅为20％～30％，而20世纪80年代之后出生的儿童青少年近视率已经增长到80％。20世纪90年代儿童青少年近视率急速飙升到55％，1998年全球排名第四位。进入21世纪，全球排名上升到第二位。

北京大学中国健康发展研究中心印发的《国民健康视觉报告》显示，2012年我国5岁以上人群中，近视比例为35.16％～39.21％。其中，高度近视的比例为2.33％～2.47％。高中生和大学生的近视率都超过70％，并逐年增高。2014年全国学生体质健康调研与监测结果显示，小学生、初中生、高中生和大学生视力不良率分别为45.71％、74.36％、83.28％和86.36％。儿童时期发生近视的青少年，18岁以前发展为高度近视的风险将大大增加。

2016年教育部针对全国学生体质与健康的调研结果表明，我国小学生近视率为45.71％，初中生近视率为74.36％，高中生近视率为83.28％，大学生近视率为87.67％。2016年发表于 The Lancet 的文章也指出，在覆盖56万中国人的9项调查中，约80％的18岁以下在校生和17％的40岁以上成年人发生近视，城市地区数据显著高于农村地区。

2018年，中国儿童青少年近视调查共覆盖全国1033所幼儿园和3810所中小学校，总筛查人数111.74万，包括幼儿园儿童6.92万，各个年龄段中小学生104.82万人。结果显示，儿童青少年近视率达到53.6％，在全世界的排名上升到第一位。其中，小学生为36.0％，初中生为71.6％，高中生为81％，高三年级高度近视人数在近视总人数中占比达到21.9％。15个省份近视率高于全国平均水平，24个省份近视率超过50％。儿童青少年近视相关危害因素广泛存在，比如67％的学生每天户外活动时间不足2个小时，29％的学生每天户外活动时间不足1个小时，73％的学生每天睡眠时间不达标，不科学使用电子产品等不良用眼行为普遍存在。

2019 年全国儿童青少年总体近视率约为 50.2%，较 2018 年下降了 3.4 个百分点。29 个省份 2019 年近视率较 2018 年有不同程度的下降，26 个省份完成了《综合防控儿童青少年近视实施方案》规定的近视率每年下降 0.5 或 1.0 个百分点的目标。

2020 年，受到新型冠状病毒感染影响，绝大多数大中小学生居家在线学习，全国儿童青少年总体近视率约为 52.7%，较 2019 年上升 2.5 个百分点，较 2018 年有所下降。其中，6 岁人群约为 14.3%，小学生约为 35.6%，初中生约为 71.1%，高中生约为 80.5%。近视低龄化问题仍然突出，其中小学生近视率上升最快，高度近视率随年级升高而增长。

二、我国儿童青少年近视流行病学特点

目前我国儿童青少年近视率居世界前列，具有城乡差异、性别差异、区域差异、低龄化、重度化日益严重等特点，约 70% 的近视新发病例都出现在青春期发育阶段，严重影响儿童青少年的健康成长。

（一）近视的城乡差异

在我国，城市地区中小学生的近视率要明显高于农村地区中小学生。李黎明对济宁市城乡中小学生近视情况的调查显示，近视率约为 33.6%，其中城市中小学生近视率约为 40.0%，县城中小学生近视率约为 31.9%，乡镇中小学生近视率约为 29.0%。城市中小学生近视率高于县城，县城中小学生近视率高于乡镇，特别是城市中小学生重度近视人数较多，而县城和乡镇中小学生的近视以轻中度近视为主。

以不同地理位置、以人群为基础的横断面研究显示，北京顺义农村地区，15 岁人群中约 36.7% 的男性和 55.0% 的女性患有近视。但在北京市区，17 岁或 18 岁人群的近视率约为 74.2%。而在广东省阳西农村地区，17 岁人群近视率约为 53.4%。有学者认为造成城乡差距的主要原因是农村地区视野范围和光照强度要远远大于和强于城市，学生户外活动较多，有利于眼睛的休息和放松，而城市地区学生学习任务重、课外辅导班多、视野小、用眼时间长，眼睛得到的休息和放松相对较少。

（二）近视的低龄化

孩子眼球较小，眼轴没有达到成年人水平，眼睛的前后径较短，眼睛所看

到的景物聚焦到视网膜的后方，有些类似远视眼的情况，不过孩子的这种"远视"是生理性的，是一种"远视储备"，随着生长发育和眼球成熟，逐渐发展为正常视力。如果过早及长时间近距离用眼，提前消耗掉"远视储备"，就会发展为近视。

刚出生的婴儿眼轴约为 17 mm，远视度数较大。随着眼球的发育，眼球逐渐增大，前后径增长，远视度数减低，到了成年时，眼睛发育成为正视眼定型，保留轻度远视度数。据厦门大学附属厦门眼科中心相关解释，一般而言，3 岁以前应具有 300 度左右的远视储备，4 岁应具有 200～250 度的远视储备，5 岁应具有 150～200 度的远视储备，6 岁应具有 100～150 度的远视储备，7 岁应具有 50～100 度的远视储备，8 岁应具有 0～50 度的远视储备，9 岁成为正视眼，这时过度用眼就会产生近视，眼轴进一步增长。现实是，7 岁的小孩有"远视储备"的只有不到 30%，也就是说另外 70% 的人群可能都会是近视高危人群。若发展成为高度近视或病理性近视，眼球壁组织（包括视网膜、脉络膜、巩膜）都会被拉长并变薄，在这个过程中可能会出现视网膜变性、裂孔、脱离、脉络膜新生血管等不可挽回的损伤，甚至有致盲的风险。因此，轴性近视的眼球比正常人眼球更大、眼轴更长。而今，从儿童期到成人前，各年龄段学生的近视率随年龄或学年增长而上升，大多在还没有成年时，甚至在小学毕业前，"远视储备"就已经耗尽。

2018 年全国儿童青少年近视调查显示，儿童青少年低年龄段近视问题比较突出，在小学和初中阶段，近视率随着年级的升高快速增长。小学阶段从一年级的 15.7% 增长到六年级的 59.0%，初中阶段从初一的 64.9% 增长到初三的 77.0%。《2018 年国家义务教育质量监测——体育与健康监测结果报告》显示，我国四年级、初二学生视力不良检出率分别为 36.5%、65.3%。部分区域学生视力不良问题突出，视力不良检出率四年级超过 60%，初二超过 80%。小升初、初升高这两个阶段是屈光不正发病率快速上升的阶段。另外，近视出现越早，未来近视度数就可能越深，如果 9 岁之内发生近视，将来就可能发展为高度近视。

近年来，国内外相关文献统计分析显示，儿童青少年近视率呈显著上升趋势，并且越来越低龄化。一篇发表在 *JAMA Ophthalmology* 的文章显示，中国小学生和中学生每年近视率分别高达 20% 和 30%。

相关流行病学研究结果显示，在我国北方城市，7 岁人群近视率约为 12.5%，14 岁人群的则增至 80.1%。在北京这类大城市，7 岁人群近视率约为 9.7%，12 岁人群的近视率约为 43.8%，18 岁人群的近视率约为 72.8%。

而在中国北方农村地区，5 岁人群近视率基本为 0；在 15 岁人群中，男生近视率增至 36.7%，女生增至 55.0%。在我国南部阳西县的调查表明，13 岁人群近视率约为 36.8%，17 岁则增长为 53.9%。在我国南部广州，5 岁人群的近视率约为 3.3%，15 岁则增至 73.1%。

2019 年，一篇发表在 *JAMA Ophthalmology* 的论文发表了对广州 4700 名学生从小学到高中的视力变化观察。调查者发现，这批学生里，有 12% 在一年级（6 岁左右）时就近视了，到初一（13 岁左右），近视率上升到 67%。我国香港的一项对 5~16 岁人群屈光不正的调查研究显示，其近视率约为 36.7%，且与年龄呈正相关，11 岁人群近视率几乎是 5~7 岁人群的 15 倍。Wang 等对我国台湾大学生 5 年的随访中发现，近视和高度近视率都有不同程度的增加（近视率 91.3% vs 95.9%，高度近视率 23.5% vs 38.4%）。

（三）近视的性别差异

众多研究调查发现，人群中的近视率存在明显的性别差异，尤其是儿童青少年。有调查表明女生比男生更常见近视（约 2∶1）。

2015 年天津市河东区初高中应届毕业生视力状况调查显示，其近视率约为 87.25%，其中女生近视率约为 89.55%、男生近视率约为 84.49%；初三学生近视率约为 85.92%，其中男生近视率约为 83.22%、女生近视率约为 87.94%；高三学生近视率约为 88.29%，男生近视率约为 85.44%、女生近视率约为 90.85%。近视率趋势：高三＞初三，初三女生＞初三男生，高三女生＞高三男生。

2018 年济宁市城乡中小学生近视情况调查显示，女生的近视率约为 35.8%，男生的近视率约为 31.2%，女生的近视率高于男生，在轻度近视、中度近视和重度近视的人数上，女生均多于男生。

2019 年郑州市 10 所中学的初一学生视力不良调查结果显示，视力不良的总体发生率约为 85.7%，其中男生约为 83.9%，女生约为 87.6%，女生的视力不良发生率高于男生。

近视率性别差异的原因很多，可能与女生发育年龄较男生早，青春期生长发育较男生速度快，眼球发育也相对易受环境影响有关；还可能与女生比男生户外活动时间少，体育锻炼较少有关。也有研究表明，女性体内卵泡刺激素和黄体生成素水平显著高于男性，而这些性激素对角膜生理学有一定影响，从而可能对近视的发展起着一定的作用。另也有研究表明近视率与性别无关。

（四）近视的区域差异

相关文献统计分析显示，各省（区、市）儿童青少年近视率变化情况差异明显，与各省（区、市）经济发展水平、教育水平和城市化水平有关。2018年全国儿童青少年总体近视率为53.6%，15个省（区、市）近视率高于全国平均水平，24个省（区、市）近视率超过50.0%。儿童青少年近视的高流行区主要集中在东部和南部地区，其中山东、北京、上海和江苏始终为近视的高流行区域。江苏总体近视率达到了60.00%，山东为58.66%，北京为57.30%，上海为56.60%，河南为55.41%，广东为52.40%（佛山为52.41%），重庆为52.54%，四川为51.50%，江西为49.4%，湖南为48.6%。而近视的低流行区域只有4个省（区、市），其中新疆和海南始终处于低流行区域，无集中趋势。新疆维吾尔族学生近视率显著低于汉族学生，主要原因可能是当地的生活环境和行为习惯与其他省（区、市）差异较大。海南学生近视率较低主要是因为海南的居住环境绿化好、学生视野开阔、视屏时间短、课业负担小、课外活动时间充足。

1. 江苏

江苏作为经济文化大省，儿童青少年近视率在全国名列前茅。2018年，江苏儿童青少年近视调查数据显示，总体近视率约为60%，高出全国平均水平6个百分点左右。其中6岁儿童近视率约为10%，小学生近视率约为40%，初中生近视率约为60%，高中生近视率高达90%。2018年江苏学生体质健康监测范围覆盖全省13个设区市，监测对象为80所中小学和8所高校的7～22岁的大中小学生，有效样本总量39355人，其中男生19677人、女生19678人。监测项目涵盖身体形态、生理功能、身体素质、健康状况4个方面的25项指标，采集原始数据100余万个。不良视力呈现三个明显趋势，一是低龄化趋势明显，其中小学低年级（6～9岁）视力不良发生率竟然达到了37.2%；二是城市发生率高于农村；三是不同片区存在差异，苏南最高，苏北最低。监测还发现，女生视力不良发生率高于男生，可能与女生户外运动时间少等因素有关。2019年无锡儿童青少年近视调查结果显示，总体近视率约为63.6%。其中，幼儿园5.5岁以上儿童近视率约为11.2%，小学生约为44.9%，初中生约为84.5%，高中生约为92.8%；轻度近视率约为44.5%，中度近视率约为41.5%，重度近视率约为14.0%。随着年级增加，近视率升高，轻度近视率呈下降趋势，中、重度近视率呈上升趋势。

2. 山东

2018 年山东儿童青少年近视调查数据显示，总体近视率为 58.66%，男、女生近视率分别为 54.50% 和 63.37%。幼儿园 6 岁儿童近视率为 18.27%，小学生近视率为 37.85%，初中生近视率为 77.86%，高中生（含职高）近视率为 88.14%（其中，普通高中生近视率为 91.27%，职高生近视率为 76.28%）。2019 年山东第一医科大学附属青岛眼科医院入校筛查青岛市中小学生 2.7 万余名。结果显示，青岛儿童青少年总体近视率为 40.70%，小学生整体近视率为 33.54%。其中一年级近视率为 3.85%，三年级为 26.31%，五年级为 49.31%；初中生整体近视率为 72.28%，其中初三为 79.19%。不同年龄段和年级的近视率呈现逐级上涨的趋势，小学和初中阶段呈现出明显的近视率差异，这也与课业压力、学习强度等成正比。初中生近视率高于全国水平，处于近视临界点的学生超过三成。2018 年济宁城乡中小学生近视现况调查显示，总体近视率为 33.6%，其中初中生为 45.0%、小学生为 22.5%，呈现出城市高于农村、女生高于男生、近视率随着年级增高而增高的特点。其中城市中小学生近视率为 40.0%，县城中小学生近视率为 31.9%，乡镇中小学生近视率为 29.0%。城市高于县城和乡镇，特别是城市中小学生重度近视人数较多，而县城和乡镇中小学生的近视多以轻中度近视为主。

3. 北京

2018 年，北京儿童青少年近视调查结果显示，儿童青少年总体近视率为 57.3%，高于全国水平（53.6%）。其中，6 岁儿童近视率为 12.1%，小学生近视率为 38.4%，初中生近视率为 77.2%，高中生近视率为 83.3%。小学阶段近视率随着年级的升高快速增长，从小学一年级的 11.7% 增长到六年级的 65.7%；高三学生近视率超过 90.2%，其中高度近视人数占总近视人数的 26.3%。此外，北京各区近视率差别大，最低为 47.7%，最高达到 68.7%。

4. 上海

2018 年上海市儿童青少年近视调查数据显示，总体近视率为 56.6%，高出全国平均水平 3.0 个百分点左右。其中 6 岁儿童近视率为 8.4%、小学生近视率为 35.5%、初中生近视率为 77.2%、高中生近视率高达 84.4%（高三学生高度近视率为 23.4%）。而在 2005 年，上海市小学生近视率仅为 28.0%，初学生为 38.0%，高中生为 58.0%。小学生、初中生近视率不断上升，儿童青少年开始患近视的年龄越来越小。

2005—2014 年连续 10 年对上海石化地区高中毕业生近视情况进行了随访研究。结果显示，参与调查的高中毕业生近视率为 82.6%～94.35%，近视率有明显增高趋势，视力正常人数逐年减少，从 2005 年的 17.40% 减少到 2014 年的 5.65%；>800 D 的近视率明显增加，从 2005 年底的 0.67% 增加到 2014 年的 2.14%，视力状况从 2009 年起明显下降。

5. 河南

按照河南省人口占全国人口的比例推算，河南约有3500万近视患者，其中，中小学生约有 1050 万人近视。2018 年河南省儿童青少年近视调查数据显示，总体近视率为 55.41%，高于全国平均水平近 2 个百分点。其中，幼儿园近视率为 14.5%，小学生近视率为 36.0%，初中生近视率为 75.0%，高中生近视率为 85.0%，普高近视率为 89.0%。总体趋势是随着年龄增长和学业压力的不断增大，学生近视人群数量呈阶梯式上升，三年级至六年级近视率增长最快，每级近视率增加近 10%，初中阶段是新增近视人数最多的学龄阶段。2018—2020 年，河南省连续三年开展了儿童青少年（6～18 岁）近视情况调查。调查结果显示，河南省儿童青少年一半以上患有近视。2020 年，6 岁儿童近视率为 16.82%，小学生近视率为 37.62%，初中生近视率为 72.70%，高中生（含职高生）高达 82.41%。

2019 年郑州市疾病预防控制中心对郑州市 4 个县（区）（荥阳市、二七区、巩义市、上街区）36 所学校 1.2 万中小学生进行了近视调查。结果显示，总体近视率为 55.71%，高于全国平均水平 2.11 个百分点。其中幼儿园 6 岁儿童近视率为 13.88%，小学生近视率为 34.58%，初中生近视率为 75.63%，普高生近视率为 87.04%，职高生近视率为 69.19%，大学生近视率为 80.16%。总体呈现发病率高、程度深、低龄化的趋势，且随年龄增大和年级升高快速增长。

6. 广东

2018 年广东儿童青少年近视调查数据显示，总体近视率为 52.4%，其中幼儿园 6 岁儿童近视率为 15.0%，小学生近视率为 33.5%，初中生近视率为 71.3%，高中生近视率为 81.2%。此次儿童青少年近视调查范围覆盖全省 21 个地市，共调查 86 所幼儿园和 256 所中小学校，有效筛查人数 107590 人，包括幼儿园儿童（6 岁）7247 人，各年级段中小学生 100343 人。近视率呈低龄化趋势，且随学生年龄增加而逐渐升高，8~12 岁近视率增速最快。6 岁幼儿的近视率偏高（15.0%）。小学阶段近视率从一年级的 15.5%增长到六年级的 57.7%。初中阶段近视率从初一的 66.3%增长到初三的 75.9%，高中阶段近视率进入高位平台期，高三达 83.6%。

2018 年国家近视筛查深圳监测点调查结果显示，深圳市儿童青少年总体近视率为 53.7%，与全国平均水平基本持平，其中轻度近视率为 27.9%，中度近视率为 19.8%，高度近视率为 5.9%。在性别方面，男生为 50.5%，女生为 57.1%。在年龄方面，幼儿园大班为 8.8%，小学为 33.0%，初中为 71.8%，高中为 81.8%，近视率随着年龄增长呈上升趋势。

2018 年佛山儿童青少年近视调查数据显示，总体近视率为 52.41%，其中，低年龄组近视率偏高，学生近视率随年级升高而上升的趋势明显。全市 6 岁左右儿童的近视率偏高，6~18 岁组近视率随年龄增加而逐渐升高。重点中学近视率为 85%以上。

7. 四川

2018 年，四川儿童青少年近视防控中心抽样调查显示，小学、初中、高中学生的近视率分别在 50%、60%及 80%左右。薛常莲等对 43991 名四川 6~18 岁学生近视的流行病学调查显示，2018 年整体近视率为 51.5%，近视人群占视力不良人群的 77.8%；轻、中、高度近视率分别为 34.3%、14.3%和 2.7%。高度近视率随年龄的增加呈上升趋势。成都中小学生的近视状况更为严重，2018 年成都中小学生近视率普遍高于全国平均水平，尤其是小学和初中阶段，分别比全国平均水平高出了 10%和 9%。其中，高中生近视率已达 90%。2018 年绵阳科学城地区学龄儿童近视调查结果显示，男生近视率为 43.50%，女生近视率为 52.66%。

第三节　儿童青少年近视防控的重要意义

当前，儿童青少年的视力健康正面临着前所未有的威胁，已经成为我国面临的重要社会问题。防控儿童青少年近视，让孩子们拥有一双明亮、健康的眼睛，不仅是儿童青少年健康成长的重要基础，还关系到千万家庭的幸福、经济社会的高质量发展乃至中华民族伟大复兴，具有重要的现实意义和战略意义。

一、儿童青少年近视防控的现实意义

眼睛是心灵的窗户，也是人们观察世界的窗口，人类对外界信息的感知，超过 90% 的信息是通过视觉系统获取的。现代医学研究表明，各种原因造成的视力损伤或失明影响了人类对外界的感知，也会对人类心理健康带来危害。近视与我们平时的学习、生活以及工作都有很大的关系，对儿童青少年的生理、心理、学习、社会交流、就业、生活质量等都有非常大的影响。随着近视低龄化带来的病程延长，人群中近视程度的分布会日益向着高度近视演变，进而产生各类眼底病理性病变，造成严重的、永久性的视功能损害，严重者甚至会致盲，且不可逆转。世界卫生组织早已将近视列为影响人类健康的三大疾病之一。我国儿童青少年近视问题日益突出，已成为困扰我国儿童青少年健康成长的顽疾。

（一）近视危害儿童青少年的身心健康

1. 近视诱发系列病变

儿童青少年通常是轴性近视，随着眼轴变长，近视度数逐渐增加，并且多涉及双眼。多数人成年后，由于眼轴长度不再增长，近视度数才可稳定在一定范围内。

近视与某些眼部疾病的发生相关。近视后如不及时治疗，近视度数可不断加深，眼轴会被过度拉长，导致各种眼部疾病高发，最终成为高度近视。高度近视所导致的眼组织过早衰老（常伴有眼轴延长、眼底视网膜和脉络膜萎缩等引起的屈光不正）可以引起多种并发症，包括后巩膜葡萄肿、视网膜萎缩变性、视网膜出血和裂孔、视网膜下新生血管、视网膜脱离、白内障、青光眼、玻璃体液化变性、黄斑出血和黄斑变性等。其中，近视眼性黄斑变性已成为我国乃至东南亚地区工作人群视力损伤或失明的主要原因。调查发现，高度近视人群，发生视网膜脱离、白内障、青光眼、黄斑变性等疾病的风险比普通人高很多。数据显示，约有 15% 的近视患者有一或两种甚至多种并发症，这些眼部疾病均可导致视力严重下降，如果演变成病理性近视，近视本身或者并发症，如青光眼、视网膜脱离等将可能导致失明。在常见性、多发性眼部疾病中，糖尿病性视网膜病变的危害不可忽视。据统计，中国糖尿病患者超过一亿，其中 30% 患者存在糖尿病性视网膜病变。此类患者早期诊断率很低，随着糖尿病性视网膜病变的发展而发生视力逐步减退，容易导致失明等严重不良后果，影响生活质量。2018年中南大学爱尔眼科学院联合中华医学会眼科学分会视光学组共同发布的《中国青少年用眼行为大数据报告》指出，近视的儿童青少年中，大约20％日后会发展为高度近视，每100位高度近视患者中至少有一位会因高度近视而失明，高度近视致盲率已高达1％～2％。高度近视会使眼轴变长、视网膜变薄，容易导致一系列严重并发症，如视网膜萎缩变性出血、视网膜下新生血管、视网膜脱离等，大部分会导致失明，是成年人常见的致盲原因之一。近视引发的失明常发生在40岁以后，严重影响着人们的生活质量。北京大学中国健康发展研究中心2015年发布《国民视觉健康报告》显示，我国儿童青少年因近视失明的人数已经超过了30万人，这不仅对个人以后的生活和学习有很大影响，而且会给家庭和社会带来沉重负担。若不采取措施加以控制，30年后将不可避免地迎来高度近视大流行，届时高度近视带来的视力损伤及失明的问题将更为严峻。

2. 近视导致身心异常

现代医学研究表明，各种原因造成的近视影响了人类对外界的感知，也会对人类心理健康带来危害。儿童青少年时期，孩子们对外界都充满好奇，渴望探究、参与，但是如果患上近视，交际、旅游外出、参加娱乐活动都有很多困难，多种活动无法参加或参与性不强，这些可能会让孩子产生不甘、烦躁、嫉妒、自卑等不良心理状态，致使孩子产生心理障碍，变得保守、脆弱，并对孩子的性格行为发展产生很大影响，表现为缺乏主见、缺乏独立性、自理能力差、适应环境能力差、过分依赖父母，未来出现抑郁心理和问题行为的可能性更高，对生活的满意度也较低。另外，近视可能会直接对学习成绩造成影响。因为眼睛近视，不佩戴眼镜就会看不清黑板上的字，可是戴上眼镜又会显得很另类。戴眼镜的孩子常会被淘气的孩子起"小眼镜""小四眼"等外号，年幼的孩子会更在意别人对自己的评价，对这种带有歧视性的外号十分忌讳和感到尴尬，有一种不被群体认同的悲伤和孤独，进而可能会造成心理阴影。长此以往，精神压力越来越大，对学习失去信心和热情，学不好、学不会，导致学习成绩下滑，甚至产生厌学心理。

（二）近视影响儿童青少年的个人发展

1. 影响学习质量

视神经是大脑神经的延伸，人的思维只有在无限制的状态下才能发挥出正常的水平。人在用眼睛的同时，大脑接收着人的视觉传达的信息，也在思考问题。用眼过度时，大脑处于高度紧张的状态，大脑的超负荷活动会引起精神疲劳，精神疲劳会影响免疫系统，会干扰注意力、记忆力和专注力，人就会感到头昏脑涨、反应迟钝、逻辑混乱、注意力分散、记忆力下降，思维活动难以正常发挥，学习效率低下，学习成绩也会下降。严重者还会出现失眠、焦虑、忧虑、遗忘、性功能障碍，甚至可引起精神分裂症。近视最直接的表现是容易产生视疲劳，出现视物模糊、眼睛干涩酸痛、精神难以集中及情绪烦躁，甚至头晕等现象，造成记忆力降低和学习兴趣减少等不良后果，严重影响学习质量。

2. 影响生活质量

近视对儿童青少年生活质量的影响主要从躯体、功能、心理、社会四个维度来考量。

（1）躯体。

主要从个体发生近视时的躯体功能状态方面来观察，包括身体出现的疼痛与不适、精力状况、睡眠与休息情况、身体感觉功能（如立体视觉、明视觉、暗视觉等远视力，移动和光感）等，以及对自己视力、疾病的症状和治疗的了解程度。

（2）功能。

主要从个体的生活自理水平、日常生活能力、身体的灵活性、运动水平几个方面来观察。

生活自理水平包括看路标、看钟表、看电视、户外走动、过马路等。

日常生活能力包括读杂志和书本、读信件、使用剪刀或缝线、做家务等。

身体的灵活性包括佩戴眼镜的不便，如冬天从室外进入室内时眼镜上出现雾气，夏天面部汗液会黏附在镜片上，这些都会影响视觉。

运动水平包括由于眼镜的约束，儿童青少年无法参加篮球、羽毛球、足球、拳击、跳水、跳高等多种体育活动，因为这些剧烈运动对人体的冲击力极大，一不小心就容易冲撞到眼睛，使视网膜脱离，导致失明，另外镜片碎裂则会给双眼带来严重危害。

（3）心理。

主要从个体的认知功能、心理状态和心理满足感与幸福感几个方面来观察。其主要涉及对生活的满意度和前途的自信心，思考、学习、认知与思想集中能力，对自身外貌和体型的评价，以及消极情感（如愤怒、悲伤、压抑、焦虑等）对自身的影响。通常，近视度数越高，眼球就会被拉得越长。中、高度近视，会导致眼球突出、眼睑松弛，影响人的容貌。另外，长时间佩戴眼镜，也容易造成眼部以及鼻梁变形，严重影响脸部美观，尤其对于青少年，容易使其产生自卑心理。

（4）社会。

主要从社会关系和社会环境两个方面来观察。

社会关系包括人际关系、走亲访友、实际得到的社会支持情况、给予社会支持帮助情况等。

社会环境包括身体安全和保险、家庭环境、学习环境、工作环境、财政资源等。

3. 影响人生职业规划

根据《普通高等学校招生体检工作指导意见》及相关指导意见，近视对升学选择专业和就业有很大限制，每年都有大批的考生，因为近视被理想高校拒之门外，尤其是飞行技术、航海技术、刑侦技术、消防工程、海洋船舶驾驶等专业对视力要求更高，严重影响孩子的人生职业规划和前途。近视受限专业涉及电子信息、医学制药、生物工程、消防、刑侦、飞行、航海技术等 30 多个专业，详情如下。

（1）裸眼视力（裸眼视力指不戴任何眼镜所测的视力）任何一眼低于5.0 者。

不能录取的专业：飞行技术、航海技术、消防工程、刑事科学技术、侦察。专科专业：海洋船舶驾驶及与以上专业相同或相近专业（如民航空中交通管制）。

（2）裸眼视力任何一眼低于 4.8 者。

不能录取的专业：轮机工程、运动训练、民族传统体育。专科专业：烹饪与营养、烹饪工艺等。

（3）公安普通高等学校招生身体条件要求。

左右眼单眼裸视力，理科类专业应在 4.9（0.8）以上，文科类专业应在4.8（0.6）以上，无色盲、色弱。

（4）任何一眼矫正到 4.8 镜片度数大于 400 度者。

不宜就读海洋技术、海洋科学、测控技术与仪器、核工程与核技术、生物医学工程、服装设计与工程、飞行器制造工程。专科专业：与以上相同或相近专业。

（5）任何一眼矫正到 4.8 镜片度数大于 800 度者。

不宜就读地矿、水利、土建、动物生产、水产、材料、能源动力、化工与制药、武器、农业工程、林业工程、植物生产、森林资源、环境生态、医学、心理学、环境与安全、环境科学、电子信息科学、材料科学、地质学、大气科学类及地理科、测绘工程、交通工程、交通运输、油气储运工程、船舶与海洋工程、生物工程、草业科学、动物医学各专业。专科专业：与以上相同或相近专业。

（6）一眼失明、另一眼矫正到 4.8 镜片度数大于 400 度者。

不宜就读工学、农学、医学、法学各专业及应用物理学、应用化学、生物技术、地质学、生态学、环境科学、海洋科学、海洋技术、生物科学、应用心理学等专业。

二、儿童青少年近视防控的战略意义

日益严峻的视力健康形势，使我国面临着严重的视力健康危机。我国儿童青少年近视率居高不下，不仅影响当代人口素质，也危害未来国民健康素质；不仅会带来直接的医疗成本和社会保障负担，也会造成行为能力丧失，进而影响劳动能力和生命质量。

（一）儿童青少年近视防控关系国防安全

国防安全及航空航天、精密制造、军事科技等高精尖技术领域，由于行业的特殊性，对视力有较高要求，而我国日趋增长的近视人数将导致这些行业面临巨大的人才缺口，势必影响这类高新、核心科技的研发与创造，我国科技强国的进程也会被迫延缓。最重要的是，航天、军事科技、军备制造方面的人才缺失，将直接影响国防安全建设层面。

众所周知，飞行员这一职业对人的各项身体素质都有着极高要求，其中被视为根基的一项就是好的视力，在高空、高速、高气压等特定环境下飞行的同时，飞行员还需要长时间盯着仪表盘，如果飞行员近视，就容易出现临时性的视野模糊、炫光等，存在威胁飞行安全的隐患。另外，由于角膜手术在高空、高速环境下对飞行的影响存在很多不确定性，空军招飞体检标准中明确规定：有眼屈光矫正手术史或角膜塑型治疗史的都不符合标准要求。

军队是应对重大灾害、保家卫国的中坚力量，兵源问题与国家安全息息相关，虽然短期内可放宽征兵标准，但从长期来看，"眼镜兵"是无法适应严格的训练和战争需要的，近视已经直接影响了我国国防后备力量的建设。因此，儿童青少年近视防控对于维护我国的国土安全具有重要的意义。

（二）儿童青少年近视防控关系国家经济社会可持续发展

近视导致的经济负担，指因诊断、配镜矫正、手术治疗、定期复查、误工和并发症治疗等所产生的医疗成本、康复成本、社会经济成本以及劳动参与损失。我国有庞大的近视人群，近视不仅影响患者的生活质量，还将增加个人医疗成本、劳动参与损失及社会经济成本，对我国经济社会可持续发展造成影响。美国国立眼科研究所统计，美国的近视患者每年因近视检查所花的费用达10亿美元，每年因配镜还要支出15亿美元。《国民视觉健康报告》估算，2012年，由各类视力缺陷导致的社会经济成本为6800多亿元，占当年GDP的1.30％。算上视觉健康导致的生命质量的损失，占当年GDP的比例将达到1.83％。2019年人民网舆情数据中心印发的《国民视觉健康大数据报告》指出，目前我国近视患者占人口总数的50％，青少年近视率居世界第一，我国人口视觉健康面临严峻的局面，将直接威胁经济社会可持续发展和国家安全。2018年，杨怡芳对昆明及大理地区近视人群的经济负担进行了研究，昆明及大理地区近视率为30.32％，近视患者人均近视相关年花费为273.33元，近视年均直接经济负担为6.68亿元，近视年均间接经济负担为2032.72万元。云南省近视年均直接经济负担约为31.04亿元，近视年均间接经济负担约为8723.82万元，社会经济损失约为3441.65亿元。这些研究都从不同侧面反映了近视不仅危及未来的人口素质，而且将对经济社会可持续发展造成重大危害。儿童青少年是中华民族伟大事业的接班人，是国家经济建设和社会发展的主力军和后备力量，儿童青少年健康成长关系到国家的前途和命运。因此，儿童青少年近视防控对经济社会可持续发展具有重要意义。

（三）儿童青少年近视防控关系国家和民族的未来

2018年8月30日，教育部、国家卫生健康委员会等8个部门联合印发《综合防控儿童青少年近视实施方案》，提出了防控儿童青少年近视的阶段性目标，到2030年我国6岁儿童近视率控制在3％左右，并建立全国儿童青少年近视防控工作评议考核制度，将儿童青少年近视防控工作、总体近视率和体质健康状况纳入政府绩效考核指标，明确了家庭、学校、医疗卫生机构等各方面责任。2019 年 7 月 15 日，国家颁布的《健康中国行动（2019—2030 年）》提出，要开展中小学健康促进行动，近视防控是重要的指标之一。2020 年 7 月 28 日，国家卫生健康委员会印发的《传染病疫情居家隔离期间儿童青少年近视防控指南》对传染病疫情居家隔离期间儿童青少年近视防控提出了要求。2020 年 9 月 18 日，教育部印发的《关于开展近视防控宣传教育月活动的通知》明确今后每年将以春季学期的 3 月和秋季学期的 9 月作为近视防控宣传教育月，要求开展内容丰富、形式多样、互动感强的爱眼护眼科普宣传。2022 年 1 月 4 日，国家卫生健康委员会印发的《"十四五"全国眼健康规划（2021—2025 年）》提出，推动眼科医疗服务体系高质量发展，力争"十四五"期间实现全国县（区）近视监测 100% 全覆盖，动态掌握全国儿童青少年近视率及危险因素变化情况。

综上所述，儿童青少年近视防控已成为事关国家前途的重大问题、关系人民群众体质健康的危机问题和人民群众关注的民生问题，全社会都要本着对中华民族素质负责的态度，抓紧行动起来，打好儿童青少年近视防控这场攻坚战、持久战，坚决抑制儿童青少年近视高发、低龄化的趋势。

主要参考资料

[1] 陈大复，于琨瑛，曹勤水. 当前全球低视力和盲流行病学特点分析 [J]. 中国当代医药，2014，21（29）：190-192.

[2] 陈露. 上海市少年儿童屈光发育现状及进展的纵向调查研究 [D]. 上海：复旦大学，2012.

[3] 董彦会，刘慧彬，王政和，等. 2005—2014 年中国 7～18 岁儿童青少年近视流行状况与变化趋势 [J]. 中华预防医学杂志，2017，51（4）：285-289.

[4] 董彦会. 2000—2050 年全球近视和高度近视的患病率及趋势研究 [J]. 中华预防医学杂志，2017，51（4）：294.

[5] 韩丁，吴淑英，李筱荣. 中老年视觉损害的流行病学调查 [J]. 中华眼视光学与视觉科学杂志，2013，15（1）：61-63.

[6] 季成叶. 我国中小学生视力不良和疑似近视流行现状 [J]. 中国学校卫生，2008，29（2）：97-99.

[7] 近视并非近距离用眼所致 [J]. 科学大众（中学），2008（1）：14.

[8] 瞿佳. 重视高度近视防控的专家共识（2017）[J]. 中华眼视光学与视觉科学杂志，2017，19（7）：385−389.

[9] 李红梅. 我国近视人口 4.5 亿 [J]. 中学生阅读（中考），2015（16）：45.

[10] 李黎明. 济宁市城乡中小学生近视现况调查及影响因素研究 [D]. 济南：山东大学，2018.

[11] 李玲. 国民视觉健康报告 [M]. 北京：北京大学出版社，2016.

[12] 李运，毕宏生，王利华. 山东省农村 50 岁及以上人群盲和中、重度视力损伤病因分析 [J]. 中华眼科杂志，2013，49（2）：144−150.

[13] 林国桢，杜琳，陈兆荣. 广州市近 10 年中小学生视力变化趋势 [J]. 中国学校卫生，2003，24（1）：84.

[14] 刘灵琳，吴峥峥，李冬锋，等. 成都和绵阳地区青少年近视率及影响因素分析 [J]. 国际眼科杂志，2019，19（7）：1196−1200.

[15] 马楠，陈飞. 儿童青少年近视相关因素分析及治疗进展 [J]. 华南国防医学杂志，2017，31（5）：348−352.

[16] 马莹琰. 上海儿童近视流行及预测相关研究 [D]. 上海：上海交通大学，2016.

[17] 庞书丽，何伟. 扔掉孩子的"电子保姆" [J]. 健康大视野，2015（6）：82−82.

[18] 宋胜仿，李华. 近视流行病学调查研究进展 [J]. 国际眼科杂志，2011，11（3）：453−454.

[19] 宋逸，胡佩瑾，董彦会，等. 2014 年全国各省、自治区、直辖市汉族学生视力不良现况分析 [J]. 北京大学学报（医学版），2017，49（3）：433−438.

[20] 陶易，巩方文，庄家毅. 2018 年连云港市儿童青少年近视状况 [J]. 江苏预防医学，2019，30（6）：691−692.

[21] 王硕，吴立娟，刘丽娟，等. 北京市初中一年级学生高度近视现状及影响因素分析 [J]. 现代预防医学，2019，46（14）：2567−2571.

[22] 吴岩，陈黎黎，石荣兴，等. 北京市丰台区 9～22 岁学生视力不良影响因素分析 [J]. 职业与健康，2020，36（6）：833−836.

[23] 向泽鑫，龙德俊，刘秀春. 2019 年四川省丹巴县儿童青少年视力不良现况调查 [J]. 职业卫生与病伤，2019，34（6）：371−374.

[24] 谢红莉，毛欣杰，杨海虹，等. 青少年近视与血清性激素关系分析 [J].

中华医学杂志，2014，94（17）：1294-1297.

[25] 许涛，张琪，李成伟. 上海石化地区连续 10 年高中毕业生近视情况分析 [J]. 中国初级卫生保健，2016，30（2）：67-69.

[26] 薛常莲，张丽，陈剑宇，等. 2018 年四川省 6～18 岁学生视力现况分析 [J]. 预防医学情报杂志，2019，35（11）：1239-1244.

[27] 杨怡芳. 近视诊治的社会经济负担评估进展 [J]. 中华实验眼科杂志，2019，37（7）：582-586.

[28] 杨子冰. 郑州市初中生屈光发育状况的研究 [D]. 郑州：郑州大学，2019.

[29] 张东生，张静. 襄阳市襄州区 2012-2014 年征兵体检视力结果分析 [J]. 医药前言，2015（21）：384.

[30] 张青，杨珍，宋金香，等. 上海市徐汇区高中毕业生视力现状调查及影响因素分析 [J]. 上海医药，2018，39（24）：56-59.

[31] 张云婷，马生霞，陈畅，等. 中国儿童青少年身体活动指南 [J]. 中国循证儿科杂志，2017，12（6）：401-409.

[32] 赵奋图，段勇波，刘俐，等. 佛山市顺德区高三学生近视状况及其影响因素的抽样调查 [J]. 广州医科大学学报，2018，46（3）：79-82.

[33] 郑曰忠. 近视眼的流行病学 [J]. 眼科，2001，10（5）：301-303.

[34] 郑州市疾病预防控制中心. 2019 年郑州市儿童青少年眼视力健康管理分析报告 [R]. 2019.

[35] Ahmed I，Mian S，Mudasir S，et al. Prevalence of myopia in students of Srinagar city of Kashmir，India [J]. Int J Health Sci（Qassim），2008，2（1）：77-81.

[36] Brrds G. Incidence and epidemiological characteristics of rhegmatogenous retinal detachment in Beijing，China [J]. Ophthalmology，2003，110（12）：2413-2417.

[37] Bunce C，Xing W，Wormald R. Causes of blind and partial sight certifications in England and Wales：April 2007-March 2008 [J]. Eye (Lond)，2010，24（11）：1692-1699.

[38] Czepita D，Mojsa A，Zejmo M. Prevalence of myopia and hyperopia among urban and rural schoolchildren in Poland [J]. Ann Acad Med Stetin，2008，54（1）：17-21.

[39] Dandona R，Dandona L，Srinivas M，et al. Refractive error in children

in a rural population in India [J]. Invest Ophthalmol Vis Sci, 2002, 43 (3): 615−622.

[40] Dirani M, Chan Y, Gazzard G, et al. Prevalence of refractive error in Singaporean Chinese children: the strabismus, amblyopia, and refractive error in young Singaporean children (TARS) study [J]. Invest Ophthalmol Vis Sci, 2010, 51 (3): 1348−1355.

[41] Fan D S, Lam D S, Lam R F, et al. Prevalence, incidence, and progression of myopia of school children in Hong Kong [J]. Invest Ophthalmol Vis Sci, 2004, 45 (4): 1071−1075.

[42] French A N, Morgan I G, Burlutsky G, et al. Prevalence and 5−to 6−yearincidence and progression of myopia and hyperopia in Australian school children [J]. Ophthalmology, 2013, 120 (7): 1482−1491.

[43] Goh Y W, Andrew D, McGhee C, et al. Clinical and demographic associations with optic nerve hypoplasia in New Zealand [J]. Br J Ophthalmol, 2014, 5 (13): 43−45.

[44] Guo Y H, Lin H Y, Lin L L, et al. Sclf−reported myopia in Taiwan: 2005 Taiwan National Health Interview Survey [J]. Eye (Lond), 2012, 26 (5): 684−689.

[45] Heijthujsen A A, Beunders V A, Jiawan D, et al. Causes of severe visual impairment and blindness in children in the Republic of Suriname [J]. Br J Phthalmol, 2013, 97 (7): 812−815.

[46] He M, Abdou A, Ellwein L B, et al. Age−related prevalence and metneed for correctable and uncorrectable near vision impairment in a multi−country study [J]. Ophthalmology, 2014, 121 (1): 417−422.

[47] He M, Huang W, Zheng Y, et al. Refractive error and visual impairment in school children in rural Southern China [J]. Ophthalmology, 2007, 114 (2): 374−382.

[48] He M, Zeng J, Liu Y, et al. Refractive error and visual impairment in urban children in Southern China [J]. Invest Ophthalmol Vis Sci, 2004, 45 (3): 793−799.

[49] He M, Zheng Y, Xiang F. Prevalence of myopia in urban and rural children in mainland China [J]. Optom Vis Sci, 2009, 86 (1): 40−44.

[50] Ip J M, Huynh S C, Robaei D, et al. Ethnic differences in refraction and ocular biometry in a population—based sample of 11—15—year—old Australian children [J]. Eye (Lond), 2008, 22 (5): 649—656.

[51] Jin J X, Hua W J, Jiang X, et al. Effect of outdoor activity on myopia onset and progression in school—aged children in northeast China: The Sujiatun Eye Care Study [J]. BMC Ophthalmol, 2015, 15 (1): 73.

[52] Jones L A, Sinnott L T, Mutti D O, et al. Parental history of myopia, sports and outdoor activities, and future myopia [J]. Invest Ophthalmol Vis Sci, 2007, 48 (8): 3524—3532.

[53] Jung S, Lee J H, Kakizaki H, et al. Prevalence of myopia and its association with body stature and educational level in 19—year—old male conscripts in Seoul, South Korea [J]. Invest Ophthalmol Vis Sci, 2012, 53 (9): 5579—5583.

[54] Kempen G I, Zijlstra G A. Clinically relevant symptoms of anxiety and depression in low—vision community—living older adults [J]. Am J Geriatr Psychiatry, 2014, 22 (3): 309—313.

[55] Kleinstein R N, Jones L A, Hullett S, et al. Refractive error and ethnicity in children [J]. Arch Ophthalmol, 2003, 121 (8): 1141—1147.

[56] Ku P W, Steptoe A, Lai Y J, et al. The associations between near visual activity and incident myopia in children: A nationwide 4—year follow—up study [J]. Ophthalmology, 2019, 126 (2): 214—220.

[57] Leasher J L, Lansingh V, Flaxman S R, et al. Prevalence and causes of vision loss in Latin America and the Caribbean: 1990—2010 [J]. Br J Ophthalmol, 2014, 98 (5): 619—628.

[58] Lee J H, Jee D, Kwon J W, et al. Prevalence and risk factors for myopia in a rural Korean population [J]. Invest Ophthalmol Vis Sci, 2013, 54 (8): 5466—5471.

[59] Lin L, Shih Y F, Hsiao C K, et al. Prevalence of myopia in Taiwanese schoolchildren: 1983 to 2000 [J]. Annals—Academy of Medicine Singapore. 2004, 33 (1): 27—33.

[60] Li S M, Li S Y, Liu L R, et al. Peripheral refraction in 7—and 14—year—old children in central China: the Anyang childhood eye study

[J]. Br J Ophthalmol，2015，99（5）：674－679.

[61] Li S M，Liu L R，Li S Y，et al. Design，methodology and baseline data of a school－based cohort study in Central China：the Anyang childhood eye study [J]. Ophthalmic Epidemiol，2013，20（6）：348－359.

[62] Mahdi A M，Rabiu M，Gilbert C，et al. Prevalence and risk factors for lens opacities in Nigeria：results of the national blindness and low vision survey [J]. Invest Ophthalmol Vis Sci，2014，55（4）：2642－2645.

[63] Matsumura H，Hirai H. Prevalence of myopia and refractive changesin students from 3 to 17 years of age [J]. Surv Ophthalmol，1999，44 （Suppl 1）：S109－S115.

[64] Morgan A，Young R，Narankhand B，et al. Prevalence rate of myopia in schoolchildren in rural Mongolia [J]. Optom Vis Sci，2006，83 （1）：53－56.

[65] Morgan I，Rose K. How genetic is school myopia？ [J]. Prog Retin Eye Res，2005，24（1）：1－38.

[66] Morgan I G，French A N，Ashby R S，et al. The epidemics of myopia：Aetiology and prevention [J]. Prog Retin Eye Res，2018，62：134－149.

[67] Murthy G，Gupta S K，Ellwein L B，et al. Refractive error in children in an urban population in New Delhi [J]. Invest Ophthalmol Vis Sci，2002，43（3）：623－631.

[68] Nangia V，Jonas J B，Sinha A，et al. Refractive error in central India：the Central India Eye and Medical Study [J]. Ophthalmology，2010，117（4）：693－669.

[69] Ojaimi E，Rose K A，Morgan I G，et al. Distribution of ocularbio－metric parameters and refraction in a population－based study of Australian children [J]. Invest Ophthalmol Vis Sci，2005，46（8）：2748－2754.

[70] Okharel G P，Negrel A D，Munoz S R，et al. Refractive error study in children：results from Mechi Zone，Nepal [J]. Am J Ophthalmol，2000，129（4）：436－444.

[71] Pan C W，Dirani M，Cheng C Y，et al. The age－specific prevalence of

myopia in Asia: a meta-analysis [J]. Optom Vis Sci, 2015, 92 (3): 258-266.

[72] Rahi J S, Cumberland P M, Peckham C S. Myopia over the lifecourse: prevalence and early life influences in the 1958 British birth cohort [J]. Ophthalmology, 2011, 118 (5): 797-804.

[73] Ruhagaze P, Njuguna K K, Kandeke L, etal. Blindness and severe visual impairment in pupils at schools for the blind in Burundi [J]. Middle East Afr J Ophthalmol, 2013, 20 (1): 61-65.

[74] Sapkota Y D, Adhikari B N, Pokharel G P, et al. The prevalence of visual impairment in school children of upper - middle socioeconomic status in Kathmandu [J]. Ophthalmic Epidemiol, 2008, 15 (1): 17-23.

[75] Sawada A, Tomidokoro A, Araie M, et al. Refractive errors in an elderly Japanese population: the Tajimi study [J]. Ophthalmology, 2008, 115 (2): 363-370.

[76] Saw S, Carkeet A, Chia K, et al. Component dependent risk factors for ocular parameters in Singapore Chinese children [J]. Ophthalmology, 2002, 109 (11): 2065-2071.

[77] Saw S M, Zhang M Z, Hong R Z, et al. Near-work activity, night-lights, and myopia in the Singapore - China study [J]. Arch Ophthalmol, 2002, 120 (5): 620-627.

[78] Schellini S A, Carvalho G M, Rendeiro F S, etal. Prevalence of diabetes and diabetic retinopathy in a Brazilian population [J]. Ophthalmic Epidemiol, 2014, 21 (1): 33-38.

[79] Singh N, Eeda S S, Gudapati B K, et al. Prevalence and causes ofblindness and visual impairment and their associated risk factors, in three tribal areas of andhra pradesh, India [J]. PLoS One, 2014, 9 (7): 56-58.

[80] Stevens G A, White R A, Flaxman S R, et al. Global prevalence of vision impairment and blindness: magnitude and temporal trends, 1990—2010 [J]. Ophthalmology, 2013. 120 (12): 77-84.

[81] Sun J T, An M, Yan X B, et al. Prevalence and related factors for myopia in school-aged children in Qingdao [J]. J Ophthalmol, 2018,

2018：9781987.

[82] Wang Q, Klein B E, Klein R, et al. Refractive status in the Beaver Dam Eye Study [J]. Invest Ophthalmol Vis Sci, 1994, 35 (13)：4344−4347.

[83] Wolfram C, Pfeiffer N. Blindness and low vision in Germany 1993—2009 [J]. Ophthalmic Epidemiol, 2012, 19 (1)：3−7.

[84] Wong T Y, Foster P J, Johnson G J, et al. Education, socioeconomic status, and ocular dimensions in Chinese adults：the Tanjong Pagar survey [J]. Br J Ophthalmol, 2002, 86 (9)：963−968.

[85] Wong T Y, Foster P J, Johnson G J, et al. Refractive errors, axial ocular dimensions, and age − related cataracts：the Tanjong Pagar survey [J]. Invest Ophthalmol Vis Sci, 2003, 44 (4)：1479−1485.

[86] Wong Y L, Saw S M. Epidemiology of pathologic myopia in Asia and worldwide [J]. Asia Pac J Ophthalmol (Phila), 2016, 5 (6)：394−402.

[87] Wu H M, Seet B, Yap E P, et al. Does education explain ethnic differences in myopia prevalence? A population − based study of youngadult males in Singapore [J]. Optom Vis Sci, 2001, 78 (4)：234−239.

[88] Xiang F, He M, Morgan I G, et al. The impact of parental myopia on myopia in Chinese children：population−based evidence [J]. Optom Vis Sci, 2012, 89 (10)：1487−1496.

[89] Xiang F, He M, Morgan I G, et al. The impact of severity of parental myopia on myopia in Chinese children [J]. Optom Vis Sci, 2012, 89 (6)：884−891.

[90] Yaacov−Pena F, Jure D, Ocampos J, et al. Prevalence and causes of blindness in an urban area of Paraguay [J]. Arq Bras Oftalmol, 2012, 75, (5)：341−343.

[91] You Q S, Wu L J, Duan J L, et al. Prevalence of myopia in school children in greater Beijing：the Beijing childhood eye study [J]. Acta Ophthalmol, 2014, 92 (5)：e398−e406.

[92] Zhao J, Pan X, Sui R, et al. Refractive error study in children：results from Shunyi District, China [J]. Am J Ophthalmol, 2000, 129

(4)：427－435.

[93] Zheng Y，Cheng C Y，Lamoureux E L，et al. How much eye care services do Asian populations need Projection from the Singapore epidemiology of eye disease (SEED) study [J]. Invest Ophthalmol Vis Sci，2013，54 (3)：2171－2177.

第二章

儿童青少年近视防控战略的理论研究

本章导语

目前，儿童青少年近视防控理论研究还处于基础研究阶段，大部分研究侧重于对概念、理论、基本特征和临床治疗的探讨，其中涉及儿童青少年近视防控战略的理论研究仍基本空白。因此，开展对儿童青少年近视防控战略的研究实有必要。在研究过程中，思想方法和研究方式也是本书关注的重点内容。为此，本章将对儿童青少年近视防控战略所涉及的基本概念、研究方法等方面进行讨论，为开展儿童青少年近视防控策略研究提供重要的理论参考。

第一节　近视的相关概念和发病机制

几个世纪以来，近视有很多种定义方法，如根据病因、发病年龄、进展模式、近视度数和并发症等都可有不同的定义，导致了术语的重复和混淆，使流行病学研究结果的比较变得困难。因此，有必要对近视的相关概念、发病机制进行讨论。

一、近视的相关概念

视力是一个人对外部环境中的事物清晰度的分辨能力，是反映视觉功能好坏的一个重要标志。在眼球屈光发育过程中，屈光系统会根据用眼情况进行调节，使外界物体刚好先在视网膜成像，再由大脑进行辨识。眼球的正视化指受到视觉刺激引导的自稳态发育，即视网膜感知视觉信号，并将其转化为电化学信号，经脉络膜传递到巩膜，并通过调控巩膜细胞外基质重塑，影响眼球生长速度，最终实现眼轴长度和眼屈光力的匹配，完成正视化过程。异常视觉信息输入会破坏该过程，导致屈光系统功能失调，使外界物体的成像落在视网膜之前，从而导致屈光不正。屈光不正指当眼睛的调节功能静止时，外界平行光线经眼的屈光系统不能在视网膜黄斑中心凹聚焦，因此不能呈现清晰的物像。常见的屈光不正包括近视、远视及散光。在各种屈光不正中，近视是最常见的一种，是裸眼视力减退的主要原因，是当眼处于调节功能静止状态时，外界平行光线（距离大于 5 m）进入眼内经眼球屈光系统后聚焦于视网膜之前的屈光状态，从而使人眼在看远处物体时为模糊状态。在裸眼状态下，不能识别约 17 cm 以外物体的状态则属于高度近视。近视前期（Pre-myopia）为一种非近视性屈光状态，但有很大可能发展为近视。

近视的程度通常用屈光度（Diopter，D）来评定。一般认为，等效球镜度（Spherical equivalent，SE）$\leqslant -0.5$ D 时，可诊断为近视。近视一般患眼外观正常，视近物清晰，因为光线是分散的，成像仍能落在视网膜上，近视力并不受影响。近视眼的远点在眼前某一点，视网膜上的影像模糊不清，远视力降低，视远物则模糊。除了看不到远处的物体，大多数近视患者还容易出现视觉疲劳。长时间的阅读、书写、看电视会使他们感到眼睛干燥、眼睑沉重、眼球酸痛、眼眶疼痛，还可能出现头晕、头痛和恶心等严重症状。高度近视指600度及以上的近视，也称为病理性近视，除了视物模糊，患者常常还伴有眼轴延长和眼底改变，如眼球突出、眼前黑影、黄斑变性、眼底视网膜和脉络膜萎缩等退行性病变，同时伴有视力进行性下降，可并发弱视、青光眼、白内障、玻璃体混浊、出血和视网膜脱离等多种眼科疾病。病理性近视有明显的遗传倾向，常常在成年后眼轴还会继续增长，主要遗传因素是家族有高度近视史，可能导致一系列严重影响视力的并发症，是严重致盲性疾病。

（一）近视的定义

人类对近视早有一定的认知，中医很早就认识到各种动物眼的视觉功能都是为适应环境特别是太阳光逐渐演化而成的。近视的病名有"眼疾""目盲""远视不清"。安阳殷墟出土的甲骨文中，就有"目""疾目"等方面的记载。"目不能远视"的记载最早见于隋代巢元方的《诸病源候论》（610年）。明代王肯堂的《证治准绳》称之为"能近视不能远视"，即视近物清晰、视远物模糊的病症。明代傅仁宇的《审视瑶函》称之为"怯远症"。清代黄庭镜的《目经大成》始称其为"近视"，后世多沿用。公元2世纪古罗马医学家克劳迪亚斯·盖伦（Claudius Galenus）将眯眼（Myein）与眼（Ops）两词合并，创造了"近视"（Myopia）一词。

世界卫生组织在《国际疾病分类》（ICD-11）中对近视的定义如下：近视是一种屈光不正，当人眼调节放松时，平行于光轴进入眼睛的光线聚焦于视网膜前。这是由角膜过度弯曲或眼轴过长造成的。国际近视研究学会（International Myopia Institute，IMI）对近视的定义进行了修订，并提交至世界卫生组织。IMI认为，近视是一种屈光不正，当眼睛调节放松时，平行于光轴进入眼睛的光线被聚焦在视网膜前。这通常是由眼轴过长造成，也可能由角膜过度弯曲和/或晶状体屈光力增加造成。国家卫生健康委员会印发的《近视防治指南》（2018年）指出，近视指人眼在调节放松状态下，平行光线经眼球屈光系统后聚焦在视网膜之前。人民卫生出版社2010年出版的《实用眼科学》指出，近视是在没有屈光调节的前提下，进入眼的平行光线（距离>5 m）聚焦于视网膜的光感受器之前，而不是聚焦在视网膜上。国家卫生健康委员会发布的《儿童青少年近视防控适宜技术指南》（更新版）（2021年）认为，近视指人眼在调节放松状态下，平行光线经眼球屈光系统后聚焦在视网膜之前的病理状态，其表现为远视力下降。

（二）近视的有关名词术语

1. 视力

视力又称视觉分辨力，是眼睛能够分辨外界两个物点间最小距离的能力。视力是随着屈光系统和视网膜发育逐渐发育成熟的，0～6 岁是儿童视力发育的关键期，新生儿出生仅有光感，1 岁视力一般可达 4.3（标准对数视力表，下同）；2 岁视力一般可达 4.6；3 岁视力一般可达 4.7；4 岁视力一般可达 4.8；5 岁及以上视力一般可达 4.9。

2. 屈光度

屈光度是表示屈光能力大小（屈光力）的单位，以 D 表示。平行光线经过眼的屈光系统聚集在 1 m 焦距上，眼的屈光力为 1 屈光度或 1.00 D。通常用眼镜的度数来反映屈光度，屈光度 D 的数值乘以 100 就是度数，如 200 度的近视镜屈光度为 -2.00 D，150 度的远视镜的屈光度为 $+1.50$ D。

3. 正视化过程

儿童青少年眼球和视力是逐步发育成熟的，新生儿的眼球较小、眼轴较短，此时双眼处于远视状态。儿童青少年时期是眼屈能力光变化最快的阶段，其发育规律表现为随着儿童青少年的生长发育，眼球逐渐长大，眼轴随之变长，远视度数逐渐降低而趋于正视，该过程称为正视化过程。比较理想的情况是 12 岁后由远视眼发育成正视眼。

4. 远视储备量

正视化前的远视大多为生理性远视，是一种"远视储备"，可理解为"对抗"发展为近视的"缓冲区"。远视储备量不足指裸眼视力正常，散瞳验光后屈光状态虽未达到近视标准但远视度数低于相应年龄段生理值范围。如 4～5 岁的儿童屈光度为 150～200 度远视，则有 150～200 度的远视储备量，如果此年龄段儿童的生理屈光度只有 50 度远视，意味着其远视储备量消耗过多，有可能较早出现近视。

5. 裸眼视力

裸眼视力又称未矫正视力，指未经任何光学镜片矫正所测得的视力，包括裸眼远视力和裸眼近视力。

6. 矫正视力

矫正视力指用光学镜片矫正后所测得的视力，包括远距矫正视力和近距矫正视力。

7. 视力不良

视力不良又称视力低下，指根据《标准对数视力表》（GB 11533—2011）检查远视力，6岁以上儿童青少年裸眼视力低于5.0。其中，$4.9 \leqslant$裸眼视力< 5.0为轻度视力不良，$4.6 \leqslant$裸眼视力$\leqslant 4.8$为中度视力不良，裸眼视力$\leqslant 4.5$为重度视力不良。儿童青少年视力不良的原因多见于近视、远视、散光等屈光不正以及其他眼部疾病（如弱视、斜视等）。

8. 屈光不正

当眼处于调节功能静止状态时，外界的平行光线经眼的屈光系统后，不能在视网膜黄斑中心凹聚焦，因此无法产生清晰的成像，包括近视、远视、散光和屈光参差等。

9. 近视

近视是屈光不正的一种类型，指人眼在调节功能静止状态下，平行光线经眼的屈光系统后聚焦在视网膜之前的病理状态，其表现为远视力下降。

10. 筛查性近视

筛查性近视指应用远视力检查、非睫状肌麻痹状态下电脑验光（俗称电脑验光）或串镜检查等快速、简便的方法，将儿童青少年中可能患有近视的人群筛选出来。当6岁以上儿童青少年裸眼视力< 5.0时，通过非睫状肌麻痹状态下电脑验光，$SE \leqslant -0.50$ D判定为筛查性近视。无条件配备电脑验光仪的地区，可采用串镜检查，正片（凸透镜）视力下降、负片（凹透镜）视力提高者，判定为筛查性近视。

11. 等效球镜

SE＝球镜度＋1/2柱镜度。如某学生球镜度数为＋0.50 D，柱镜度数为－3.00 D，则该学生的 SE＝＋0.50＋1/2（－3.00）＝－1.00（D），即等效于-1.00 D的近视。

12. 睫状肌麻痹验光检查

睫状肌麻痹验光检查即通常所说的散瞳验光，是国际公认的诊断近视的"金标准"。建议12岁以下，尤其是初次验光，或有远视、斜视、弱视和较大散光的儿童青少年进行睫状肌麻痹验光检查，确诊近视需要配镜的儿童青少年需要定期复查验光。

（三）近视的分类

近视可依据近视度数、病程进展和病理变化、屈光成分进行分类，常见的有以下几类分类方法。

1. 根据近视度数分类

根据散瞳验光仪测定的SE判断近视度数，可以将近视分为近视前期、低度近视、高度近视三类。

（1）近视前期（Pre-myopic）。

-0.50 D＜SE≤+0.75 D（近视50度以下）。

（2）低度近视（Low myopia）

-6.00 D＜SE≤-0.50 D（近视50～600度）。

（3）高度近视（High myopia）

SE≤-6.00 D（近视600度及以上）。

2. 根据近视病程进展和病理变化分类

根据近视病程进展和病理变化可以将近视分为单纯性近视和病理性近视。

（1）单纯性近视（Simple myopia）。

其多指眼球在发育期发展的近视，发育停止，近视也趋于稳定，SE一般＞-6.00 D。其中绝大多数患者的眼底无病理性变化，用适当光学镜片即可将视力矫正至正常。

（2）病理性近视（Pathologic myopia）。

其多指发育停止后近视仍在发展，并伴发眼底病理性变化的近视类型，亦称为进行性近视，大多数患者的≤-6.00 D。常见眼底改变有近视弧形斑、漆裂纹、脉络膜新生血管、黄斑脉络膜萎缩、视网膜脱离、后巩膜葡萄肿等。

3. 根据屈光成分分类

根据屈光成分分为轴性近视和屈光性近视。

(1) 轴性近视（Axial myopia）。

其一般指真性近视，指眼轴变长使平行光线经过眼的屈光系统后聚焦在视网膜前而引起的近视。

(2) 屈光性近视（Retractive myopia）。

其指眼轴在正常范围内，由于晶状体等屈光因素改变，平行光线进入眼内聚焦在视网膜前形成的近视。屈光性近视主要是受眼科疾病以及其他因素引起晶状体病变影响屈光率而导致的近视。

4. 根据调节作用分类

按调节作用可分为假性近视、真性近视和混合性近视。

(1) 假性近视（Pseudomyopia）。

其又叫调节痉挛性近视，用眼过度致睫状肌持续收缩痉挛，晶状体厚度增加，视物模糊不清。

(2) 真性近视（True myopia）。

其指由于先天或后天因素，眼轴变长，超过正常平均值 24 mm，致使平行光线射入眼球后，焦点落在视网膜前而不能成像清晰。真性近视多为中、高度近视，发生、发展时间较长，并且患者眼球外观有不同程度的外凸，为器质性改变，不能自然恢复。

(3) 混合性近视

其又叫中间性近视或称半真性近视，指平时呈近视状态，使用睫状肌麻痹药物或雾视后，近视的度数降低，但还不能全部消失。这类近视的发生既有调节因素，也有器质因素，调节松弛后减少的屈光度是调节因素的结果，余下的屈光度则是器质因素的结果。

（四）近视的诊断阈值

IMI认为，在定量语境中，近视应始终被视为一个负值，数学比较符号应严格按照数学意义使用。比如，SE＜－6.00 D 表示近视程度加重，近视度数＞6.00 D。基于循证及临床基础，IMI将近视的诊断阈值设定为≤－0.50 D，与世界卫生组织的标准一致。对于高度近视的诊断阈值，《国际近视研究学会白皮书》以 SE≤－6.00 D 为标准，这与世界卫生组织设定的高度近视的阈值

（SE≤−5.00 D）不一致。世界卫生组织报告指出，选择 SE≤−5.00 D 作为高度近视的阈值，旨在强调近视在无法戴镜的人群中的影响。如果屈光不正未矫正的影响是研究的主要结果指标，则可选择 SE≤−5.0 D 作为阈值。另外，高度近视与视力丧失的风险呈显著正相关，高度近视的阈值应该反映这种风险，SE≤−6.00 D 的近视患者的失明风险远大于低度近视患者。阈值的选择应该服务于研究问题。如果选择了不同的阈值，研究人员应该说明其原因，同时应对主要结果进行灵敏度分析，以便于不同研究之间的比较和 Meta 分析。

二、近视的发病机制

有关近视发病机制的研究已有 200 多年历史，临床上存在多种推论，至今尚无定论。目前，虽然没有一种学说能完整地阐述近视的发病机制，但基本肯定近视是环境因素和遗传因素共同作用的结果。20 世纪后期，较多学者致力于近视动物的实验研究，对近视的发生、发展有了进一步了解，也形成了如调节学说、形觉剥夺学说、光学离焦学说等发病机制学说。

（一）调节学说

调节学说是阐述近视发病机制的最古老的学说，至今仍广受认可。调节学说认为调节是维持眼睛正常运转的基本需求。一直以来，人们认为近视发生的重要原因是过度调节。当人进行长时间阅读、书写等近距离工作时，眼长时间处于调节与辐辏状态，如果没有调节参与，物像聚焦点会后移，人眼通过睫状肌收缩，增加晶状体前表面曲率；有调节的参与才能使物像聚焦点前移，落在视网膜上。而过度的调节和辐辏作用使睫状肌痉挛，牵拉脉络膜，眼外肌张力增强导致巩膜扩张，持续的聚焦点后移，会代偿性地刺激眼轴延长，角膜弯曲度增加，形成近视。一些研究表明，人眼如果长期近看，长时间的调节会使睫状肌持续性收缩而痉挛、睫状肌功能亢进、晶状体弹性超常、紧张性异常增高，进而调节力下降、睫状肌功能衰退，导致调节滞后，使眼睛周围的肌肉无法协调运作。为了适应调节的需要，眼通过增加辐辏来代偿，过度紧张的眼外肌（内、外直肌）压迫眼球，致使眼内压增高，持续的高眼压使眼轴变长，导致轴性近视。

诸多流行病学及临床试验也证实睫状肌过度收缩调节是近视形成的主要原因。安娜等从中医病机方面提出儿童青少年近视的发病机制是眼球内外环境致病因素的作用超过了眼的自然调节能力，使眼睛的稳态系统失衡。Wallman

等的研究发现，限制视线远望而只近看的实验动物产生了高度近视，眼轴也明显增长。流行病学研究证实，过多近距离阅读、睫状肌过度调节是青少年近视率升高的主要原因。学生长时间近距离面对作业和书本，视网膜长时间保持近视状态，在辐辏反射作用的影响下，睫状肌被压缩，长时间牵拉脉络膜，使眼外肌张力增强，巩膜扩张，进而导致儿童青少年出现近视。然而，现代动物实验几乎完全推翻了调节学说。如果说调节是近视形成的原因，那么切断调节反射就应能阻止近视的发生。而在动物实验中，切断年幼动物的睫状神经或移去睫状神经节细胞或损伤埃－韦氏（Edinger－Westphal）核，阻断调节反射通路后，进行诱发近视实验，动物依然发生近视。可见，调节反射通路的阻断不能阻止近视的发生，说明调节不是近视形成中的关键因素。同时动物实验发现，近视的调节并不像以往认为的那样是调节过度，而是调节相对低下和迟滞。由此认为，调节不是产生近视的直接原因，可能是近视形成的危险因素之一。

（二）形觉剥夺学说

形觉剥夺学说认为多种影响视网膜正常成像的因素，如通过眼睑缝合、遮盖等多种方法制造人为的视觉障碍，通过离焦使眼睛的物像聚焦点落在视网膜前的位置，从而破坏动物的视网膜的清晰成像，干扰其正视化的过程，导致眼轴延长所形成的近视称为形觉剥夺性近视。

1977 年 Wiesel 等发现缝合猴子单眼或双眼的眼睑，可诱使该眼的眼轴加长，产生高度近视，由此创立了形觉剥夺学说。1987 年 Wallman 等进行了著名的小鸡实验，用白色透明的遮盖物遮盖小鸡的部分视野，结果被遮盖部分的视野发生了近视，未被遮盖部分视野保持正视。同时被遮盖部分的玻璃体腔伸长、巩膜扩张、眼轴变长，结果造成遮盖眼球形态不对称。由此推测这种变化是由视觉信息通过局部视网膜直接作用于巩膜，使相应巩膜扩张，而不是调节或其他中枢机制造成的。同时 Wallman 等认为，长时间近距离阅读本身就是特殊的形觉剥夺。阅读时只有视网膜黄斑中心凹的部位能够获得充分的视觉刺激，使黄斑获得清晰的视觉影像信息。周边部视网膜缺乏足够的刺激而得不到清晰的高分辨率影像，这无异于遮盖周边视野，使周边视野发生相对形觉剥夺。而且调节作用越强，周边视野的分辨率越低，周边玻璃体腔越长，巩膜越扩张，轴性近视越重。在此过程中，调节作用只是参与近视的形成过程，而不是近视形成的原因，真正起作用的是视觉信息对视网膜的刺激，即视网膜的视觉信息。

许多学者通过大量的动物模型实验证实，用不同透明度的遮挡物遮挡于动物眼前，可诱发近视。并且遮挡物透明度越差，产生的近视程度越深。由此认为近视的发生与形觉剥夺有关，而且近视的程度也与形觉剥夺的程度相关，视网膜成像的清晰度越差，近视度越高。但后来研究发现，形觉剥夺性近视在人类近视的发生发展中并不占主要地位，仅偶见于先天性重度上睑下垂或高度屈光间质混浊的幼年患者中。

（三）光学离焦学说

一些学者进行了离焦实验，给发育中的小鸡戴上凹透镜（高度数负球镜片），使小鸡眼成像平面移到视网膜后，产生离焦现象（后离焦），干扰小鸡的正常视觉发育，导致小鸡过度调节和眼轴变长而形成近视。相反，给小鸡戴上凸透镜，使成像平面前移（前离焦），小鸡眼轴就会变短，形成远视。这一实验结果说明眼球的生长是一个主动的过程，而这一过程是在视觉信息的反馈作用下完成的。如果预先用激光损伤其黄斑，同样戴凹透镜，动物眼轴也会代偿性地延长。这说明除了黄斑，视网膜周边离焦也可以形成近视，即周边离焦学说。

近年来的研究发现，远视性离焦是儿童青少年屈光发育时正视化过程的主要因素，但也会在正视眼的屈光发育过程中，使眼轴不断拉长，促进近视的形成与发展，而视网膜周边近视性离焦则可延缓近视的进展。光学离焦学说更符合人类近视的发生与发展。目前用于延缓控制儿童青少年近视进展的光学手段（如多焦点光学镜片、角膜塑形镜等）都是利用这一机制，也引起不少学者的关注。

第二节　近视防控研究

近视防控研究的一般方法指研究主体在研究近视防控时所运用的最一般的思维原理和分析方法，是研究主体把握近视防控这一研究对象的途径、方法、手段和工具的总和，所要解决的是怎样才能正确认识和实施近视防控，共同呵护儿童青少年的眼睛，让他们拥有一个光明的未来。由于作为近视防控研究对象的近视极具复杂性，研究者选取的社会层次和观察角度不同，采用的研究方法也不同。近视防控研究的层次，既属微观（"分子医学"水平），更属宏观（社会学范围），因此，近视防控研究可分为宏观和微观两个层次。

一、近视病因和发病机制的研究

(一)中医学中近视病因和发病机制的研究

中医学重视人体本身的统一性、完整性以及其与自然界的相互关系,认为人体是一个有机的整体,各脏腑器官在功能上相互协调、相互作用,在病理上亦相互影响。同时也认识到人体的生理、病理变化与自然环境有密切的关系。中医专家认为近视的发病机制主要为阳虚阴盛、心阳不足、肝肾亏损、气血亏虚、久视伤睛、先天不足。

《黄帝内经·素问》记载:"东方青色,入通于肝,开窍于目,藏精于肝。"

《黄帝内经·灵枢》记载:"十二经脉,三百六十五络,其血气皆上于面而走空窍。其精阳气上走于目而为睛。"提示眼睛与全身脏腑之间,有许多经络相互连接,构成了具有一定联系的有机整体。正因为众多经络不断地往眼睛输运气血,眼睛才得以发挥正常的视觉功能。《黄帝内经·灵枢》认为,"阴阳合传而精明也"。阴阳乃目视精明之基础,肾所寓阴阳直接影响眼的视觉功能。《黄帝内经·灵枢》还有记载:"髓海有余,则轻劲多力,自过其度;髓海不足,则脑转耳鸣,胫酸眩冒,目无所见,懈怠安卧。"

隋·巢元方著《诸病源候论》认为:"夫目不能远视者,由目为肝之外候,腑脏之精华,若劳伤腑脏,肝气不足,兼受风邪,使精华之气衰弱,故不能远视。"目为肝窍,肝气可直接通达于目,故肝气的调和与否直接影响到眼的视觉功能。如果过用目力,久视伤血,血为气之母,血虚气亦虚,神光不能发越于远处。论述了脏腑之气亏损、精气不足,尤以肝气不足为主,是近视发生的原因。

唐·孙思邈著《备急千金要方》认为:"生食五辛,接热饮食,热餐面食,饮酒不已,房室无节,极目远视,数看日月,夜视星火,夜读细书,月下看书,抄写多年,雕镂细作,博弈不休,久处烟火,泣泪过多,刺头出血过多。上十六件并是丧明之本,养性之士宜慎护焉,又有驰骋田猎,冒涉风霜,迎风追兽,日夜不息者,亦是伤目之媒也。"

元·王好古著《此事难知》认为,"目能近视,责其有水;不能远视,责其无火,法当补心。"

元·李杲著《东垣十书》认为:"能近视不能远视者,阳气不足,阴气有余,乃气虚而血盛也。血盛者,阴火有余也。气虚者,元气虚弱也。此老人桑榆之象也。"

元末明初·徐彦纯著《玉机微义》认为："内障有因于痰热、气郁、血热、阳陷、阴虚、脱荣所致，种种病因，皆略之不议。"

明·王肯堂著《证治准绳》认为："此证非谓禀受生成近觑之病，乃平昔无病，素能远视，而忽然不能者也。盖阳不足，阴有余，病于火者，故光华不能发越于外，而偎敛近视耳。治之在胆肾，胆肾足则神膏浓，神膏浓则经络润泽，经络润泽则神气和畅而阳光盛矣。夫气之所用谓之火，在身为运用，在目为神光。若耽酒嗜燥、头风痰火、忿怒暴悖者，必伤神损气，神气弱必发用衰，发用衰则经络涩滞，经络涩滞则阴阳偏胜，而光华不能发达矣。"

明·傅仁宇著《审视瑶函》认为："怯远症，肝经不足肾经病，光华咫尺视模糊，莫待精衰盲已定……阳气者，犹日火也，阴气者，金水也。先儒所谓金水内明而外暗，日火内暗而外明者也。然人之眼，备脏腑五行精华相资而神明，故能视，即此理之常也。"此书从两方面论述了该病的病因病机，一是肝肾不足，精虚血少，致目昏暗，视远模糊。二是心阳不足，阳为阴侵，光华不能发越于远。

明·徐春甫著《古今医统大全》认为："目得血而能视。故血为目之主，血病则目病，血凝则目胀，血少则目涩，血热则目肿。"眼是人体重要的感觉器官，与中枢神经关系密切，其间血流量极大，因此眼对缺血、瘀血及其敏感。瘀血可以造成一系列的眼部表现，高度近视就是其中之一。近视属虚，虚久则瘀，瘀则不通致眼部血液循环营养及功能障碍。

明·李梴著《医学入门》记载："能近视不能远视者，看一成二，属肝肾虚，宜肾气丸、地芝丸，或为降火之剂。"

清·王清任著《医林改错》记载："精汁之清者，化而为髓，由脊骨上行入脑，名曰脑髓……两目系如线，长于脑，所见之物归于脑，瞳人白色，是脑汁下注，名曰脑汁入目。"

清·黄庭镜著《目经大成》记载："脾肾虚损，泄不已，因而近视"。

清·陈国笃著《眼科六要》认为："盖近视不能远视者，多由命门真火不足，为病则光华偎敛，肾中真阳不足以回光自照。"

纵观古代医学研究表明，近视的发生与发展和人的体质状态是密切相关的，由肝、肾、脾、心四脏功能失调导致，"肾阳亏虚、经气失达、神光拘敛"是近视的基本病机。"经气失达、神光拘敛"是近视发病的外在表现，而脏腑亏虚特别是"肾阳亏虚"是近视发病的关键因素。近视是先天遗传和后天环境因素共同作用的结果。先天禀赋不足是早发性近视的主要病因，先天不足、心阳不足、肾气不充而导致肝肾阴精亏损，精气不能上承濡养于目，阴阳失调，目失所养，神光发生无源，发越无能，视力欠缺，日久不愈则成近视。先天禀赋不足与近视遗传因素或因早产发育不全等因素有关，可导致早发近视的出现，并有可能形成高度近视。而劳瞻竭视是近视的后天环境因素，多因后天"六欲"中"见欲"过盛，过用目力，耗伤肝血，影响了"肝"的木性曲直功能，表现为调节障碍。如不良用眼习惯、过度使用电子产品、睡眠不足等都有可能导致近视的发生。

（二）西医学中近视病因和发病机制的研究

与中医学研究基本相同，西医学通过近视流行病学调查及动物实验，认为近视在一定程度上受遗传、调节、环境因素的影响。

1. 近视与遗传的关系

遗传因素在近视发生和发展过程中起重要作用。有关统计显示，父母双方患有近视，下一代近视率明显高于父母双方未患近视者；父母一方患近视者，下一代近视率减半；父母视力均正常者，下一代近视率最低。双胞胎调查显示，双胞胎患近视或不患近视的一致率高于非双胞胎的兄弟姐妹。而双胞胎中，同卵双胞胎的近视一致率又高于异卵双胞胎，说明近视是遗传性疾病。眼科遗传学家胡诞宁通过对 61 个高度近视的家庭进行遗传学角度的统计分析表明，高度近视的双亲，其子女 100％为高度近视，符合纯合子遗传规律；并认为我国人口中、高度近视的遗传类型是常染色体隐性遗传，一般认为遗传因素约占 60％，环境因素约占 40％，故近视在发生发展过程中遗传因素起重要作用。但是，近视也并非完全由遗传决定，父母近视，子女并非一定会近视，有近视遗传基因者，若基因不表现或不外显，则不会发生近视。

多数研究认为，近视的发生、发展是环境与遗传因素共同作用的结果，但病理性近视的发生与遗传因素高度相关，属单基因遗传，具有遗传异质性。我国人群中，病理性近视多数是常染色体隐性遗传，少数是常染色体显性遗传，更少数为性连锁隐性遗传。单纯性近视目前认为与遗传和环境均有关系，属多因子遗传方式。

2. 近视与调节的关系

21 世纪关于近视的研究着重强调了调节因素在其发生、发展过程中的重要性，其中包括青少年近视及轻、中度近视，尤其是成年以后仍可有一定程度加重。

大量研究表明，调节因素受大脑高位中枢和眼球局部两种作用机制的影响。其中大脑高位中枢即视中枢的影响起主要作用，但当 Wild 和 Schmid 两人切断了鸡眼视神经、阻断视网膜的信息向高位中枢传递，其结果与不切断视神经、单纯遮盖所致的形觉剥夺性近视相同，说明眼内局部组织对近视的形成也起到一定作用，可不依赖中枢而独立存在。结果显示，视网膜、脉络膜、巩膜在这一过程中均参与了信息传递，最终导致眼轴延长而促使近视发生。

有研究发现，视觉产生需要视网膜视觉细胞的感光效能，其中的杆状细胞感弱光，杆状细胞含有视紫红质，视紫红质在执行暗适应的过程中需要维生素参与生化过程，肝功能状态与维生素的摄取、转化、吸收及储存有关，而且肝脏还能调节血中维生素的浓度，机体罹患肝病时就失去了这种调节功能，使眼的暗适应功能下降。

儿童青少年近视具有进行性发展的趋势，年龄发育的优势决定此阶段的调节能力是最强的，两者相互影响，在学习等负面因素没有消除的情况下，调节因素一直作用于眼球组织，进而产生了不可逆的玻璃体腔扩大、巩膜变薄，导致近视程度越来越重，不可挽回。成年人近视之所以继续发展，可能是工作量大、饮食结构不良等负面因素使调节作用于眼球组织，引起玻璃体腔扩大、巩膜组织重塑。

3. 近视与环境的关系

眼睛的形成、发育是一个从无到有、从小到大、从幼稚到成熟的复杂生理过程。在这个过程中，近视的发病因素随着环境、生活的变化而变化，近视的发生、发展与用眼环境的关系非常密切。青少年的眼球正处在生长发育阶段，调节能力很强，眼球壁的伸展性也比较大，阅读、书写等近距离工作时，不仅需要眼发挥调节作用，双眼球还要内聚，这样眼外肌对眼球施加一定的压力，久而久之，眼轴就可能变长。近视发生、发展的相关环境因素包括用眼距离过近、用眼时间过长、光照强度过强或过弱、在行驶的汽车上或走路时看书、卧位看书、睡眠不足、课桌不符合要求和写字姿势不正确、饮食结构的影响、户外时间不足、居住环境差、吸烟暴露等。眼轴长度每增长 1 mm，近视度数就增加 -3.00 D 屈光度，当然这种近视绝大多数为单纯性近视，一般度数都比较低，在 -6.00 D 屈光度以下，发病多在青春期前后，进展也比较缓慢。

二、近视的经济学研究

近视是一个未被充分认识但影响深刻的公共卫生问题，不仅严重影响了患者的身体健康和生活质量，同时也加重了家庭和社会的经济负担，具有巨大的潜在经济影响。

（一）视力损伤将导致 GDP 损失

早在 2009 年，世界卫生组织就估计，全球范围内屈光不正导致的经济损失高达 4277 亿美元。另有数据估算，由于视力损伤带来的直接损失和间接损失合计每年在 3 万亿美元左右。联合国世界人口展望组织和美国人口普查局发表的一项研究结果表明，2015 年，未矫正近视引起的视力损伤使生产力下降，导致全球经济损失约 2440 亿美元。虽然这个问题是全球普遍存在的，但在包括中国在内的东亚地区尤为严重。各类眼部疾病造成的视力损伤严重威胁社会经济生产活动，增加了这些国家实现联合国可持续发展目标的难度，如目标 1（消除贫困）、目标 4（优质教育）、目标 8（体面工作和经济增长）和目标 10（缩小差距）。

2015 年北京大学中国健康发展研究中心印发的《国民视觉健康报告》估计，2012 年，全国存在远视力损伤或近视力缺陷的人群比例均接近 1/3，由视力损伤导致的社会经济成本在 5568.55 亿元至 5658.42 亿元。若把视力损伤带来的生命质量损失进行货币化折算，我国各类视力损伤导致的每年生命质量损失约为 9520 亿元，占当年 GDP 的比例为 1.83%。算上视力损伤对生命质量的损失，占 GDP 的比例达到 2.93%。如果进一步考虑视力损伤对公共安全、教育水平、家庭幸福以及产业发展的长期影响，视力损伤所带来的社会经济成本将会更高。

（二）视力损伤对个体的劳动收入影响巨大

早年美国进行的 12~17 岁人群健康状况的调查显示，34% 佩戴眼镜，年支出超过 4 千万美元。2012 年，达到 4679 亿元，占总成本的比例为 84%，占 GDP 比例为 0.901%。其中，处于劳动年龄阶段的中度视力损伤患者，年劳动收入比视觉健康的人群要低 3796 元，这一收入差距相当于城镇居民家庭人均可支配收入的 1/10、农村居民家庭人均可支配收入的 1/3。这一人群的劳动收入损失总计约 3909 亿元。

（三）视力损伤加大社会医疗体系的负担

与近视相关的潜在生产力损失和由未矫正近视引起的失明所致经济损失也远远大于矫正近视的成本。全球每年生产力损失 2400 多亿美元，其中医疗相关生产力损失约 170 亿美元。中国是近视大国，在视力损伤的社会经济成本中，发生在视力损伤治疗环节的医疗成本和康复成本对个人及社会产生的经济负担巨大。2012 年，全国因诊断、配镜矫正、手术治疗、定期复查、治疗并发症等直接的医疗成本总计为 769.44 亿至 859.30 亿元，占总成本的 13.6％，康复成本含低视力康复训练与白内障复明手术，约为 9 亿元，占总成本的 0.16％；5 岁以上近视人群的配镜年成本在 464.20 亿至 532.27 亿元。对于个体来说，与没有近视的人群相比，近视人群年均多支出 122.7～423.9 元医疗费用。2018 年印发的《中国义务教育质量监测报告》显示，中国近视患病人数已超过 6 亿人，各种眼部疾病中，第一位是屈光不正，其占比 44.2％；第二是白内障，其占比 32.5％；其他如青光眼、眼干燥症、黄斑变性等视力障碍占比 23.3％。在近视患者年龄结构中，儿童青少年近视率过半，达到 53.6％。近几年眼科医疗费用保持年复合增长 6％～8％，并将会长期保持快速增长的趋势。要达到每年降低 0.5％的近视率，全社会每年需要投入上千亿费用进行防控，这对于社会经济成本是一个巨大的影响。

三、近视的个体研究

近视的个体研究指以个体的社会行为为研究对象，对个体的社会行为进行认识、理解、评价和预测。可将个人的行为或态度视为一个整体，通过观察个体的社会行为来分析、预测人们的社会健康态度和健康行为倾向，然后采取相应的措施改善人群的健康相关行为来预防疾病的发生，同时发现疾病防控行动的意义、特点与其社会环境的复杂关系。

（一）人的个体行为

人的个体行为指具有认知、思维能力、情感、意志等心理活动的人对内外环境因素做出的能动反应。人的个体行为既是健康状态的反映，又对人的健康产生重要的影响。近视在很大程度上与人的个体行为存在密切关系，不良的个体行为是近视的重要危险因素。儿童青少年阶段是近视的高发阶段，究其原因，除了遗传因素，与人的不良个体行为也有很大的关系。

1. 长时间看书、做作业

现在的儿童青少年课业量较大，经常连续看书、做作业几个小时。这样近距离的用眼，使眼睛始终处于高度紧张的调节状态，容易造成睫状肌调节失衡，变成近视。

2. 读书写字姿势不正确

很多儿童青少年读书写字的姿势不正确，歪着身子的、偏着脑袋的、写字时眼睛越来越近的、写字时铅笔阻碍了眼睛视线的，这些都会引起眼睛的过度调节，促使近视的发生。

3. 用眼环境不佳

儿童青少年用眼时一定要注意周围的环境。光线太强或太弱都容易给眼睛造成刺激作用。躺着看书、在晃动的车厢中看书，都容易导致近视的发生。

4. 过频使用电子产品

对于视力尚未发育成熟的儿童青少年来说，电子产品对视力的损伤非常大。当儿童青少年盯着电子屏幕时间过长，屏幕上光的辐射会抑制儿童青少年视网膜感光细胞功能的发挥，引起视疲劳和视力下降。同时，屏幕频繁闪烁、观看距离不断变化，会让眼部的睫状肌处于频繁运动的状态，当睫状肌疲劳过度时（睫状肌痉挛），人很容易患上近视。

5. 其他

相对晚上关灯睡觉的儿童青少年，晚上开灯睡觉的儿童青少年将来发展成近视的可能性会更大，对不到 2 岁者影响尤其严重。另外，睡眠少也是近视的原因之一。儿童青少年正处于生长发育的快速时期，尤其是 7~14 岁，如果睡眠时间太少，眼睛长期处于疲惫状态，也很容易导致近视。

因此，应动员社会民众参与近视防控，培养人们的公民意识、危机意识以及社会责任感、使命感，使个体行为与社会规范保持一致，为全面、立体防控儿童青少年近视夯实基础。

（二）人的社会效应

作为多因素疾病，近视发病机制复杂，随着医学模式由传统的生物医学模式逐渐向生物—心理—社会模式转变，人们亦逐渐认识到，儿童青少年近视问题作为一个群体现象，其背后可能有着深刻的社会根源。剧变的社会因素对于近视的发生、发展有着不容忽视的影响。近视从某种角度来说，实质上是人类为了适应现代社会的近距离阅读、学习和工作等需要，对社会因素做出的一种适应性调节反应。儿童青少年近视问题作为一个群体现象，涉及教育、家庭、社会多个方面，任何一个人的行为或作用，都会引起其他人或事情产生相应变化的因果反应或连锁反应。因此，可通过健康教育维护健康的社会环境，促进人的健康行为，控制近视，从而提升人群的健康水平。

（三）人的心理过敏反应

随着近视的低龄化带来的病程延长，人群中近视程度的分布会日益向高度近视演变，进而产生各类眼底病变，造成严重的永久性视力损伤，严重影响儿童青少年身心健康和正常学习生活。近视的危害主要表现在对生活和学习带来的不便和困扰，影响升学和入伍、就业，影响发育和容貌。高度近视会引起严重的眼底病变，导致严重视力损伤甚至致盲，并遗传至下一代。另外，近视还会对儿童青少年的心理健康产生不利影响，特别是潜在的抑郁症风险。许多儿童青少年因佩戴眼镜或看不清东西遭遇社会歧视而产生悲观情绪，又由于佩戴眼镜的麻烦和生活上的不便，部分儿童青少年心中承受着不同程度的心理压力，易产生心理过敏反应，由此可诱发心理疾病，导致社会适应、人际关系和社会环境的适应能力不良。在不良的社会环境影响之下，容易出现不良行为。因此，对于近视的儿童青少年，应对近视提早防范并注意心理健康问题。

第三节 近视防控的研究方法

方法论对于人类探索近视发生、发展、流行和防控的基本规律无疑起到了指导作用，必须以辩证的、系统的、科学的立场观点和方法来说明与解释。

近视防控研究的一般方法，是指研究主体在研究近视防控时所运用的一般的思维原理和分析方法，包括逻辑方法和数理分析方法。近视防控研究一定要讲究科学思想方法与逻辑思维，从患者的个体诊治到相应患病人群的研究，探讨疾病的病因、诊断、防治和预后的规律，力求研究结果的真实性，使获得的研究结论有充分的科学依据。

近视防控研究常涉及定量研究和定性研究。定量研究和定性研究都是人类认识世界的重要方法。定量研究主要用观察、实验、调查、统计等方法研究社会现象。通过建立研究假设，收集资料和证据，运用数理统计方法对有关的数据资料进行加工处理，来评估或验证在研究之前预想的模型、假设或理论，以探讨事物之间的因果关系。它的标准化和精确化程度较高，逻辑推理比较严谨，因而更客观、更科学。同时还能大大推进理论的抽象化和概括性，促进对象之间普遍的因果关系的精确分析。定性研究是运用访问、观察和文献法收集资料，以普遍承认的公理、一套演绎逻辑和大量的历史事实为分析基础，从事物的矛盾性出发，运用归纳和演绎、分析与综合以及抽象与概括等方法，对这些材料进行去粗取精、去伪存真、由此及彼、由表及里的全面分析和综合，将同质性在数量上的差异暂时略去，可以避免烦琐的计算，省时快捷，同时具有严密的逻辑性，能够深入本质，直接抓住事物特征的主要方面，使其逐步由具体向抽象以至形成理论，从而达到认识事物本质、揭示内在规律的目标。具体的方法主要有参与观察、历史研究法、人种志方法。其中参与观察是定性研究中常用的一种方法，主要有三类：观察法、座谈会、深度访谈。定量研究与定性研究之间虽然在研究理论基础、研究者与被研究者关系、方法、手段和目的上有很大不同，但是定量研究与定性研究都有其优点与不足，两者之间不是对立的，而是统一的。只有将两者灵活地结合起来，才能达到最佳研究效果。

近视防控研究原则：对照、重复、随机。近视防控研究有严格的设计、测量和评价的方法，主要有描述性研究（病例报告或分析）、横断面研究（调查或普查）及分析性研究（病例对照及队列研究、序贯试验、随机对照试验等）三类。同时，社会学研究的理论方法也适用于近视防控研究，即从社会学的角度，运用社会学、政治学、经济学、医学、眼视光学、分子生物学、生物医学工程等多学科研究方法，从宏观和微观两个维度运用定量研究和定性研究的方法进行综合研究，通过对近视与人类经济社会发展关系的考察来认识人类社会发展的客观规律，有助于取得科学的结论。

近视防控研究过程：计划、准备（理论、指标、技术、经费）、预设计与正式设计、结果分析与推论、提出新问题及新打算。近视防控设计内容包括确定目的、正确选题、合理假设、优择方案、明确性质，以及区分基础研究（发现新现象）或应用研究（已有知识用于新的情况）、区分实验性或调查性研究（记事性或统计性、前瞻性或回顾性研究）。

近视防控研究中选择研究对象要合理，儿童青少年近视调查要求负责、自愿、无害、上报批准，要注意样本与总体、质与量的关系，保证有效收集资料。测定生理值时，要限定研究对象的正常与病理范围。选定指标包括主观指标与客观指标、定性指标与定量指标。依据重现性、合理性、正确性、可能性、特异度及灵敏度，来分别选用各种指标，指标要明确，可比性强，易于观测。例如，计算人眼屈光度的绝对值时处理好球面与柱面屈光度数关系。近视防控研究中的整个过程中要控制偏倚（包括选择性、观察性及混杂性偏倚），提高试验正确性。

例如，为了解某一个地区不同年龄段的儿童青少年近视率，对在校儿童青少年视力及屈光状态进行调查研究。可采用定量研究与定性研究相结合的方法进行。首先采用定性研究的方法，走访学校师生和家长，了解他们的观念以及一些与研究相关的问题，依据儿童青少年近视流行的过去和现在的延续状况及最新的信息资料，对儿童青少年近视流行的性质、特点、发展变化规律做出判断，找出一些比较普遍的问题。然后在定性研究的基础上，对这些问题运用定量研究方法，设计专门调查，对儿童青少年近视流行的发展程度与速度及其构成成分在空间上的排列组合进行数量分析研究，以得到比较精确的结论。定性分析法是定量分析法的基础和前提，定量分析法是定性分析法的深化与丰富，是认识的精确化。具体流程：首先采用分层整群抽样的方法随机选取研究对象，然后采用横断面问卷调查的方法进行资料收集，设计调查问卷，其内容包括调查对象人口学情况、近视相关因素情况和调查对象双眼裸眼视力等信息。在正式问卷调查前，对调查人员进行培训，视力体检医生必须取得相关资格，抽取少量儿童青少年进行预调查，检验问卷的可行性、完整性和问卷的可信度、有效度。预调查后就组织调查实施、视力检查、资料收集、资料整理录入、资料统计分析和总结等工作。眼屈光检查时，统一采用国家标准中规范的视力检查方法和标准。数据录入时采用统一的数据录入软件和统计软件，采取双录入方式录入结果，检验数据的正确性后建立数据库，在此基础上对调查数据进行统计分析，正确认识事物客观存在的规律性，从而形成近视防控研究的科学概念和判断，针对相关健康影响因素，提出儿童青少年近视防控和视力健康管理的对策，为政府儿童青少年近视防控决策提供重要的参考依据。

主要参考资料

[1] 安娜，刘成源. 从稳态医学观探讨青少年近视的病因机制 [J]. 中国中医药信息杂志，2013，20（4）：97-98.

[2] 范恩越，谷春雨，王林. 唐山地区儿童青少年近视增速与季节的关系 [J]. 中华眼视光学与视觉科学杂志，2018，20（10）：632-634.

[3] 胡诞宁，褚仁远，瞿佳. 近视眼学 [M]. 北京：人民卫生出版社，2010.

[4] 胡诞宁. 从双生子研究看近视与遗传的关系（摘要）[J]. 医学研究通讯，1980，11（1）：5-6.

[5] 黄金鸥，陈金邦，陈炜江，等. 初中生近视进展与近距离工作眼动参数的相关性研究 [J]. 中国学校卫生，2008，29（12）：1121-1122.

[6] 黄小娜，王惠珊，刘玺诚. 婴儿早期睡眠及昼夜节律的发展 [J]. 中国儿童保健杂志，2009，17（3）：320-321.

[7] 李东辉，艾立坤. 近视眼发生机制 [J]. 国外医学眼科学分册，2003，27（3）：174-177.

[8] 李锦，张宝山，李萍. 照明条件和用眼强度对视觉疲劳与视力的影响 [J]. 锦州医学院学报，2000，21（4）：6-9.

[9] 李强强，王悦，郑康杰. 6～18岁儿童眼部屈光度、眼轴长度和角膜曲率分析 [J]. 预防医学，2020，32（9）：917-919.

[10] 李仕明，任明旸，张三国，等. 眼轴长度用于近视预测模型对儿童和青少年近视筛查的效能研究 [J]. 中华实验眼科杂志，2019，37（4）：269-273.

[11] 林林，满丰韬，胡乃宝，等. 青少年近视的危险因素研究 [J]. 中国儿童保健杂志，2013，21（2）：206-209.

[12] 林琳，宋宗明，游逸安. 近视屈光度与眼轴长度的相关性分析 [J]. 浙江临床医学，2007（2）：173-174.

[13] 刘家琦，李凤鸣. 实用眼科学 [M]. 北京：人民卫生出版社，2010.

[14] 刘翌，赵枫朝，罗艳侠，等. 北京市中小学生近视遗传度调查研究 [J]. 中国健康教育，2013，29（3）：265-267.

[15] 娄晓民，吴敏，胡全忠，等. 遗传在学生近视形成中的作用 [J]. 河南预防医学杂志，1994（1）：15-16.

[16] 陆宏. 高度近视遗传学和基因定位研究进展 [J]. 眼科新进展，2006，26（6）：462-465.

[17] 任晓磊. 中国地质大学（北京）新生近视的流行病学研究 [D]. 北京：首都医科大学，2015.

[18] 沈李，杨晨皓. 近视儿童血清维生素D水平研究 [J]. 中国眼耳鼻喉科杂志，2015，15（2）：94-97.

[19] 汪芳润. 近视眼研究的现状与存在的问题 [J]. 中国眼科杂志，2003，30（6）：381-384.

[20] 王君宜，李江发，杨丽莎. 维生素D与肝脏疾病相关性的研究进展

[J]．重庆医学，2017，46（33）：4740－4742，4752．

[21] 王倩茹，李雪，杨帆，等．青少年高度近视患者高阶像差和屈光度及眼部结构参数的相关性 [J]．国际眼科杂志，2020，20（5）：860－864．

[22] 王炜，王佩之．试论近视眼的根本原因是视环境 [J]．江西师范大学学报（自然科学版），2002，26（2）：188－189．

[23] 魏瑞华，鹿大千，金楠，等．国际近视研究学会（IMI）近视防控研究白皮书解读 [J]．眼科新进展，2019，39（8）：701－713．

[24] 吴菊花，蔺海旗，林文弢．运动干预影响儿童青少年近视发生发展的研究述评 [J]．哈尔滨体育学院学报，2020，38（3）：9－13．

[25] 吴涛，倪银华，夏李群，等．视网膜生物钟研究进展 [J]．现代生物医学进展，2007，7（8）：1249－1250．

[26] 肖长，申家泉，王棋．后天性轴性近视眼的发病机制 [J]．中国煤炭工业医学杂志，2006，9（10）：1031－1032．

[27] 谢芳，陈跃国．近视发生机制的研究进展 [J]．眼视光学杂志，2007，（6）：425－427．

[28] 胥芹．王晶晶．段佳丽．等．延长户外活动时间对小学生近视预防效果评价 [J]．中国学校卫生，2015，36（3）：363－365．

[29] 许军，马立威，刘凌梅，等．雏鸡形觉剥夺眼屈光状态、眼轴长度及巩膜形态学改变之间的关系 [J]．国际眼科杂志，2007，7（2）：400－404．

[30] 杨建文，鲍务新，姜洪方．父母有无近视中小学生近视情况及影响因素比较 [J]．中国学校卫生，2011，32（3）：349－351．

[31] 杨俊林，吴晋晖．病理性近视遗传学研究 [J]．国际眼科杂志，2010，10（7）：1341－1343．

[32] 杨翎，张佩斌，姚成，等．小学生近视眼危险因素及矫正状况分析 [J]．中国斜视与小儿眼科杂志，2013，21（2）：35－39．

[33] 杨小芳．南京市 7－15 岁学生近视率与户外活动调查研究 [D]．南京：南京师范大学，2018．

[34] 叶广俊．现代儿童少年卫生学 [M]．北京：人民卫生出版社，1999．

[35] 张彩霞．近视眼发生的环境因素与中医药防治 [J]．广西中医药学院学报，2005，8（1）：71－72．

[36] 张汉国，林翠荣．近视患者屈光度、眼轴和角膜屈光力的相关性分析 [J]．中国卫生标准管理，2019，10（11）：39－41．

[37] 张娟娟，陆召军，桂迨，等．中学生近视率调查及其与睡眠障碍的关系

研究 [J]. 中国全科医学，2013，16（7）：665-667.

[38] 张敏，姜洋，李莹，等. 高度及超高度近视眼轴、屈光度、曲率、厚度的相关性研究 [J]. 国际眼科杂志，2012，12（8）：1525-1526.

[39] 张晓峰. 近视眼单元-循证整合中西医防治系统之研究 [J]. 中外健康文摘·医药月刊，2008，5（4）：58-61.

[40] 张欣. 重视儿童青少年近视环境危险因素的防控 [J]. 中国学校卫生，2018，39（1）：6-8，12.

[41] 张迎修，王淑荣. 不同学段近视学生的生长发育及体质特征 [J]. 中国校医，2005，19（5）：448-451.

[42] 张云霞. 青少年近视的病因病机探讨及其多焦渐进镜疗效观察 [D]. 济南：山东中医药大学，2010.

[43] 郑晓明，徐苏云. 儿童近视眼相关因素与症状调查及其与中医证型关系的研究 [J]. 浙江中医杂志，2008，43（11）：634-635.

[44] 中国营养学会. 中国居民膳食营养参考值摄入量 [M]. 北京：中国轻工业出版社，2000.

[45] 中华人民共和国国家卫生和计划生育委员会. 近视防治指南 [J]. 中国实用乡村医生杂志，2018，25（8）：1-4.

[46] 中华人民共和国教育部，中华人民共和国国家体育总局，中华人民共和国卫生部，等. 2000 年中国学生体质与健康调研报告 [M]. 北京：高等教育出版社，2002.

[47] 朱梦钧，朱剑锋，瞿小妹，等. 上海市中小学生近视视力不良率与出生季节之间的关系 [J]. 眼科新进展，2011，31（10）：961-964，968.

[48] Angle J, Wissman D A. The epidemiology of myopia [J]. Am J Epidemiol, 1980, 111（2）：220-228.

[49] Ashby R, Ohlendorf A, Schaeffel F. The effect of ambient illuminance on the development of deprivation myopia in chicks [J]. Invest Ophthalmol Vis Sci, 2009, 50：5348-5354.

[50] Ashby R S, Schaeffel F. The effect of bright light on lens compensation in chicks [J]. Invest Ophthalmol Vis Sci, 2010, 51：5247-5253.

[51] Ashton G C. Segregation analysis of ocular refraction and myopia [J]. Hum Hered, 1985, 35（4）：232-239.

[52] Attebo K, Ivers R Q, Mitchell P. Refractive errors in an older population：the Blue Mountains Eye Study [J]. Ophthalmology,

1999，106（6）：1066－1072.

［53］Ayaki M，Toriih H，Tsubota K，et al. Decreased sleep quality in high myopia children［J］. Sci Rep，2016，6（1）：srep33902.

［54］Bailey M D，Sinnott L T，Mutti D O. Ciliary body thickness and refractive error in children［J］. Invest Ophthalmol Vis Sci，2008，49（10）：4353－4560.

［55］Bourla D H，Laron Z，Snir M，et al. Insulinlike growth factor I affects ocular development：a study of untreated and treated patients with Laron syndrome［J］. Ophthalmology，2006，113（7）：e1－e5.

［56］Chakraborty R，Ostrin L A，Nickla D L，et al. Circadian rhythms，refractive development，and myopia［J］. Ophthalmic Physiol Opt，2018，38（3）：217－245.

［57］Chapell M，Sullivan B，Saridakis S，et al. Myopia and nighttime lighting during sleep in children and adults［J］. Percept Mot Skills，2001，92（3）：640－642.

［58］Chen J，Chen Z，Lin S，et al. Correlation analysis for school－age children's height and refractive errors［J］. Adv Clin Exp Med，2018，27（8）：1125－1130.

［59］Chotai J，Adolfsson R. Converging evidence suggests that monoamine neurotransmitter turnover in human adults is associated with their season of birth［J］. Eur Arch Psychiatry Clin Neurosci，2002，252（3）：130－134.

［60］Cohen Y，Peleg E，Belkin M，et al. Ambient illuminance，retinal dopamine release and refractive development in chicks［J］. Exp Eye Res，2012，103：33－40.

［61］Czepita D，Goslawski W，Mojsa A，et al. Role of light emitted by incandescent or fluorescent lamps in the development of myopia and astigmatism［J］. Med Sci Monit，2004，10（4）：CR168－171.

［62］Deng L，Gwiazda J，Thorn F. Children's refractions and visual activities in the school year and summer［J］. Optom Vis Sci，2010，87（6）：406－413.

［63］Dirani M，Chamberlain M，Garoufalis P，et al. Refractive errors in twin studies［J］. Twin Res Hum Genet，2006，9（4）：566－572.

[64] Dirani M, Tong L, Gazzard G, et al. Outdoor activity and myopia in Singapore teenage children [J]. Br J Ophthalmol, 2009, 93 (8): 997−1000.

[65] Dolgin E. The myopia boom [J]. Nature, 2015, 519 (7543): 276−278.

[66] Donovan L, Sankaridurg P, Ho A, et al. Myopia progression in Chinese children is slower in summer than in winter [J]. Optom Vis Sci, 2012, 89 (8): 1196−1202.

[67] Eysteinsson T, Jonasson F, Aenarsson A, et al. Relationships between ocular dimensions and adult stature among participants in the Reykjavik Eye Study [J]. Acta Ophthalmol Scand, 2005, 83 (6): 734−738.

[68] Fan D S, Lam D S, Wong T Y, et al. The effect of parental history of myopia on eye size of pre−school children: A pilot study [J]. Acta Ophthalmol Scand, 2005, 83 (4): 492−496.

[69] Fang F, Pan M, Yan T, et al. The role of cGMP in ocular growth and the development of form−deprivation myopia in guinea pigs [J]. Invest Ophthalmol Vis Sci, 2013, 54 (13): 7887−7902.

[70] Foulds W S, Barathi V A, Luu C D. Progressive myopia or hyperopia can be induced in chicks and reversed by manipulation of the chromaticity of ambient light [J]. Invest Ophthalmol Vis Sci, 2013, 54 (13): 8004−8012.

[71] Fujiwara M, hasebe S, Nakanishi R, et al. Seasonal variation in myopia progression and axial elongation: an evaluation of Japanese children participating in a myopia control trial [J]. Jpn J Ophthalmol, 2012, 56: 401−406.

[72] Giloyan A, Harutyunyan T, Petrosyan V. Risk factors for developing myopia among school children in Yerevan and Gegharkunik Province, Armenia [J]. Ophthalmic Epidemiol, 2017, 24 (2): 97−103.

[73] Gong J F, Xie H L, Mao X J, et al. Relevant factors of estrogen changes of myopia in adolescent females [J]. Chin Med J (Engl), 2015, 128 (5): 659−663.

[74] Gong Y, Zhang X, Tian D, et al. Parental myopia, near work, hours of

sleep and myopia in Cinese children [J]. Health, 2014, 6 (1): 64−70.

[75] Grimm C, Wenzel A, Williams T, et al. Rhodopsin−mediated blue−light damage to the rat retina: effect of photoreversal of bleaching [J]. Invest Ophthalmol Vis Sci, 2001, 42 (2): 497−505.

[76] Guggenheim J A, Kirov G, Hodson S A. The heritability of high myopia: a reanalysis of Goldschmidt'data [J]. Med Genet, 2000, 37 (3): 227−231.

[77] Guo S S, Sivak J G, Callender M G, et al. Retinal dopamine and lens−induced refractive errors in chicks [J]. Curr Eye Res, 1995, 14 (5): 385−389.

[78] Gupta P D, Joha R K, Nagpl K, et al. Sex hormone receptors in the human eye [J]. Surv Ophthalmol, 2005, 50 (3): 274−284.

[79] Gwiazda J, Deng L, Dias L, et al. Association of education and occupation with myopia in COMET parents [J]. Optom Vis Sci, 2011, 88 (9): 1045−1053.

[80] Gwiazda J, Hyman L, Dong L M, et al. Factors associated withhigh myopia after 7 years of follow−up in the correction of myopia evaluation trial (comet) cohort [J]. Ophthalmic Epidemiol, 2007, 14 (4): 230−237.

[81] He M, Xiang F, Zeng Y, et al. Effect of time spent outdoors at school on the development of myopia among children in China: a randomized clinical trial [J]. JAMA, 2015, 314 (11): 1142−1148.

[82] He X G, Zou H D, Lu L N, et al. Axial length/corneal radius ratio: association with refractive state and role on myopia detection combined with visual acuity in Chinese schoolchildren [J]. PLoS One, 2015, 10 (2): e0111766.

[83] Huang C Y, Hou C H, Lin K K, et al. Relationship of lifestyle and body stature growth with the development of myopia and axial length elongation in Taiwanese elementary school children [J]. Indian J Ophthalmol, 2014, 62 (8): 865−869.

[84] Hyman L, Gwiazda J, Hussein M, et al. Relationship of age, sex, and ethnicity withmyopia progression and axial elongation in the correction of myopia evaluation trial [J]. Arch Ophthalmol, 2005, 123

(7)：977—987.

[85] Ip J M, Huynh S C, Robaei D, et al. Ethnic differences in the impact of parental myopia：Findings from a population—based study of 12—year—old Australian children [J]. Invest Ophthalmol Vis Sci, 2007, 48 (6)：2520—2528.

[86] Ip J M, Saw S M, Rose K A, et al. Role of near work in myopia：findings in a sample of Australian school children [J]. Invest Ophthalmol Vis Sci, 2008, 49 (7)：2903—2910.

[87] Jee D, Morgan I G, Kim E C. Inverse relationship between sleep duration and myopia [J]. Acta Ophthalmol, 2016, 94 (3)：E204—E210.

[88] Jiang L, Long K, Schaeffel F, et al. Effects of dopaminergic agents on progression of naturally occurring myopia in albino guinea pigs [J]. Invest Ophthalmol Vis Sci, 2014, 55 (11)：7508—7519.

[89] Jin Z B, Wu J Y, Huang X F, et al. Trio—based exome sequencing arrests de novo mutations in early—onset high myopia [J]. Proc Natl Acad Sci USA, 2017, 114 (16)：4219—4224.

[90] Jones—Jordan L A, Sinnot L T, Manny R E, ea al. Early childhood refractive error and parental history of myopia as predictors of myopia [J]. Invest Ophthalmol Vis Sci, 2010, 51 (8)：115—121.

[91] Jones—Jordan L A, Sinnott L T, Cotter S A, et al. Time outdoors, visual activity, and myopia progression in juvenileonset myopes [J]. Invest Ophthalmol Vis Sci, 2012, 53 (11)：7169—7175.

[92] Jones L A, Sinnott L T, Mutti D O, et al. Parental history of myopia, sports and outdoor activities, and future myopia [J]. Invest Ophthalmol Vis Sci, 2007, 48 (8)：3524—3532.

[93] Jung S K, Lee J H, Kakizaki H, et al. Prevalence of myopia and its association with body stature and educational level in 19—year—old male conscripts in Seoul, South Korea [J]. Invest Ophthalmol Vis Sci, 2012, 53 (9)：5579—5583.

[94] Klein R, Klein B E, Wong T Y, et al. The association of cataract and cataract surgery with the long—term incidence of age—related maculopathy：the Beaver Dam eye study [J]. Arch Ophthalmol, 2002, 120 (11)：

1551—1558.

[95] Lam D S, Fan D S, Lam R F, et al. The effect of parental history of myopia on children's eye size and growth: Results of a longitudinal study [J]. Invest Ophthalmol Vis Sci, 2008, 49 (3): 873—876.

[96] Lauber J K, Boyd J E, Boyd T A. Intraocular pressure and aqueous outflow facility in light—induced avian buphthalmos [J]. Exp Eye Res, 1970, 9 (2): 181—187.

[97] Lauber J K, Oishi T, Vriend J. Plasma melatonin rhythm lost in preglaucomatous chicks [J]. J Ocul Pharm acol, 1986, 2 (3): 205—213.

[98] Lee K E, Klein B E K, Klein R, et al. Association of age, stature, and education with ocular dimensions in an older white population [J]. Arch Ophthalmol, 2009, 127 (1): 88—93.

[99] Lepple—Wienhues A, Stahl F, Willner U, et al. Endothelin—evoked contractions in bovine ciliary muscle and trabecular meshwork: interaction with calcium, nifedipine and nickel [J]. Current Eye Res, 1991, 10 (10): 983—989.

[100] Lin L L, Chen C J. Twin study on myopia [J]. Acta Genet Med Gemellol (Roma), 1987, 36 (4): 535—540.

[101] Li T, howland H C, Troilo D. Diurnal illumination patterns affect the development of the chick eye [J]. Vision Res, 2000, 40 (18): 2387—2393.

[102] Li T, Howland H C. The effects of constant and diurnal illumination of the pineal gland and the eyes on ocular growth in chicks [J]. Invest Ophthalmol Vis Sci, 2003, 44 (8): 3692—3697.

[103] Liu R, Hu M, He J C, et al. The effects of monochromatic illumination on early eye development in rhesus monkeys [J]. Invest Ophthalmol Vis Sci, 2014, 55 (3): 1901—1909.

[104] Logan R W, Hasler B P, Forbes E E, et al. Impact of sleep and circadian rhythms on addiction vulnerability in adolescents [J]. Biol Psychol, 2018, 83 (12): 987—996.

[105] Long Q, Chen D, Chu R. Illumination with monochromatic long—wavelength light promotes myopic shift and ocular elongation in

newborn pigmented guinea pigs [J]. Cutan Ocul Toxicol, 2009, 28 (4): 176−180.

[106] Lu B, Congdon N, Liu X, et al. Associations between near work, outdoor activity and myopia among adolescent students in rural China: the Xichang Pediatric Refractive Error Study report no. 2 [J]. Arch Ophthalmol, 2009, 127 (6): 769−775.

[107] Lyu I J, Kim M H, Baek S Y, et al. The association between menarche and myopia: findings from the Korean National Health and Nutrition Examination, 2008—2012 [J]. Invest Ophthalmol Vis Sci, 2015, 56 (8): 4712−4718.

[108] Mainster M A. Spectral transmittance of intraocular lenses and retinal damage from intense light sources [J]. Am J Ophthalmol, 1978, 85 (2): 167−170.

[109] Ma J H, Shen S H, Zhang G W, et al. Identification of a locus for autosomal dominant high myopia on chromosome 5p13.3−p15.1 in a Chinese family [J]. Mol Vis, 2010, 16: 2043−2054.

[110] Mandel Y, Grotto I, EI−Yaniv R, et al. Season of birth, natural light, and myopia [J]. Ophthalmology, 2008, 115 (4): 686−692.

[111] Mapstone R, Clark C V. Diurnal variation in the dimensions of the anterior chamber [J]. Arch Ophthalmol, 1985, 103 (10): 1485−1486.

[112] McMahon G, Zayats T, Chen Y P, et al. Season of birth, daylight hours at birth, and high myopia [J]. Ophthalmology, 2009, 116 (3): 468−473.

[113] Morgan I, Rose K. How genetic is school myopia? [J]. Prog Retin Eye Res, 2005, 24 (1): 1−38.

[114] Mutti D O, Hayes J R, Mitchell G L, et al. Refractive error, axial length, and relative peripheral refractive error before and after the onset of myopia [J]. Invest Ophthalmol Vis Sci, 2007, 48 (6): 2510−2519.

[115] Mutti D O, Mitchell G L, Moeschberger M L, et al. Parental myopia, near work, school achievement, and children's refractive error [J]. Invest Ophthalmol Vis Sci, 2002, 43 (12): 3633−3640.

[116] Naiglin L, Clayton J, Gazagne C, et al. Familial high myopia:

Evidence of an autosomal dominant mode of inheritance and genetic heterogeneity [J]. Ann Genet, 1999, 42 (3): 140－146.

[117] Nangia V, Jonas J B, Sinha A, et al. Ocular axial length and its associations in an adult population of central rural India: the Central India Eye and Medical Study [J]. Ophthalmology, 2010, 117 (7): 1360－1366.

[118] Nickla D L, Wildsoet C, Wallman J. The circadian rhythm in intraocular pressure and its relation to diurnal ocular growth changes in chicks [J]. Exp Eye Res, 1998, 66 (2): 183－193.

[119] Nickla D L, Wildsoet C, Wallman J. Visual influences on diurnal rhythms in ocular length and choroidal thickness in chick eyes [J]. Exp Eye Res, 1998, 66 (2): 163－181.

[120] Northstone K, Guggenheim J A, Howe L D, et al. Body stature growth trajectories during childhood and the development of myopia [J]. Ophthalmology, 2013, 120 (5): 1064－1073.

[121] Norton T T, Jr Siegwart J T. Light levels, refractive development, and myopia: a speculative review [J]. Exp Eye Res, 2013, 114 (9): 48－57.

[122] Ojaimi E, Morgan I G, Robaei D, et al. Effect of stature and other anthropometric parameters on eye size and refraction in a population－based study of Australian children [J]. Invest Ophthalmol Vis Sci, 2005, 46 (12): 4424－4429.

[123] Paget S, Julia S, Vitezica Z G, et al. Linkage analysis of high myopia susceptibility locus in 26 families [J]. Mol Vis, 2008, 14: 2566－2574.

[124] Parentin F, Perissutti P. Congenital growthhormone deficiency and eye refraction: a longitudinal study [J]. Ophthalmologica, 2005, 219 (4): 226－231.

[125] Parentin F, Tonini G, Perissutti P. Refractive evaluation in children with growth defect [J]. Curr Eye Res, 2004, 28 (1): 11－15.

[126] Rada J A, Wiechmann A F. Melatonin receptors in chick oculartissues: implications for a role of melatonin in ocular growth regulation [J]. Invest Ophthalmol Vis Sci, 2006, 47 (1): 25－33.

[127] Ratnamala U, Lyle R, Rawal R, et al. Refinement of the X-linked

nonsyndromic high-grade myopia locus MYP1 on Xq28 and exclusion of 13 known positional candidate genes by direct sequencing [J]. Invest Ophthalmol Vis Sci, 2011, 52 (9): 6814-6819.

[128] Romagnoli E, Mascia M L, Cipriani C, et al. Short and long-term variations in serum calciotropic hormones after a single very large dose of ergocalciferol (vitamin D2) or cholecalciferol (vitamin D3) in the elderly [J]. J Clin Endocrinol Metab, 2008, 93 (8): 3015-3020.

[129] Rose K A, Morgan I G, Ip J, et al. Outdoor activity reduces the prevalence of myopia in children [J]. Ophthalmology, 2008, 115 (8): 1279-1285.

[130] Rose K A, Morgan I G, Smith W, et al. Myopia, lifestyle, and schooling in students of Chinese ethnicity in Singapore and Sydney [J]. Archives Ophthalmo, 2008, 126 (4): 527-530.

[131] Rucker F J, Wallman J. Chicks use changes in luminance and chromatic contrast as indicators of the sign of defocus [J]. J Vis, 2012, 12 (6): 23.

[132] Saw S M, Carkeet A, Chia K S, et al. Component dependent risk factors for ocular parameters in Singapore Chinese children [J]. Ophthalmology, 2002, 109 (11): 2065-2071.

[133] Saw S M, Nieto F J, Katz J, etal. Familial clustering and mypia progression Singapore school children [J]. Ophthalmic Epidemiol, 2001, 8 (4): 227-236.

[134] Schaeffel F, Burkhardt E, Howland H C, et al. Measurement of refractive state and deprivation myopia in two strains of mice [J]. Optom Vis Sci, 2004, 81 (2): 99-110.

[135] Schwartz L, Boelle P Y, Dhermies F, et al. Blue light dose distribution and retinitis pigmentosa visual field defects: an hypothesis [J]. Med Hypotheses, 2003, 60 (5): 644-649.

[136] Sharma A, Congdon N, Gao Y, et al. height, stunting, and refractive error among rural Chinese schoolchildren: the See Well to Learn Well project [J]. Am J Ophthalmol, 2010, 149 (2): 347-353.

[137] Sivan Y, Laudon M, Tauman R, et al. Melatonin production in healthy infants: evidence for seasonal variations [J]. Pediatr Res,

2001，49（1）：63—68.

［138］Smith E L，hung L F，Arumugam B，et al. Negative lens induced myopia in infant monkeys：effects of high ambient lighting［J］. Invest Ophthalmol Vis Sci，2013，54（4）：2959—2969.

［139］Smith E L 3rd，Kee C S，Ramamirtham R，et al. Reripheral vision can influence eye growth and refractive development in infant monkeys［J］. Invest Ophthalmol Vis Sci，2005，46（11）：3965—3972.

［140］Sorsby A，Leary G A，Fraser G R. Family studies on ocular refraction and its components［J］. J Med Genet，1966，3（4）：269—273.

［141］Sorsby A，Leary G A. A longitudinal study of refraction and its components during growth［J］. Spec Rep Ser Med Res Counc（GB），1969，309：1—41.

［142］Stone R A，Lin T，Desai D，et al. Photoperiod，early postnatal eye growth，and visual deprivation［J］. Vision Res，1995，35（9）：1195—1202.

［143］Stone R A，Pardue M T，Iuvone P M，et al. Pharmacology of myopia and potential role for intrinsic retinal circadian rhythms［J］. Exper Eye Res，2013，114（1）：35—47.

［144］Stone R A，Pendrak K，Sugimoto R，et al. Local patterns of im age degradation differentially affect refraction and eye shape in chick［J］. Curr Eye Res，2006，31（1）：91—105.

［145］Stone R A，Quinn G E，Francis E L，et al. Diurnal axial length fluctuations in human eyes［J］. Invest Ophthalmol Vis Sci，2004，45（1）：63—70.

［146］Sugano M，Hiranara F. Polyunsaturated fatty acids in the food chain in Japan［J］. Am J Clin Nutr，2000，71（1 suppl）：189—196.

［147］Teasdale T W，Goldschmidt E. Myopia and its relationship to education，intelligence and height. Preliminary results from an on—going study of Danish draftees［J］. Acta Ophthalmol Suppl（1985），1988，185：41—43.

［148］Teikari J M，O'Donnell J，Kaprio J，et al. Impact of heredity in myopia［J］. Hum Hered，1991，41（3）：151—156.

［149］Terasaki H，Yamashita T，Yoshihara N，et al. Association of lifestyle and body structure to ocular axial length in Japanese elementary school children [J]. BMC Ophthalmol, 2017, 17 (1): 123.

[150] Thorne H C, Jones K H, Peters S P, et al. Daily and seasonal variations in the spectral composition of light exposure humans [J]. Chronobiol Int, 2009, 26 (5): 854−866.

[151] Tideman J W, Snabel M C, Tedja M S, et al. Association of axial length with risk of uncorrectable visual impairment for europeans with myopia [J]. JAMA Ophthalmol, 2016, 134 (12): 1355−1363.

[152] Tkatchenko T V, Shen Y, Braun R D, et al. Photopic visual input is necessary for emmetropization in mice [J]. Exp Eye Res, 2013, 115 (10): 87−95.

[153] Tse D Y, Lam C S, Guggenheim J A, et al. Simultaneous defocus integration during refractive development [J]. Invest Ophthalmol Vis Sci, 2007, 48 (12): 5352−5359.

[154] Wallman J, Gottlieb M D, Rajaram V, et al. Local retinal regions control local eye growth and myopia [J]. Science, 1987, 237 (4810): 73−77.

[155] Wallman J, Turkel J, Tratchman J. Extreme myopia produced by modest changes inearly visual experience [J]. Science, 1978, 201 (4362): 1249−1251.

[156] Wang D C, Ding X H, Liu B, et al. Longitudinal changes of axial length and height are associated and concomitant in children [J]. Invest Ophthalmol Vis Sci, 2011, 52 (11): 7949−7953.

[157] Wang Q, Zhao G, Xing S, et al. Role of bone morphogenetic proteins in form−deprivation myopia sclera [J]. Mol Vis, 2011, 17: 647−657.

[158] Weiss S, Schaeffel F. Diurnal growth rhythms in the chicken eye: relation to myopia development and retinal dopamine levels [J]. J Comp Physiol A, 1993, 172 (3): 263−270.

[159] Wiesel T N, Raviola E. Myopia and eye enlargement after neonatal lid fusion in momkeys [J]. Nature, 1977, 266 (5597): 66−68.

[160] Wildsoet C, Wallman J. Choroidal and scleral mechanisms of compensation for spectacle lenses in chicks [J]. Vision Res, 1995, 35

（9）：1175－1194.

［161］ Wojciechowski R, Congdon N, Bowie H, et al. Heritability of refractive error and familial aggregation of myopia in an elderly American population ［J］. Invest Ophthalmol Vis Sci, 2005, 46 (5): 1588－1592.

［162］ Wong T Y, Foster P J, Johnson G J, et al. The relationship between ocular dimensions and refraction with adult stature: the Tanjong Pagar Survey ［J］. Invest Ophthalmol Vis Sci, 2001, 42 (6): 1237－1242.

［163］ Wony T Y, Foster P J, Hee J, et al. Prevalence and risk factors for refractive errors in adult Chinese in Singapore ［J］. Invest Ophthalmol Vis Sci, 2000, 41 (9): 2486－2494.

［164］ Wu P C, Tsai C L, Wu H L, et al. Outdoor activity during class recess reduces myopia onset and progression in school children ［J］. Ophthalmology, 2013, 120: 1080－1085.

［165］ Xiang F, He M, Morgan I G. Annual changes in refractive errors and ocular components before and after the onset of myopia in Chinese children ［J］. Ophthalmology, 2012, 119 (7): 1478－1484.

［166］ Xiang F, He M, Morgan I G. The impact of parental myopia on myopia in Chinese children: population－based evidence ［J］. Optom Vis Sci, 2012, 89 (10): 1487－1496.

［167］ Yap M, Wu M, Liu Z M, et al. Role of heredity in the genesis of myopia ［J］. Ophthalmic Physiol Opt, 1993, 13 (3): 316－319.

［168］ Yazar S, Hewitt A W, Black L J, et al. Myopia is associated with lower vitamin D status in young adults ［J］. Invest Ophthalmol Vis Sci, 2014, 55 (7): 4552－4559.

［169］ Yip V C H, Pan C W, Lin X Y, et al. The relationship between growth spurts and myopia in Singapore children ［J］. Invest Ophthalmol Vis Sci, 2012, 53 (13): 7961－7966.

［170］ You Q S, Wu L J, Duan J L, et al. Factors associated with myopia in school children in China: The Beijing childhood eye study ［J］. PLoS One, 2012, 7 (12): e52668.

［171］ Zadnik K, Satariano W A, Mutti D O, et al. The effect of parental history of myopia on children's eye size ［J］. JAMA, 1994, 271

(17): 1323—1327.

[172] Zhang J, Hur Y M, Huang W Y, et al. Shared genetic determinants of axial length and height in children: the Guangzhou Twin Eye Study [J]. Arch Ophthalmol, 2011, 129 (1): 63—68.

[173] Zhou S, Yang L, Lu B, et al. Association between parents' attitudes and behaviors toward children's visual care and myopia risk in school—aged children [J]. Medicine, 2017, 96 (52): e9270.

[174] Zhou Z, Morgan I G, Chen Q, et al. Disordered sleep and myopia risk among Chinese children [J]. PLoS One, 2015, 10 (3): e01217963.

第三章
儿童青少年近视防控方法及政策演进

本章导语

　　当前，我国儿童青少年总体近视发病形势严峻，不仅困扰着儿童青少年的身心健康，也会制约社会发展和国防安全，已经成为一个关系国家和民族未来的大问题。完善的政策是提高国民身体活动水平、培养积极健康的生活方式的重要保障，也是促进儿童青少年体质健康提升的重要工具。儿童青少年近视防控是一个复杂的社会问题，需要加强国家政策层面的顶层设计和社会大众对政策理念的认知，动员全社会力量，综合防控儿童青少年近视，保护儿童青少年的身心健康。本章从古人的近视防控意识及方法、国内外近视防控政策等方面对儿童青少年近视防控的政策演进进行讨论，以期为儿童青少年近视防控策略提供政策参考。

第一节　古人的近视防控意识及方法

一、古人的近视防控意识

我国是一个文化积淀相当厚重、历史传承十分悠久的文明古国。古人在数千年的长期实践中形成的"天人相应观""统一整体观""永恒运动观"与"动态平衡观"，将天、地、人视为一个和谐统一的整体。《易经》指出："天行健，君子以自强不息；地势坤，君子以厚德载物。"人与自然的和谐相处是人健康的基础，人应效法天地、运动锻炼、强身健体、愉悦身心，这对于人的健康和近视防控有重要影响。

人的眼睛位居头部前方，其结构精细而又脆弱，是人体精气汇集之处，外与周围环境直接接触，内与脏腑、经络、气血密切相关。故很容易遭受体内外各种致病因素的侵害，在人体内机能失去平衡时容易引起疾病。历代学者均主张"目宜常运"，《黄帝内经·灵枢》记载："五脏六腑之精气，皆上注于目而为之精。""目者，宗脉之所聚也。""十二经脉，三百六十五络，其血气皆上于面而走空窍。其精阳气上走于目而为睛。""睛之窠为眼，骨之精为瞳子，筋之精为黑眼，血之精为络，其窠气之精为白眼，肌肉之精则为约束。""人与天地相参也，与日月相应也。""游行天地之间，视听八达之外。"指出人与自然界有很密切的关系，人们要经常运动，心胸豁达，有益健康。《黄帝内经·素问》记载："久视伤血，久卧伤气，久坐伤肉，久立伤骨，久行伤筋，是谓五劳所伤。"将七情、六淫、劳逸、饮食、起居等环境、行为与心理因素视为重要病因。提出"食饮有节，起居有常，不妄作劳"，作为养生明目手段。

春秋时期·管仲著《管子》提出，要"齐滋味而时动静"。从"天人合一"的视角，顺应四时变化、昼夜阴阳消长规律，调节饮食，安排作息，动静结合，锻炼身体，摄养精神。

战国时期·荀子著《荀子》指出："养备而动时，则天不能病。"强调人应该养成主动运动锻炼的良好行为习惯，预防疾病的发生。

东晋时期·范宁著《晋书》记载："用损读书一，减思虑二，专内视三，简外观四，旦晚起五，夜早眠六。"以此来保护眼睛，提高视力。

隋·巢元方著《诸病源候论》认为，"夫目不能远视者，由目为肝之外候，腑脏之精华，若劳伤腑脏，肝气不足，兼受风邪，使精华之气衰弱，故不能远视。"近视系"劳伤"所致。

唐·孙思邈著《备急千金要方》认为："生食五辛，接热饮食，热餐面食，饮酒不已，房室无节，极目远视，数看日月，夜视星火，夜读细书，月下看书，抄写多年，雕镂细作，博弈不休，久处烟火，泣泪过多，刺头出血过多。上十六件并是丧明之本，养性之士宜慎护焉，又有驰骋田猎，冒涉风霜，迎风追兽，日夜不息者，亦是伤目之媒也。"上述不良行为是重要的眼病病因，强调"目宜常运"。

唐·白居易《眼暗》诗中描述："早年勤倦看书苦，晚岁悲伤出泪多。眼损不知都自取，病成方悟欲如何。"对于自己的近视眼等眼病病因有较清醒的认识。

元·王好古著《此事难知》指出，"目能近视，责其有水。不能远视，责其无火，法当补心。"认为阳气不足，神光不能照远，则不能视远。

明·傅仁宇著《审视瑶函》认为："怯远症，肝经不足肾经病，光华咫尺视模糊，莫待精衰盲已定……阳气者，犹日火也，阴气者，金水也。先儒所谓金水内明而外暗，日火内暗而外明者也。然人之眼，备脏腑五行精华相资而神明，故能视，即此理之常也。"认为先天禀赋不足，也可以导致近视，并且多有肝血、肾水、心阳等单方面或多方面的不足。

清·黄庭镜著《目经大成》指出"双睛近觑是生来，不是生来却祸胎，真火不明真气弱，真阴一点亦危哉"，认识到了（高度）近视的遗传性。

清·郑观应著《中外卫生要旨》，强调中医的食疗、按摩、导引与西医的营养与运动的强身防病功能。

二、古人近视防控方法

从客观上来看，古代不存在形成近视的大环境，患近视的风险和概率都较低。从漫长的原始社会至夏商周时期，古人在残酷的环境下与大自然抗争，与猛兽拼斗，从打猎到刀耕火种，自强不息，物竞天择。

早期农耕时代是自给自足的自然经济，生产力低下，教育条件比较简陋，教师比较短缺，读书成本较高，读书人比例很低。普通百姓绝大多数主要从事农耕劳作，过着日出而作、日落而息的劳动生活，土地耕种、放牧打猎、捕鱼捞虾。另外，在野外活动，面对的是沟壑田园、青山绿水，视野比较开阔，有利于眼部肌肉的张弛。

周代以后实行的礼、乐、射、御、书、数之学，都提倡教育内容文武并重，全面发展，有利于增强人的体质和身心健康。如射术曾经长期是择士的重要标准，而习射有益于人的视力健康。古代的读书人大多家境清贫，学习环境艰苦，大部分时间只能在自然光下读书，自然光对眼睛的损害比较小。且受耕读传家处世哲学的影响，崇尚半耕半读，每天保持一定的户外劳动，也能有效预防近视。再者，由于古代科学不发达，书籍多手抄在竹简或者木椟上，甚至锦帛上。后来纸张和印刷术发明后，由于制作成本大，印刷出版的书仍是少数，大量的个人作品还是需要手抄，手抄本的字体相对较大，更易于阅读，自然近视也就少了。

科举制度是我国古代重要的选拔人才的制度，深深地影响了我国的社会、政治、经济、教育、文化发展。科举考试以科举取士，以四书五经为科举考试内容，阅读的书籍相对匮乏，阅读方式主要是背诵。古人写字多用毛笔，笔杆长，需要抬手立笔，眼、笔、字之间的距离比较远，写的字也相对大。数学也只是加减乘除等简单运算，学习进度缓慢，很少会因为过度用眼造成近视。此外，古人的生活节奏慢，交通以步行和骑马为主，步行和骑马时，眼睛东张西望、左顾右盼、眺望远景，使眼部肌肉得到张弛，缓解视疲劳，进而自然地调节视力，而且骑马的颠簸、射箭时远近交替用眼，都对眼部肌肉的张弛具有良好作用。

虽然古人患近视的概率不高，但受到遗传、职业、环境等因素的影响，一些人长期过度用眼仍可导致近视。宋代叶梦得《石林燕语》记载："欧阳文忠近视，常时读书甚艰，惟使人读而听之。在政府数年，每进文字，亦如常人，不以为异。贵人真自有相也。"欧阳修已经近视到读书都很困难，只能听书，极大地影响了生活。苏辙在《夜坐》中写道："少年读书目力耗，老怯灯光睡常早。"可见苏辙年轻的时候读书过于用功导致视力下降。杜甫在《小寒食舟中作》中写道："春水船如天上坐，老年花似雾中看。"据记载，清朝皇帝中，康熙、嘉庆、道光以及溥仪等都是近视眼。

为了改善视力，古人也做了很多的努力，想了很多防治近视、提高视力的办法。

（一）制作照明灯

白天工作学习可以在自然光下进行，夜间工作学习时则需要灯光照明，如果在非常暗的光线下工作学习，就容易导致近视的发生。我国有着悠久的使用火的历史，数万年前，人类就已经懂得使用自然之火来御寒、烧烤和照明。《周礼》记载："掌以夫遂取明火于日。"《淮南子》记载："阳燧，金也。取金盂无缘者，执日高三四丈时，以向，持燥艾承之寸余，有顷焦之，吹之则燃，得火。"《古今注》记载："阳燧，以铜为之，形如镜，向日则火生，以艾承之得火也。"有光明的地方，就有人类文明。三千多年前人类使用简单灯具承载火烛。随后，灯具从陶豆灯发展到青铜灯、陶瓷灯、珐华彩灯、LED 灯……照明所需的光源也经历了从火、油到电的发展历程。灯的使用，让人类思考和活动的时间大大加长，于是，文明在灯下慢慢起步。

（二）中药法

古人认为眼睛看字模糊是一种眼部疾病，"心躁则目浊"，所以就找大夫开药方，服用中药和采用针灸推拿进行治疗。当时的中医开的药方一般是去火除湿的口服药。孙思邈曾在所著的《千金要方》和《千金翼方》中介绍了多种恢复视力的药方。《本草纲目》中记载了多种有明目功效的药材，比如芜菁花主治"虚劳眼暗，久服长生，可夜读书"，槐实"令人可夜读书，延年益气力，大良"，苍术"明目，暖水脏"，枸杞子、决明子、菊花有滋补肝肾、清肝明目之效。《神农本草经》中也明确记载了决明子有明目的作用。《冷庐医话》中记载："余二十九岁患风火赤眼，愈后阅文攻苦，用目过早，遂至昏涩羞明，不能作字，又为眼科以赤药点之，转益增剧，于是谢去生徒，闭门静养，专服小黑豆，又每晨用明矾末擦齿，后以洗面水漱口，即将其水洗目，洗后闭目片时，俟其自干，如是半年，目乃复初，因服小黑豆勿辍，凡二十余年，迄今目光如旧，灯下可作细字，未始非此方之力，凡人至中年而目昏花，即当服此。"。

（三）热敷按摩法

《苏沈良方》记载了"外洗眼目法"："上盛热汤满器，铜器尤佳，以手掬熨眼，眼紧闭勿开，亦勿以手揉眼，但掬汤沃，汤冷即已。若有疾，一日可三四为之，无疾一日两次，沃令眼明，此最治赤眼，及睑眦痒。"中医学认为热敷具有疏通经络、宣畅气血、散瘀消肿止痛的功效；现代西医学认为热敷的主要目的是使血管扩张、促进炎症吸收、减轻疼痛、促进局部血液循环、促进瘀血的吸收消散、增加局部营养。热敷对减缓眼部不适有很大帮助，对一般人来说，亦有一定的预防效果。

（四）熨目法

熨目法有温通阳气、明目提神的作用。《黄帝内经·灵枢》记载："治厥者，必先熨调和其经，掌与腋、肘与脚、项与脊，以调之，火气已通，血脉乃行。"熨目法借火气来温通经脉、调和血气，同时也有温中散寒、回阳救逆等功效。《诸病源候论》记载："以两手相摩令热，以熨目，三行，以指抑目，左右有神光，令目明。"《圣济总录》记载"摩手熨目"，用两手掌侧立，摩掌如火，有硫黄气乃止，开目熨睛数次。

（五）运睛法

眼球转动，中医称为运睛法，有明目安神的作用，用于防治视疲劳、视力减退、视物昏花、心神不宁等。《逍遥子导引诀》载"运睛除目翳"一法："伤热、伤气、肝虚、肾虚，则眼昏生翳，日久不治，盲瞎必矣。每日睡起时，趺坐、凝息、塞兑、垂帘，将双目轮转十四次。紧闭少时，忽然大睁。行久不替，内障外翳自散。切忌色欲并书细字。"冷谦《修龄要旨》、胡文焕《类修要诀》、周履靖《夷门广牍》、高濂《遵生八笺》、龚居中《红炉点雪》等书中均有载录。口眼轻闭，运转眼球，先按顺时针方向、后按逆时针方向各轮转14次。紧闭双目片刻后，忽然大睁。然后可配合望远、眼保健推拿等法，以加强效果。

（六）闭目养神

眼睛常常被认为是心灵的窗口。中医理论认为肝开窍于目，人体五脏六腑之精气皆上注于目。人的精神情志是生命活动和精神活动的基本体现，同时又与人的脏腑功能密切相关、相互影响。《黄帝内经》把人的形体和精神看作既相互区别、又相互联系的统一整体，认为人的形体病变可以影响精神状况，精神状况又可以影响形体的病变，同时人体是与外界环境（自然、社会）紧密相连的。《黄帝内经·素问》说："天有阴阳，人有十二节；天有寒暑，人有虚实。能经天地阴阳之化者，不失四时。知十二节之理者，圣智不能欺也。"人能顺应天地四时的变化规律而养生调神，就能防止疾病发生，明达事理，身心健康。《黄帝内经·素问》认为："正气存内，邪不可干。""精神内守，病安从来。"人的精神情志活动正常，正气就能保持正常，自然也就能少受甚至不受内外邪气的侵扰。长期维持良好的精神状态，能促进人体内分泌产生更多有益的激素、酶类等，这些物质能把血液的流量、神经细胞的兴奋调节到最佳状态，从而增强人体免疫能力，促进人体祛病延年。因而，调摄精神情志、保持精神内守，是身体健康的首要任务。精神内守的关键在于"清净"，也就是保持思想的平和纯净，对身心健康关系重大。因此，古代养神修性经常把闭目养神作为一种简便易行而又行之有效的方法。常用的闭目养神、调养身心的方法有闭目静心、闭目降气、闭目行悦、闭目意驰、闭目卧思、闭目消食、闭目养气、闭目赏乐、闭目解乏、闭目释烦、闭目养阳、闭目动形、闭目强记、闭目静思、闭目神游等，通过闭目养神，排除杂念，精力集中，无思无虑，直至人静，便可达到养生安神和改善视力的功效。

（七）摇头晃脑

古人读书称诵读，也叫吟诵，声音抑扬顿挫，常以击节踏足、摇头晃脑的肢体动作丰富自己的动作和表情。另外，古代书籍中的文章大部分没有标点符号，古人读书时摇头晃脑、用肢体摆动节奏，也便于断句和记忆。因此，摇头晃脑诵读吟咏成为古人读书的基本方法和习惯。颈动脉是向脑部供血的管道，摇头晃脑相当于"眼保健操"，可使这些组织得到活动，增加脑部的供血、减少颈动脉血管脂肪沉积、改善局部血液循环、缓解局部肌肉痉挛、加强颈部肌肉的力量，对预防颈椎病、促进血液循环、缓解眼睛疲劳和提高记忆力有很大的帮助。

常用的摇头晃脑方式：头写"米"字、头部旋转运动、"翘首望月"、挺胸抬头、左顾右盼等。这些运动可放松颈部肌群、促进血液循环、加快颈动脉向大脑供血、增加脑部的供血、缓解颈肌痉挛使其弹性得到恢复、解除椎动脉的卡压，使脑干得到营养、支配眼部肌群的神经中枢恢复正常的生理功能，从而使眼球支持肌得到正常的营养代谢，沉积于眼球周围的渗出物得到吸收，眼轴自然回缩，视力得到改善及恢复；有助于预防高血压、颈椎病；同时有助于延缓大脑衰老、提高记忆力。

（八）户外活动

多巴胺作为视网膜上光调节释放的神经递质，可能参与了形觉剥夺性近视中视网膜成像质量改变、巩膜沿眼轴方向伸长的病理改变过程，能抑制近视的发生、发展。一方面，光照越强，多巴胺释放量越多，而多巴胺浓度与近视的发生风险存在一定的相关关系。另一方面，高强度光照可使瞳孔缩小、景深增加，也能起到抑制近视的作用。因此，增加户外活动时间、充分接触阳光可以有效地保护视力，也是最简单的预防近视方式。古人的户外活动内容丰富多彩，除了春耕、夏耘、秋收、冬藏等传统的农事活动，还包括元宵观灯、郊游踏青、采摘百草、荡秋千、垂钓赏花、放风筝、博棋弈、饮酒作诗、清明扫墓、祭祀祖先、远足野炊、登高望远、观山川风光、游名胜古迹、赏绿树红花等。我国古代的户外活动一般可以分为三大类：从远古的生产劳动和战争中发展形成的活动，如骑射、御术、马术、射箭、狩猎、冰嬉、拔河、角抵等；从宗教祭祀与民俗活动中转化形成的项目，如舞龙舞狮、龙舟竞渡、荡秋千、登高等；游戏娱乐的球类运动，如蹴鞠、击鞠、捶丸等。尽管来源和形式不同，但这些户外活动无论是形式、技法均有着鲜明的东方文化特征，以一种文化形态的方式独立存在，并被赋予了游戏、竞技、健身和教育的功能。

（九）佩戴眼镜

眼镜是主要由透镜镜片和镜架组成的光学器件，戴在眼睛前方，以改善视力、保护眼睛或用于装饰。眼镜作为最普遍、最简单安全有效的视力缺陷矫正设备，可矫正多种视力问题，包括近视、远视、散光、老花眼或斜视等。

第二节　我国近视防控相关政策

新中国成立以来，为解决儿童青少年近视的问题，我国政府颁布了一系列的近视防控政策文本，数量庞大、种类繁多，既有各个时期的法律条令、领导人讲话，又有规程、通知、指示、全国爱眼日等各种宣传活动、指导意见、实施意见等。本书对国家颁布的部分近视防控政策进行梳理，以期探究近视防控政策的变迁走向和发展规律。

一、学校保健政策

学校卫生工作源于 18 世纪的欧洲，我国学校卫生工作始于 20 世纪初。1929 年 2 月，相关部门联合成立了学校卫生委员会，同年颁布的《学校学生健康检查规则》是我国较早的学校卫生政策法规性文件之一。

学校保健工作对保护和促进学生身心健康的成长，培养德、智、体全面发展的人才具有重要意义，是学校卫生工作的重要组成部分，也是办好学校教育事业一个不可缺少的内容，对于儿童青少年近视防控也十分重要。

1951 年 8 月，中央人民政府政务院印发的《关于改善各级学校学生健康状况的决定》要求，各级人民政府教育行政部门，应将学校保健工作，作为对学校考绩的主要项目之一，并按成绩优劣，及时予以表扬、奖励或指责。各级学校、各级人民政府教育行政部门，于学期结束时，应将学生健康状况及处理经过向上级作专题报告。

1954 年，教育部、卫生部颁布了《关于开展学校保健工作的联合通知》《关于在中等以上学校中开展群众性体育运动的联合指示》《关于高中三年级建立学生健康记录卡片制度的通知》等促进青少年体质健康政策，涉及"学校保健""广播体操""劳卫制""健康记录卡"等多个方面内容。

1958 年 3 月，教育部、卫生部印发的《关于进一步加强学校保健工作领导的联合指示》提出，加强领导，明确职责；保障学生健康是教育和卫生部门的一项重要职责；把学校保健工作纳入工作计划，指定人员专管或兼管，经常督促检查；贯彻预防为主的原则，采取积极措施，改善学校的卫生不良状况。

2009 年 12 月，卫生部办公厅印发的《全国儿童保健工作规范（试行）》内容包括新生儿访视、儿童健康检查、儿童喂养与营养指导、儿童营养性疾病管理、儿童眼及视力保健、儿童耳及听力保健、儿童口腔保健和儿童心理保健共 8 个方面，以进一步规范相关领域儿童保健服务的内容、方法、流程和考核评估，提高儿童健康水平。

2021 年 8 月，教育部等五部门联合印发了《关于全面加强和改进新时代学校卫生与健康教育工作的意见》。该意见指出要坚持健康第一，教育学生树牢"每个人是自己健康第一责任人"理念，提出了提升学生健康素养、明确健康教育内容、落实课程课时要求等 8 个方面举措，进一步明确了健康教育教学的重点内容和改革方向。该意见中提出：健全疾病预防体系。预防、控制学生近视、肥胖、脊柱弯曲异常等发生、发展，定期对学生课桌椅高度进行个性化调整。

"十三五"时期，国家卫生健康委员会会同相关部门印发了《关于加强儿童医疗卫生服务改革与发展的意见》，推动儿科医疗资源扩容下沉和区域均衡布局。进入"十四五"时期，党中央、国务院出台了《中国儿童发展纲要（2021—2030 年）》《关于进一步完善医疗卫生服务体系的意见》等文件，党的二十大报告要求完善人民健康促进政策，对完善儿童医疗卫生服务体系、保障儿童健康提出了新要求。为贯彻落实党中央、国务院决策部署，促进儿科优质医疗资源扩容和区域均衡布局，推动儿科医疗卫生服务高质量发展，2024 年 1 月，国家卫生健康委员会会同相关部门出台了《关于推进儿童医疗卫生服务高质量发展的意见》。该意见提出："针对儿童青少年近视、肥胖、脊柱侧弯等，积极运用中医药适宜技术进行干预。"同时该意见将近视率（％）（本辖区儿童近视人数/本辖区儿童人口数×100％）作为儿童医疗卫生服务高质量发展主要指标。

二、学生常见病防控政策

学生常见病是影响学生身体健康和生长发育的重要因素，通过开展学生常见病和健康影响因素监测，掌握不同年龄段学生视力不良、肥胖等主要常见病情况和影响健康的主要因素，采取针对性健康干预措施，有效预防控制学生常见病的发生，保障学生身心健康。

1951 年 8 月 6 日，中央人民政府政务院印发的《关于改善各级学校学生健康状况的决定》指出，学生常见病预防控制是学校卫生工作的重要内容之一。

1990 年 6 月 4 日，国家教育委员会、卫生部联合印发的《学校卫生工作条例》要求，加强对传染病、学生常见病的预防和治疗，依法进行免疫预防接种。

1992 年，卫生部、国家教育委员会联合印发的《全国中小学生常见病综合防治法》（1992—2000 年）确定视力不良、沙眼、龋齿、肠道蠕虫感染、贫血、营养不良等六病为重点防治的学生常见病。

1992 年 9 月 7 日，国家教育委员会、国家体育运动委员会、卫生部、国家民委、国家科委联合印发的《关于进一步加强学校体育卫生工作，提高学生体质健康水平的意见》提出，要狠抓近视眼、肠道寄生虫病等学生常见病防治方案的贯彻落实。

1999 年 9 月 24 日，教育部、卫生部、国家医药管理总局联合印发的《关于进一步加强学生常见病防治工作管理的通知》强调学生常见病的群体防治工作。提出学生常见病防治工作应当纳入地方政府疾病防治的统一规划，并统一管理和实施。教育行政部门要加强对学校组织工作的管理，卫生行政部门要加强整个实施过程的监督指导，各级各类学校必须严格按照国家的有关法规、要求，开展学生常见病防治工作。对不按国家法规、要求，造成不良后果或事故者，要依法追究违纪、违规者的责任。

2000 年 11 月 16 日，卫生部、教育部印发的《关于印发全国学生常见病综合防治终期考评方案的通知》强调，对各地学生常见病综合防治进展情况进行评估和考核，为各级政府制定防病规划与决策提供科学依据。

2007 年 5 月 7 日，中共中央、国务院印发的《关于加强青少年体育增强青少年体质的意见》提出，通过 5 年左右的时间，使我国青少年普遍达到国家体质健康的基本要求，耐力、力量、速度等体能素质明显提高，营养不良、肥胖和近视的发生率明显下降。

2009 年 3 月 19 日，教育部办公厅、卫生部办公厅印发的《关于进一步加强和规范学生健康服务工作管理的通知》要求，加强和规范学生常见病、地方病等疾病群体防治工作。学生常见病等疾病的群体防治工作应当纳入地方政府疾病防治规划，统一管理和实施。

2017 年 01 月 10 日，国务院下发的《关于印发"十三五"卫生与健康规划的通知》要求，开展学生健康危害因素监测与评价，加强学生近视、龋齿、肥胖等常见病防治工作。

2019 年 3 月 27 日，国家卫生健康委员会印发的《2019 年全国学生常见病和健康影响因素监测与干预工作方案》部署近视、肥胖等儿童青少年主要常见病监测工作。提出建立"学生—家庭—学校—医疗"四位一体防治模式，医防结合，延缓疾病发展趋势，降低危害。

三、健康教育政策

健康是儿童青少年全面发展的基础。健康教育是以传播健康知识、建立卫生行为、改善环境为核心内容的教育，是向学生进行有计划、有组织、有系统的健康教育活动的重要途径。因此，加强学校健康教育、提升学生健康素养，是贯彻落实党的教育方针、全面实施素质教育、促进学生全面发展、加快推进教育现代化的必然要求。

1963 年 3 月 23 日，中国共产党中央委员会印发的《全日制中学暂行工作条例》（中学 50 条）和《全日制小学暂行工作条例》（小学 40 条）要求，全日制中小学要经常对学生进行卫生常识教育，从德、智、体三方面规定了学生的培养目标。

1992 年 9 月 1 日，国家教育委员会、卫生部、全国爱卫会联合下发的《中小学生健康教育基本要求（试行）》，以及 1993 年 1 月 18 日，国家教育委员会下发的《大学生健康教育基本要求（试行）》分别对不同学龄段的健康教育内容进行了规定，国家教委正式将健康教育课列入教学大纲。

2005 年 1 月 12 日，卫生部印发的《全国健康教育与健康促进工作规划纲要（2005—2010 年）》提出，开设健康教育课，开展多种形式的健康教育活动。

2008 年 12 月 1 日，教育部印发了《中小学健康教育指导纲要》。该纲要进一步明确了健康教育指导思想、目标、基本原则、基本内容、实施途径及保障机制，提出了中小学健康教育内容包括健康行为与生活方式、疾病预防、心理健康、生长发育与青春期保健、安全应急与避险 5 个领域。

2009 年 3 月 17 日，中共中央、国务院印发了《关于深化医药卫生体制改革的意见》。该意见指出，加强健康促进与教育。医疗卫生机构及机关、学校、社区、企业等要大力开展健康教育，充分利用各种媒体，加强健康、医药卫生知识的传播，倡导健康文明的生活方式，促进公众合理营养，提高群众的健康意识和自我保健能力。

2010 年 7 月 29 日，中共中央、国务院印发的《国家中长期教育改革和发展规划纲要（2010—2020 年）》强调了学校教育增强学生的"健康素质"的必要性。

2016 年 11 月 18 日，国家卫生和计划生育委员会、中宣部、教育部、国家中医药局等 10 个部门联合下发了《关于加强健康促进与教育工作的指导意见》。该意见提出，"把健康融入所有政策"，创造健康的支持环境，培养自主自律的健康行为，营造健康社会氛围，加强健康促进与教育体系建设。强调将健康教育纳入国民教育体系，把健康教育作为所有教育阶段素质教育的重要内容。以中小学为重点，建立学校健康教育推进机制。

2017 年 1 月 10 日，国务院下发了《关于印发"十三五"卫生与健康规划的通知》。该通知要求，深入开展全民健康教育和健康促进活动；加强健康教育能力建设，推进医疗机构开展健康教育和健康促进工作。

2019 年 12 月 28 日，第十三届全国人民代表大会常务委员会第十五次会议通过了《中华人民共和国基本医疗卫生与健康促进法》。该法规设立"健康促进"专章，提出个人、政府、社会的健康防病责任。其中，国民健康教育制度提上日程，包括将健康教育纳入国民教育体系、建立健康知识和技能核心发布制度等。

2024 年 6 月，为全面系统提升全民健康素养，进一步推动卫生健康工作从"以治病为中心"向"以健康为中心"转变，国家卫生健康委、国家中医药局、国家疾控局决定联合开展"全民健康素养提升三年行动"，发布《关于开展全民健康素养提升三年行动（2024－2027 年）的通知》。该通知指出，措施之一为：围绕婴幼儿、儿童青少年、老年人、孕产妇及职业人群等重点人群，聚焦近视防控、心理健康、合理膳食、科学运动、传染病防控、"减盐、减油、减糖、健康口腔、健康体重、健康骨骼"（简称"三减三健"）、健康孕育等重点主题，不断创新健康科普的理念、视角、模式，向社会发布一批科学权威、通俗易懂的健康科普作品。

四、减轻学生过重负担政策

1951 年 8 月 6 日，中央人民政府政务院印发了《关于改善各级学校学生健康状况的决定》。该决定规定了每日上课、自习时间：高等学校及高级中等学校不得超过 9 小时；初级中等学校不得超过 8 小时；小学高年级不得超过 6 小时。每日睡眠时间：高等学校 8 小时；中等学校 9 小时；小学 10 小时。夏季酌量增加午睡时间。学生每日体育、娱乐活动或生产劳动时间以 1.0～1.5 小时为原则（除体育课、晨操或课间活动外）。

1955 年 7 月 1 日，教育部发出了《教育部关于减轻中、小学生过重负担的指示》。该指示提出解决学生负担过重的基本办法，具体包括掌握教材分量和授课进度，减轻过重的课外作业，加强平时成绩考查，改进考试制度，改进课外活动，保证学生的睡眠和休息时间等。9 月 2 日，教育部又颁布了《关于小学课外活动的规定的通知》。该通知规定了课外活动的内容时间和实施细则，引导和促进了课外活动的开展。

1960 年 5 月 15 日，中共中央、国务院印发了《关于保证学生、教师身体健康和劳逸结合问题的指示》。该指示指出，要求学生每天的学习时间（包括自习和劳动时间在内），高校不得超过 9 小时，中等学校不得超过 8 小时。

1960 年 12 月 21 日，国务院印发了《关于保证学生、教师身体健康和劳逸结合的紧急通知》。该通知再次重申要减轻工作、学习负担，增加睡眠和休息时间。

1964 年 5 月 4 日，中共中央、国务院批转了教育部《关于克服中小学生负担过重现象和提高教学质量的报告》，该报告提出要坚决减少考试和测验的科目和次数。在课业负担减轻以后，适当开展学生课外科技、文娱、体育活动和课外阅读的组织和指导。8 月 19 日，国务院批转了教育部、国家体育运动委员会、卫生部《关于中小学健康状况和改进学校体育工作的报告》，提出要上好体育课，坚持认真做早操或课间操，广泛开展学生的课外体育活动。

1964 年 7 月 14 日，教育部下达《关于调整和精简中小学生课程的通知》。该通知指出，需要对目前中小学课程门类过多的状况加以改革。适当减少课程门类，能集中一年学完的就不学两年。适当减少每周上课总时数，使学生有较多的课外活动时间。

1979 年 12 月 6 日，教育部、卫生部公布了《中小学卫生工作暂行规定（草案）》。该规定提出，要根据学生年龄特点，合理安排学生的作息时间和教学进度，防止负担过重。学生每日学习时间（包括自习）与课外活动：小学不超过 6 小时，中学不超过 7 小时。学生每日睡眠时间应保证：小学生 10 小时，中学生 9 小时。

1983 年 12 月 31 日，教育部印发《关于全日制普通中学全面贯彻党的教育方针，纠正片面追求升学率倾向的十项规定》。该规定提出，要求减轻学生过重的课业负担，初中未经县、高中未经地区以上教育部门批准，不得随意增加课时，或提前结束课程。课外作业量由教导处负责统一协调，均衡布置，应控制在初中每天一个半小时，高中每天两个小时之内。同时要保证学生的睡眠、休息和课外体育、文娱、科技活动时间。

1988 年 5 月 11 日，国家教育委员会印发了《关于减轻小学生课业负担过重的若干规定》。该规定提出，学生课业负担过重是当前许多小学存在的一个突出问题。要求各科教学要严格按照教学大纲进行，不得任意增加教学内容，额外提高教学要求。要按照教学计划的规定量布置课外作业。要保证教学计划规定的体育、文娱、科技、劳动和各种集体教育活动的时间。要保证学生课间、课后、节假日和寒暑假的休息时间。

1993 年 3 月 24 日，国家教育委员会印发了《关于减轻义务教育阶段学生过重课业负担、全面提高教育质量的指示》。该指示规定小学一年级一般不留书面家庭作业，二、三年级每日课外作业量不超过 30 分钟，四年级不超过 45 分钟，五、六年级不超过 1 小时，初中各年级不超过 1.5 小时。要使学生每天有 1 小时体育活动。

1994 年 11 月 10 日，国家教育委员会印发了《关于全面贯彻教育方针，减轻中小学过重课业负担的意见》。该意见要求必须克服长期形成的"应试教育"模式，纠正片面追求升学率的倾向，全面贯彻教育方针，面向全体学生，全面提高学生的思想道德、文化科学、劳动技能和身心素质，促进儿童少年健康成长。

1995 年 2 月 9 日，国家教育委员会、中国科协发出《关于停办各级各类学科奥林匹克学校（班）的紧急通知》。该通知指出，要求坚决停办各级各类教育行政部门、教研部门、学会、协会、社会有关方面及学校开办的各学科奥林匹克学校（班）和"提高班""超常班""培训班"。

1998 年 2 月 6 日，国家教育委员会印发了《关于推进素质教育调整中小学教育教学内容、加强教学过程管理的意见》。该意见要求，对中小学部分教育教学内容和教学要求的进行调整，要保证大多数学校在规定的授课时间内能较好地完成教学任务。

2000年1月3日，国家教育部发出了《关于在小学减轻学生过重负担的紧急通知》。该通知首次提出，小学生学业评价取消百分制；禁止任何部门团体违规举办小学生竞赛活动；同时要求在已经普及九年义务教育地区坚决落实小学免试升初中的规定。强调任何初中入学、招生不得举行或变相举行选拔性的书面考试。

2004年6月11日，教育部提出了对学生"减负"的"五坚持五不准"要求。坚持正确的政绩观和科学的评价观，不准把升学率作为衡量学校办学水平的唯一指标；坚持义务教育阶段公办学校一律实行免试就近入学，不准小学、初中招生举行选拔考试；坚持认真执行国家课程计划，不准随意增减课程门类、难度和课时；坚持开展丰富多彩的课外活动，不准占用学生休息时间组织集体补课；坚持全面评价学生的发展，不准按考试成绩排队。

2007年4月28日，教育部印发了《教育部办公厅关于不受理义务教育阶段学生参加英语等级考试的通知》。该通知指出，要求各地教育行政部门和学校不得以各种竞赛成绩和全国英语等级考试等各种英语考试成绩作为招生依据。

2010年7月29日，中共中央、国务院印发了《国家中长期教育改革和发展规划纲要》（2010—2020年）。该纲要提出，学校要把减负落实到教育教学各个环节，调整教材内容，科学设计课程难度。改革考试评价制度和学校考核办法，不得以升学率对地区和学校进行排名，不得下达升学指标。建立学生课业负担监测和公告制度，各种等级考试和竞赛成绩不得作为义务教育阶段入学与升学的依据。

2013年、2014年，教育部办公厅连续下发《关于开展义务教育阶段学校"减负万里行"活动的通知》《关于开展义务教育阶段学校"减负万里行·第2季"活动的通知》，在全国范围内开展义务教育阶段学校"减负万里行"活动。

2013年8月22日，教育部出台了《小学生减负十条规定》征求意见稿，对入学、课程、作业、考试、评价方式、学科辅导书籍、锻炼时间等进行了具体的说明。如，严格实行免试就近入学；均衡编班；小学一年级新生入学后，严格按照课程标准从"零起点"开展教学；小学不留书面式家庭作业；一至三年级不举行任何形式的统一考试。招生不依据任何证书和考级证明，小学不留书面式家庭作业，全面取消百分制，实行"等级加评语"的评价，确保学生每天锻炼 1 小时。特别提出严禁违规补课、公办学校和教师不得组织或参与举办"占坑班"及校外文化课补习。

2018 年 2 月 13 日，教育部、民政部、人社部、工商总局四部门办公厅联合印发了《关于切实减轻中小学生课外负担开展校外培训机构专项治理行动的通知》。该通知要求，坚决治理一些校外培训机构存在的"安全隐患、无证无照、应试倾向、超纲教学"等人民群众反映强烈的六类突出问题，依法维护学生权益，坚决治理违背教育规律和青少年成长规律的行为，加快解决人民群众反映强烈的中小学生过重课外负担问题，确保中小学生健康成长全面发展。

2018 年 12 月 28 日，教育部、国家发展和改革委员会、公安部、民政部、财政部、人力资源社会保障部、市场监管总局、广电总局、全国妇联等九部门印发了《关于印发中小学生减负措施的通知》（减负三十条）。该通知要求，规范学校办学行为，严格校外培训机构管理，家庭教育监护责任，强化政府管理监督，切实减轻违背教育教学规律、有损中小学生身心健康的过重学业负担。

2019 年 6 月 19 日，国务院办公厅印发《关于新时代推进普通高中育人方式改革的指导意见》。该意见指出，到 2022 年，德智体美劳全面培养体系进一步完善，立德树人落实机制进一步健全。强调要树立正确政绩观和科学教育质量观，坚决扭转片面应试教育倾向，完善对学校和教师的考核激励办法，严禁给学校下达升学指标或单纯以升学率评价及奖惩学校和教师。

2021 年 9 月 2 日，国家发展和改革委员会、教育部、市场监管总局联合印发了《关于加强义务教育阶段学科类校外培训收费监管的通知》。该通知要求，明确义务教育阶段线上和线下学科类校外培训收费属于非营利性机构收费，依法实行政府指导价管理，由政府制定基准收费标准和浮动幅度，并按程序纳入地方定价目录。

五、电子产品管控政策

随着智能产品的广泛普及和应用，电子产品已成为人们日常生活中不可缺少的物品，教育信息化使学生的学习方式、学习内容发生了改变，对电子产品的过量或过度使用，无形中使学生对电子产品产生了依赖心理，严重影响了儿童青少年的正常学习、生活和身体健康，导致近视率呈上升趋势。因此，管控电子产品使用是防控儿童青少年近视的重要工作之一。

2018 年 8 月 30 日，教育部、国家卫生健康委员会、国家体育总局、财政部、人力资源和社会保障部、国家市场监督管理总局、国家新闻出版署、国家广播电视总局等八部门联合下发了《综合防控儿童青少年近视实施方案》。该方案针对电子产品使用做出限制性规定。具体包括：严禁学生将个人手机、平板电脑等电子产品带入课堂，带入学校的要进行统一保管；学校教学不依赖电子产品，使用电子产品开展教学时长原则上不超过教学总时长的30%；布置作业不依赖电子产品，原则上采用纸质作业；教育部将会同有关部门，每年对电子产品等达标情况开展全覆盖专项检查。

2018年9月25日，国家卫生健康委员会印发了《中国青少年健康教育核心信息及释义（2018版）》。该释义强调青少年应控制电子产品使用，非学习目的的使用单次不宜超过15分钟，每天累计不宜超过1小时。

2019年7月15日，国务院印发了《关于实施健康中国行动的意见》。该意见重申了对电子产品使用做出限制性规定。

2021年1月15日，教育部办公厅发出了《关于加强中小学生手机管理工作的通知》。该通知要求中小学生原则上不得将个人手机带入校园，学校要将手机管理纳入学校日常管理，不得使用手机布置作业或要求学生利用手机完成作业，家校协同，全面落实到位，促进学生健康成长。

六、学校体育锻炼政策

体育是社会发展与人类文明进步的一个标志。强化学校体育锻炼是实施素质教育、促进学生全面发展的重要途径，对于促进教育现代化、建设健康中国和人力资源强国、实现中华民族伟大复兴的中国梦具有重要意义。加强体育锻炼对防控近视发生、发展具有重要作用。

1950年8月，国家教育部颁布了《小学体育课程暂行标准（草案）》和《中学体育课程暂行标准（草案）》。该草案提出，体育课程教学目标是"培养学生的健康技能和健美体格，以满足社会主义新中国建设的需要"；教学内容是"整队和步伐、体操、舞蹈、游戏、技巧、球类运动、田径赛等"；教学要点包括"教材编写、教学方法以及教学设备"。

1951年8月6日，中央人民政府政务院印发了《关于改善各级学校学生健康状况的决定》。该决定要求，切实改进体育教学，尽可能地充实体育娱乐的设备，加强学生体格的锻炼。除晨操及课间活动外，应组织学生普遍参加体育运动及娱乐活动，活动方式应多种多样，以适应学生不同的年龄、性别和身体状况。同年，教育部制定了《小学教育规程》《中学暂行规程》和相应的《教学工作计划》，以法规的形式确定体育是中小学必修课程之一，每周2课时，教学内容既有身体锻炼，又有体育卫生知识的讲授。

1952年，教育部、国家体委联合发布了《学校体育工作暂行规定》。该规定明确要求教育部直属高等学校、全日制中学、小学每周至少要保证2次课外体育活动。同年，教育部设置体育处。

1956年3月和6月，教育部分别颁发了《小学体育教学大纲（草案）》和《中学体育教学大纲（草案）》。该草案明确了体育课程的重要地位和目的，提出了体育教学内容的选编原则，规定了体育教学的成绩考核标准，使中小学校体育教学有了统一的规范要求。同年，高等教育部亦制订了《高等学校普通体育课教学大纲》。

1961年，教育部制定了《小学体育教材》和《中学体育教材》。这两本教材提出了"增强学生体质"的指导思想，包括身体的正常发育，身体机能、基本活动能力和身体素质的全面发展，以及身体对自然环境的适应能力。凸显了体育课程目标对学生基本身体素质和运动技能（"双基"）的重视。

1964年8月19日，国务院批转教育部、国家体委、卫生部《关于中、小学学生健康状况和改进学校体育、卫生工作的报告》，其中特别要求学校体育应面向广大学生，首先是上好每周两节课（两课），同时坚持做早操和课间操（两操），安排好每周两次课外体育活动（两活动）。

1978年4月14日，教育部、国家体委、卫生部联合印发了《关于加强学校体育、卫生工作的通知》。该通知指出，中小学要认真做好早操、课间操和眼保健操；课外体育活动，每周最少有两节列入课表；每天平均保证1小时有组织、有领导、有计划的体育锻炼。

1979年10月5日，教育部、国家体委印发了《中、小学体育工作暂行规定》（试行草案）。该规定提出，体育课是中、小学生的必修课程，应作为决定学生升留级的学科之一。要按照教学计划、体育教学大纲进行教学，每学期要保证有十六至十八周（32~36节）体育课教学时间。

1982年6月12日，教育部下发了《关于保证中、小学生每天有1小时体育活动的通知》。该通知提出，必须保证中、小学生每天有1小时的体育活动。每天坚持做眼保健操和课间操（或早操）；每周上好两节体育课；没有体育课的当天，安排一次课外体育活动。

1986年11月11日，国家教委、国家体委印发了《关于开展学校业余体育训练，努力提高运动技术水平的规划（1986—2000年）》。该规划中确定了课余体育训练的指导思想、主要任务和目标以及10项政策和措施。

1990年3月12日，国家教委、国家体委印发了《学校体育工作条例》。

该条例规定，体育课是学生毕业、升学考试科目。要求学校应当根据教育行政部门的规定，组织实施体育课教学活动。从法规的角度进一步确立了学校体育的重要性。

1992年9月7日，国家教育委员会、国家体委、卫生部、国家民委、国家科委印发了《关于进一步加强学校体育卫生工作，提高学生体质健康水平的意见》。该意见规定，要认真上好体育课，积极实施学生体育合格标准，保证每天1小时体育锻炼时间，在全面增强学生身体素质的基础上，有针对性地加强耐力练习，在体育教学、考核及考试中适当增加耐力项目。

1993年2月13日，中共中央、国务院制定了《中国教育改革和发展纲要》。该纲要提出，进一步加强和改进学校体育卫生工作，动员社会各方面和家长关心学生的体质和健康。

1995年6月20日，国务院颁布了《全民健身计划纲要》。该纲要指出，全民健身计划以全国人民为实施对象，以青少年和儿童为重点。到2010年的奋斗目标是：努力实现体育与国民经济和社会事业的协调发展，全面提高中华民族的体质与健康水平，基本建成具有中国特色的全民健身体系。在此基础上，国务院先后于2010年2月、2011年3月、2016年6月和2021年7月颁布了《全民健身计划纲要（2001—2010年）》《全民健身计划（2011—2015年）》《全民健身计划（2016—2020年）》《全民健身计划（2021—2025年）》四个连续性的文件，以保证全民健身工作的持续而不断地开展下去。

1997年11月6日，国家教委印发了《初中毕业生升学体育考试工作实施方案的通知》。该通知指出，体育考试是全面贯彻党的教育方针、加强学校体育的重要举措。

1999年6月13日，中共中央、国务院作出《关于深化教育改革全面推进素质教育的决定》。该决定提出，全面推进素质教育，学校教育要树立健康第一的指导思想，切实加强体育工作，确保学生体育课程和课外体育活动时间，不准挤占体育活动时间和场所。

2000年12月，国家教委颁布了《九年义务教育全日制小学体育与健康教学大纲（试用修订版）》《九年义务教育全日制初级中学体育与健康教学大纲（试用修订版）》《全日制高级中学体育与健康教学大纲（试用修订版）》。大纲提出，学校体育与健康教学以育人为宗旨，与德育、智育和美育相配合，促使青少年身心的全面发展，为培养社会主义的建设者和接班人奠定良好的基础。

2004年11月8日，教育部下发了《关于保证中小学体育课课时的通知》。该通知提出，明确小学体育和初中体育与健康课的周课时要求，确保开足体育课。1~2年级体育课相当于每周4课时，3~6年级体育课和7~9年级体育与健康课相当于每周3课时。

2005年8月19日，教育部下发了《关于落实保证中小学生每天体育活动时间的意见》。该意见要求，保证中小学生每天1小时体育活动。一是开齐并上好体育课。小学一、二年级每周为4课时，小学三至六年级和初中每周为3课时，高中每周为2课时。二是保证课外体育活动时间。凡没有体育课的当天，学校要组织学生参加1小时课外体育活动，课外体育活动时间应排进课表，形成制度。三是实行大课间体育活动制度。在课间操的基础上，延长活动时间，形成25~30分钟大课间体育活动。

2007年5月7日，中共中央、国务院印发的《关于加强青少年体育增强青少年体质的意见》。该意见提出，将"健康第一"作为学校体育工作指导思想，高度重视青少年体育工作，加强青少年体育、增强青少年体质。

2009年8月30日，国务院公布了《全民健身条例》。该条例指出，学校组织实施体育课教学，开展广播体操、眼保健操等体育活动，指导学生的体育锻炼，提高学生的身体素质。

2010年7月29日，中共中央、国务院印发了《国家中长期教育改革和发展规划纲要》（2010—2020年）提出，促进德育、智育、体育、美育有机融合，提高学生综合素质，使学生成为德智体美全面发展的社会主义建设者和接班人。

2011年7月8日，教育部印发了《切实保证中小学生每天一小时校园体育活动的规定》。该规定要求，中小学校要认真执行国家课程标准，保质保量上好体育课，其中小学一、二年级每周4课时，小学三至六年级和初中每周3课时，高中每周2课时；没有体育课的当天，学校必须在下午课后组织学生进行1小时集体体育锻炼；每天上午统一安排25~30分钟的大课间体育活动。

2012年10月22日，国务院办公厅转发教育部等部门《关于进一步加强学校体育工作若干意见的通知》。该通知要求，实施好体育课程和课外体育活动。各地要规范办学行为，减轻学生课业负担，切实保证中小学生每天1小时校园体育活动，严禁挤占体育课和学生校园体育活动时间。

2013年11月9日，中共十八届三中全会通过了《中共中央关于全面深化改革若干重大问题的决定》。该决定提出，对全面深化改革进行战略部署。特别提出"强化体育课和课外锻炼，促进青少年身心健康、体魄强健"，把青少年的健康成长上升为国家战略，指出了学校体育工作今后发展的目标和方向。

2016年10月25日，中共中央、国务院颁布了《"健康中国2030"规划纲要》。该纲要提出，实施青少年体育活动促进计划，培育青少年体育爱好，基本实现青少年熟练掌握1项以上体育运动技能，确保学生校内每天体育活动时间不少于1小时。到2030年，学校体育场地设施与器材配置达标率达到100%，青少年学生每周参与体育活动达到中等强度3次以上，国家学生体质健康标准达标优秀率25%以上。

2017年1月19日，国务院印发了《国务院关于印发国家教育事业发展"十三五"规划的通知》。该通知要求，广泛开展课外体育锻炼活动，大力培养学生运动兴趣、运动技能、运动习惯，基本实现学生熟练掌握一项以上运动技能的目标。

2019年6月23日，中共中央、国务院印发了《关于深化教育教学改革全面提高义务教育质量的意见》。该意见提出坚持健康第一，实施学校体育固本行动。开齐开足体育课，将体育科目纳入高中阶段学校考试招生录取计分科目。

2019年7月15日，国务院印发了《国务院关于实施健康中国行动的意见》。该意见提出，要围绕健康中国建设主要目标任务要求，建立相对稳定的考核指标框架。框架中特别提到中小学生每天校内体育活动的时间不得少于1小时。同日，国务院办公厅下发《关于印发健康中国行动组织实施和考核方案的通知》，设立了对主要任务目标的具体考核要求，包括符合要求的中小学体育与健康课程开课率达到100%，国家学生体质健康标准达标优良率超过50%，中小学生每天校内体育活动不得少于1小时。

2019年8月10日，国务院办公厅印发了《国务院办公厅关于印发体育强国建设纲要的通知》。该通知提出，到2050年，全面建成社会主义现代化体育强国，人民身体素养和健康水平、体育综合实力和国际影响力居于世界前列。强调将促进青少年提高身体素养和养成健康生活方式作为学校体育教育的重要内容，把学生体质健康水平纳入政府、教育行政部门、学校的考核体系，全面实施青少年体育活动促进计划。

2020年1月2日，体育总局办公厅印发了《2020年全国体育政策法规规划工作要点》。该要点提出，编制《体育发展"十四五"规划》，指导开展体育改革、体育法治、全民健身、竞技体育、青少年体育、体育产业、体育人才、体育对外交往、体育科教、体育文化与体育宣传、冰雪及"三大球"运动等重点领域专项规划的编制。

七、保护学生视力政策

儿童青少年近视问题一直备受社会广泛关注，严重影响孩子们的身心健康。政府相继出台多项政策，发动全社会行动起来，共同呵护孩子的眼睛。

1960 年 1 月 4 日，教育部、卫生部联合印发了《关于保护学生视力的通知》。该通知要求，大力开展保护视力的宣传、教育工作；积极设法改善学校的物资设备；定期检查学生视力情况，发现病变、及时矫正；教科书要尽可能用洁白的纸张，印刷要力求清楚。还要求学校合理安排学生作息时间，改进伙食，积极进行卫生教育和体育锻炼，增强学生的体质。

1960 年 10 月 22 日，教育部、卫生部下发了《关于进一步加强学校伙食管理和保护学生视力的通知》。该通知要求，对学校伙食管理提出严格规定，确保学校师生用餐安全。特别提出要注意加强保护视力的宣传教育工作，以引起学校领导、教职员、学生、家长和各方面的关注。

1964 年 9 月 9 日，教育部、卫生部、建筑工程部、体育运动委员会、共青团中央、全国妇联、中国人民保卫儿童全国委员会联合印发了《关于试行中小学保护学生视力暂行办法（草案）》。该通知要求，学校应把保护学生视力的工作列入学校工作规划，指定一名领导人（校长、副校长）负责，切实加强领导，组织全体师生认真开展学生视力保护工作。班主任应把保护学生视力作为自己的工作职责之一，及时掌握学生视力情况，积极配合保健教师、医务人员做好视力保护工作。

1982 年 1 月 18 日，教育部、卫生部、国家体育运动委员会、国家基本建设委员会、文化部、中央广播事业局、共青团中央、全国妇女联合会、保卫儿童全国委员会、中国红十字会总会联合印发了《保护学生视力工作实施办法（试行）》。该办法要求，认真上好体育课，有计划地开展预防近视眼的教育，培养学生良好的用眼卫生习惯。要求学生每日上下午各做 1 次眼保健操，形成学生眼保健操制度。

1987 年 7 月 8 日，国家教育委员会、卫生部印发了《关于加强学生视力保护、全面开展学校卫生保健工作的通知》。该通知提出，上级教育部门要定期进行检查，并把学校保护学生视力和体育卫生工作取得的成绩作为评价学校教育质量的重要标准之一。各级卫生部门要协同当地教育部门，督促各类学校做好学生视力保护工作。

1990 年 6 月 4 日，国家教育委员会、卫生部印发了《学校卫生工作条例》。该条例提出，学校应当积极做好近视眼、弱视、沙眼等学生常见疾病的群体预防和矫治工作。

1991年2月6日，国家教育委员会印发了《关于加强学生视力保护，做好近视眼防治工作的通知》。该通知要求，各级教育行政部门要把保护学生视力，防治近视眼工作作为学校工作的重要内容之一切实抓好。对学生近视眼发病率有所控制，要努力做到"小学明显下降，初中稳中有降，高中新发病率有所控制"。

1996年，卫生部、教育部、团中央、中国残联等12个部委联合发出通知，将"爱眼日"列为国家节日之一，确定6月6日为"全国爱眼日"，通过"爱眼日"宣传教育活动，倡导全社会行动起来，保护儿童青少年视力。2016年至2020年，我国连续5年将6月6日"全国爱眼日"主题聚焦儿童青少年近视防控，2020年的"全国爱眼日"主题为"视觉2020，关注普遍的眼健康"。

1999年2月18日，中国政府庄严承诺：要在2020年之前消除5种可避免盲，并以此为目标推动相关工作。其中之一是"低视力"。

2008年9月4日，教育部制定了《中小学学生近视眼防控工作方案》《中小学学生近视眼防控工作岗位职责》及《中小学学生预防近视眼基本知识与要求》，要求充分认识保护视力、预防近视工作的重要性，将学生近视率控制工作提上议事日程，切实改善中小学教室采光与照明、课桌椅配置、黑板等教学条件，并纳入专项督导检查。

2013年4月12日，卫生部办公厅印发了《儿童眼及视力保健技术规范》。该规范提出，明确了儿童眼及视力保健服务的内容、方法、流程和考核评估，目的是通过眼保健宣传教育、视力评估和相关眼部疾病的筛查，早期发现影响儿童视觉发育的眼部疾病，及早矫治或及时转诊，以预防儿童可控制性眼部疾病的发生发展，保护和促进儿童视功能的正常发育。

2016年10月19日，国家卫生计划生育委员会办公厅、教育部办公厅、国家体育总局办公厅印发了《加强儿童青少年近视防控工作的指导意见》。该意见提出，开展学生常见病和健康危险因素监测，重点加强不同年龄段学生视力监测，加强儿童青少年近视防控。

2016年10月28日，国家计划生育委员会发布了《"十三五"全国眼健康规划（2016—2020年）》。该规划提出眼健康是国民健康的重要组成部分，要开展儿童青少年屈光不正的筛查和科学矫正。

2017年1月19日，国务院印发了《国务院关于印发国家教育事业发展

"十三五"规划的通知》。该通知提出，全面加强幼儿园、中小学的卫生与健康工作，加大健康知识宣传力度，提高学生主动防病意识。推动各地采取针对性措施，降低学生近视率。

2018年6月4日，国家卫健委先后制定《近视防治指南》《弱视诊治指南》和《斜视诊治指南》等标准指南，为科学规范地预防和矫正近视提供了技术标准。

2018年8月30日，教育部、国家卫生健康委员会、国家体育总局、财政部、人力资源和社会保障部、国家市场监督管理总局、国家新闻出版署、国家广播电视总局印发了《综合防控儿童青少年近视实施方案》。该方案明确了八个部门防控近视的职责和任务，以及家庭、学校、医疗卫生机构、学生、政府相关部门应采取的防控措施。并提出到2030年，国家学生体质健康标准达标优秀率达25％以上，实现全国儿童青少年新发近视率明显下降，儿童青少年视力健康整体水平显著提升，我国6岁儿童近视率控制在3％左右等目标。

2019年4月3日，教育部、国家卫生健康委员会与各省级人民政府签订《全面加强儿童青少年近视综合防控工作责任书》，要求将儿童青少年近视防控工作、总体近视率和体质健康状况纳入政府绩效考核。该责任书提出各省级人民政府从2019年起到2023年，在本省份2018年儿童青少年总体近视率的基础上，力争每年下降0.5％以上，近视率高于全国总体平均水平的省份每年下降1％以上。

2019年3月13日，国家卫生健康委员会办公厅印发了《关于做好0～6岁儿童眼保健和视力检查有关个工作的通知》。该通知提出，要求规范开展0～6岁儿童眼保健和视力检查工作，并推动建立儿童视力健康电子档案，随儿童青少年入学实时转移、动态管理。

2019年6月23日，中共中央、国务院印发《关于深化教育教学改革全面提高义务教育质量的意见》。该意见提出，明确提出健全学生视力健康综合干预体系。

2019年10月15日，国家卫生健康委员会发布了《儿童青少年近视防控适宜技术指南》。该指南提出，推出了筛查视力不良与近视、建立视力健康档案、培养健康用眼行为等7个有针对性的适宜技术，指导科学规范开展防控工作，提高防控技术能力。2021年10月9日，国家卫生健康委员会又发布了《儿童青少年近视防控适宜技术指南（更新版）》，坚持预防为主，实施三级预防措施。依据国家"双减"等多项新政策要求，分别对家庭、学校、医疗卫生机构、媒体和社会团队等不同执行主体的技术措施进行补充完善。并明确提出

"天天户外 120，校内校外各 60" 的要求，即每天保证日间户外活动 120 分钟，分别落实在校内和校外，充分发挥课间 10 分钟、上下午各增加 30 分钟大课间、结伴同行上学（"健康校车"）等模式在近视防控中的积极作用。

2019 年 11 月 2 日，中国健康管理协会印发了《中小学生视力健康管理技术服务规范》。该规范提出了开展中小学生全人群视力健康教育、监测预警、综合干预、动态管理的全过程视力健康管理服务工作的相关技术要求。适用于中小学生视力健康管理服务机构开展全人群、全过程中小学生视力健康管理技术服务时执行。

2019 年 11 月 17 日，教育部办公厅印发了《关于做好 2020 年全国儿童青少年近视防控试点县（市、区）和改革试验区遴选工作的通知》，遴选和建设一批全国儿童青少年近视防控试点县（市、区）和改革试验区，突出带动效应，以点带面，重点解决儿童青少年近视防控工作中存在的主要问题，着眼当前影响学生视力健康的主要因素，有针对性地开展工作，整体提升儿童青少年近视防控工作水平，全面促进学生身心健康。此前，教育部已于 2019 年 2 月公布了首批 29 个地市为全国儿童青少年近视防控改革试验区，84 个县（市、区）为全国儿童青少年近视防控试点县（市、区）。

2020 年 7 月 28 日，国家卫生健康委员会印发《传染病疫情居家隔离期间儿童青少年近视防控指南》。该指南规定了传染病疫情居家隔离期间儿童青少年近视防控卫生学要点、行为指导、眼镜佩戴与验光配镜卫生防护等方面的要求。

2020 年 8 月，教育部、国家卫生健康委员会、国家体育总局联合印发了《全国综合防控儿童青少年近视工作评议考核办法》。该办法面向各省（区、市）人民政府以及新疆生产建设兵团开展儿童青少年近视工作评议考核，并明确了评议考核原则、内容、步骤、要求和结果运用。

2020 年 9 月 18 日，教育部印发《关于开展近视防控宣传教育月活动的通知》。该通知提出，今后每年将以春季学期的 3 月和秋季学期的 9 月作为近视防控宣传教育月。要求各地和学校要迅速行动，开展内容丰富、形式多样、互动感强的爱眼护眼科普宣传。

2020 年 10 月 26 日，国家卫生健康委员会疾控局印发了《儿童青少年防控近视系列手册》（幼儿园篇、小学生篇、初中生篇和高中生篇）。该手册从不同学龄阶段学生特点等情况出发，有针对性地将眼科专业知识转换成科普知识和技能加以传播，指导从事儿童青少年健康工作的人员做好近视防控，进一步推动全社会行动起来，共同呵护好孩子们的眼睛。

2021年4月28日，教育部等十五部门印发了《儿童青少年近视防控光明行动工作方案（2021—2025年）》。该方案提出了"十四五"期间近视防控总体要求、工作目标以及家庭、学校、医疗卫生机构、学生、政府部门等相关方面的八个主要行动。提出引导学生自觉爱眼护眼、减轻学生学业负担、强化户外活动和体育锻炼、科学规范使用电子产品、落实视力健康监测、改善学生视觉环境、提升专业指导和矫正质量、加强视力健康教育等8项措施。

2021年5月21日，教育部办公厅印发了《学前、小学、中学等不同学段近视防控指引》。该指引提出，进一步明确不同学段儿童青少年近视防控要点，着力提高儿童青少年用眼行为改进率和近视防控知识知晓率。

2022年1月4日，国家卫生健康委员会提出了《"十四五"全国眼健康规划（2021—2025年）》。该规划提出，到2025年，0~6岁儿童每年眼保健和视力检查覆盖率达到90％，儿童青少年眼健康整体水平不断提升。有效屈光不正矫正覆盖率（eREC）不断提高，高度近视导致的视力损伤人数逐步减少。

2023年8月，国家疾控局综合司印发了《儿童青少年近视防控公共卫生综合干预技术指南》，本指南从公共卫生维度提出推进儿童青少年近视防控适宜技术和综合干预措施，以科学指导儿童青少年近视防控工作，采用三级预防策略落实公共卫生综合干预措施，以预防、降低、减缓儿童青少年近视发生发展。

2024年5月，为进一步提高近视防控和诊疗的规范化水平，推动和加强我国近视防治工作，国家卫健委组织对2018年印发的《近视防治指南》（国卫办医函〔2018〕393号）进行修订，形成了《近视防治指南（2024年版）》。

综上，近视防控政策的路径逐渐清晰，通过政策的引领，号召全社会都要行动起来，树立"健康第一"的教育理念，切实遏制并扭转儿童青少年近视高发、低龄化趋势，促进儿童青少年健康成长。

第三节　国外近视防控相关政策

西方的视光学学科在教育、研究、临床等领域都已历经百年，知识学科体系相对成熟。西方学界对光与近视的认识已久，美国、欧洲等发达国家和地区依靠先进的眼科学、视光学与视觉科学，完善的健康教育与医疗保健体系，使儿童青少年近视率得到了较好的控制，也形成了自己独特的近视防控政策。

联合国教育、科学及文化组织（United Nations Educational, Scientific

and Cultural Organization，UNESCO）、世界卫生组织和国际奥林匹克委员会（International Olympic Committee，IOC）等国际组织以及多个国家或地区先后颁布了一系列行动框架和政策建议，呼吁各国采取行动，加强包括身体活动、眼健康、营养、卫生、安全等内容在内的，涉及公共政策、教育、环境等多个层面的全球行动计划。

（一）联合国和国际组织

眼健康是国民健康的重要组成部分，涉及全年龄段人群的全生命周期。

1999 年，世界卫生组织和国际防盲协会等提出"视觉 2020，享有看见的权利"这一全球行动倡议，旨在消除可避免盲。

2014 年，世界卫生组织印发《普遍的眼健康：2014—2019 年全球行动计划》，呼吁将眼科保健纳入国家卫生计划和基本卫生保健服务，通过预防、早期发现、治疗和康复服务，满足更多人的眼部保健需求。

2019 年 10 月 8 日，世界卫生组织印发的《世界视力报告》，指出人口老龄化、生活方式改变以及获得眼科护理机会有限是全球视力障碍人数不断增加的主要因素，在中低收入国家尤其如此。呼吁各国加强眼科保健工作，通过预防、早期发现、治疗和康复服务，确保满足更多人的眼部保健需求。世界卫生组织总干事谭德塞表示，将眼科保健纳入国家卫生计划和基本卫生保健服务是每个国家实现全民健康覆盖的重要组成部分。

在眼健康的防治和管理上，欧美地区和国家除了重视眼健康管理，也重视预防和近视以后的及时干预措施，通过科学的方法对眼健康危险因素进行干预及个性化指导，实现"早发现、早诊断、早干预"，让人的眼睛保持健康状态，提高和保护民众视觉健康。

（二）美国

在美国日常生活中，人们对儿童青少年的眼部保护非常重视，对于用眼休息时间、室内光照、用眼距离、户外用眼等方面给出了用眼指南。

美国先后实施了一系列推动青少年体质健康的专项计划。1990 年，印发了《健康公民 1990》；1996 年，印发了《公共卫生部长关于体育活动和健康的报告》；1997 年，印发了《国民健康：健康促进与疾病预防报告》；2000 年，印发了《健康公民 2010》，该计划提出了国家行动的 4 个主要目标：促进健康行为、保护健康、高质量健康看护取得明显成效、强化社区防护；2000 年，发表《通过身体活动和竞技运动提升青年人健康水平》，包括家庭战略、学校后规划、青年竞技运动和娱乐规划及社区支持等行动策略。2008 年，印发了《2008 年体育活动指南咨询委员会科学报告》，提出"为所有的本土公民制定健康促进计划"宣言，确保每个人都能过上更健康、更积极的生活。主要为人们日常体育活动锻炼提供指导，为各个年龄段公民和一些特殊人群的体育活动设计科学的标准。其中核心的观点就是"为了保持健康，人们每周应该积累 150 分钟中等强度运动或者 75 分钟高强度运动"，儿童青少年每天应该进行至少 60 分钟中等强度运动，运动内容应包括适合年龄的有氧运动、强肌运动和健骨运动。2010 年，《国民体育活动计划》（National Physical Activity Plan，NPAP）印发，提出应通过实施合理的体力活动，让所有的美国人动起来。NPAP 根据运动负荷的不同，把运动分为基本运动和健康促进运动，把从事中等及以上强度的运动作为健康促进运动。2012 年，《美国人体育活动中期报告指南》（*Physical Activity Guidelines for Americans Midcourse Report*）印发。同年，提出了"美国学校健康教育政策与规划"和"校园健康、心理健康和安全指南"。前者侧重于不同主体与教育内容的有机结合，将健康教育作为健康学校的建设部分。后者则包含健康与安全教育、体育教育、健康与心理健康服务、校园环境与交通、健康环境和社会环境、员工健康与安全等部分，通过多方面健康行为教育，改善青少年体质健康及其内外部环境。另外，美国还制定了"学校健康安全协调员制度"，通过学校内部的健康与安全工作的协同，促进学校健康环境的塑造。同年，颁布了《青少年身体活动提高战略》，主要关注青少年人群的运动，与青少年学习、生活和娱乐相关的学校环境、学前环境、社区环境、家庭环境和初级保健环境等方面，并提出了干预青少年运动的具体措施。2014 年，印发了《加强青少年体育运动的策略》，主张在青少年日常生活的不同环境中，通过干预的方法促使他们加强运动，促进身体健康。2018 年 11 月，印发了《2018 年体育活动指南咨询委员会科学报告》，进一步强调增加体育运动和减少久坐行为，有助于预防慢性病、延长寿命。

2015—2016 年，美国卫生与公共服务部和美国疾病预防控制中心印发了《2014 年学校健康政策和实践研究结果》（Results from the School Health Policies and Practices Study 2014）和《2016 年学校健康政策和实践研究结果》（Results from the School Health Policies and Practices Study 2016）。

2019 年 7 月，美国总统令印发了《国家青少年体育战略》（The National Youth Sports Strategy，NYSS），提出让青少年尽可能多地参与体育活动，并达到体育锻炼要求，帮助青少年养成终身参与体育锻炼的习惯，旨在发展或维持青少年的技能、身体素质、心理健康和社会情感，通过体育锻炼帮助青少年更加积极、更加阳光。NYSS 从"个人、人际关系、组织、社区及公共政策"五个层面布局，分别制定相应五个水平的实施措施，形成合力来建立层级明晰的体育活动促进措施，为青少年体育组织、社区以及地方、州和联邦政府提供实施步骤，以改善青少年体育发展格局。这五个层面包括：

（1）以提高体育素养为目的，要求父母为青少年提供参与体育锻炼的机会，了解参加体育运动带来的健康益处，促进体育锻炼习惯的养成。

（2）从人际互动的关系过程中，寻求参与体育活动的获得感，提高自信心与交际能力，进一步加强对参与体育活动的认同。

（3）NYSS 战略的体育组织则为青少年参与体育锻炼提供了良好平台，是青少年后续成为志愿者、教练员、体育领导者的重要支撑。

（4）社区作为青少年参与体育活动的主要实施机构，承担着学校课外体育活动的重要保障。

（5）公共政策则聚焦为青少年体育活动创造良好的实施环境。

以上五个层面构成了 NYSS 实施整体，结合青少年的生长规律与美国国内体育发展态势，逐步实施、相互配合，全面推进青少年体育发展。

美国中小学生近视率低，除了政府的健康政策引导，还与轻松的课堂教学环境、较轻的课业负担、丰富的户外活动和教师、家长重视视力保护有关。

（1）轻松的课堂教学环境。美国小学课堂较为松散自然，学生座位不断变化，多变的课堂环境符合预防近视的科学原理。

（2）较轻的课业负担。美国小学生课外作业相对较少，大多数的家庭作业难度不大，因而课业负担相对较轻。

（3）丰富的户外活动。美国中小学生下午户外活动丰富，如打棒球、网球、篮球、橄榄球等，给眼睛更多放松的时间。

（4）教师、家长重视视力保护。早期各校家长联盟联合制订了保护视力的用眼指南，对于用眼休息时间、室内光照、用眼距离、户外用眼等给出了 8 条建议。具体如下：①电脑屏幕阅读或书面阅读时，每隔半小时闭眼休息 2 分钟；②阅读过程中，常眨眨眼睛，以保持眼球湿润。③室内光照应充足，建议使用全光谱灯泡，特别是使用电脑的时候。④使用防眩屏电脑显示器，防止显示器伤眼睛。⑤显示器与眼睛保持 45~76 cm 的距离。⑥显示器屏幕中心点最好低于双眼 10~20 cm。⑦室外阳光过强时，一定要戴墨镜，保护眼睛。⑧每晚保证 8 小时睡眠。

在此基础上，美国眼科学会将其拓展为"10 个小窍门"：①用计时器来提醒中小学生阅读和休息的时间。②阅读纸质书籍，每读 16 页就要朝窗外望一望。③阅读电子书籍时，用"书签"功能提醒中小学生多抬头。④数字设备与中小学生的距离保持在 45～60 cm。⑤提醒中小学生观看屏幕时要多眨眼睛。⑥玩游戏时，每 14 分钟要停下来休息一下。⑦调整电脑屏幕的亮度和对比度。⑧避免在室外或灯光过亮的地方使用电脑，眩光更容易造成眼疲劳。⑨阅读时保持良好的坐姿。⑩写作业时也要多抬头向上看。

（三）日本

2019 年 12 月 20 日，日本文部科学省印发了 2019 年度学校保健统计调查报告。报告显示，日本裸眼视力不足 1.0 的小学生比例为 34.57%，初中生的比例为 57.47%，而高中生的比例高达 67.64%。专家指出，学生视力状况恶化可能源于户外活动减少，近距离看手机、看电脑、玩游戏时间等用眼时间增加。2018 年一项官方调查显示，东京高中生几乎人人使用手机。在周末假日，近一半的中小学生使用手机的时间达 3 小时以上。为此，东京都教育委员会于 2019 年 6 月颁布新规，禁止东京初中和高中学生将手机带至学校。

回顾历史，日本作为经济发达国家十分重视体育的发展，尤其在体育政策、法规的建设上，政府通过出台相应的法令法规对体育进行了合理干预，保障大众体育得以顺利开展与进行，在促进体育活动的发展过程中发挥了重要作用。

日本政府负责制定保障日本国民身心健康全面发展的统一政策，投入充足的活动经费，培育大众体育指导员的关键性职责，积极创新与各年龄段人群自身特征相适宜的健身运动方式。同时，日本政府还大力推动开展以社区为中心的、形式多样的大众体育活动，充分激发民间社会组织参与建设社区公共体育设施的积极性，有效实现大众体育资源的共享。国家层面的行政管理机构是文部科学省。与青少年体育发展相关的组织是日本体育运动振兴中心（National Agency for the Advancement of Sports and Health，NAASH）。该中心的主要业务范畴为体育运动与学校安全保障。政府对体育的管理方式主要是制定政策法规、对体育的发展进行监督以及在不同的体育组织之间起信息沟通与联络的作用。日本体育管理的事务性工作主要由以日本体育协会和日本奥林匹克委员会为首的体育社团承担。日本体育协会、日本奥林匹克委员会、日本休闲协会、日本中学体育联盟、全国高等学校体育联盟等体育团体是日本青少年体育社团的重要组成部分，体育管理的具体事务性工作主要由这些体育社团来承担。

1947 年起，日本文部科学省着手编制《学习体育指导要领》，但不作为具有约束性的国家标准,该要领在 1958 年修订后方具有国家基准的约束力。该要领提出了三部分健康教育内容:一是以健康生活行为形成为目的的健康行为教育;二是以保健知识学习为目的的健康科学教育;三是以形成关心环境与健康公民为目的的人权教育。随着社会经济和科学技术的发展,该要领约每 10年修订 1 次。1978 年,日本文部科学省修订了《体育学习指导要领》,对学校体育课程提出了新的指示,重视学生在体育课上的快乐体验和良好的心理状态。1989 年修订的《初中、高中体育学习指导要领》提出,以学生为主体,积极培养学生对体育运动的爱好,试行选修制教学。2008 年修订《初中体育学习指导要领》,2009 修订《高中体育学习指导要领》。日本对《体育学习指导要领》重新进行了修订,这次修订主要将促进学生的生存,提高学生的自主能力及表现能力,同时激发学生参与体育运动的兴趣,增强学生体质健康水平和良好身心发展为重点。

1964 年 12 月,日本内阁发表了《关于增进国民健康和体力对策》的决定,发起增强体力的国民运动,以提高国民的体力和健康水平。要求从乳幼儿开始加强保健、营养的改变,普及体育运动,振兴民族精神。

1978 年日本印发了《增进国民健康对策》,在增强国民健康上的思想逐渐转变为了增强国民健康水平。提出了一系列的指导思想,如健康一生、运动和营养及休息要同时保障才能促进身体健康等促进国民身体健康等。

1989 年 11 月,日本印发了《关于面向 21 世纪体育振兴计划》,从改善体育设施利用率、终身体育的充实、竞技体育的振兴等方面强调了完善以终身体育环境建设为核心的具体措施,注重提升全体国民体质健康,由发展青少年体质健康层面上升到了发展国民参与体育增进体能的高度,提升了国民进行体育锻炼的参与度。

1997 年,日本文部科学省印发了《关于为了保持增进终生身心健康的教育及其体育振兴的发展通知》,提倡开展增进健康运动。

2000 年 9 月,日本文部科学省印发了《体育振兴基本计划》,确立了"普及与提高并重"的体育方针,提出努力创造"每个人都能享受体育带来的幸福与充实生活社会"的总体目标。其中将全面提升青少年体质健康水平作为该计划的首要目标。在政策实施层面上将获得更加规范的财政投入预算保障,标志着学校体育工作成为振兴日本体育的重要策略。2006 年印发了《体育振兴基本计划》(修订版),将抑制儿童体力下降趋势,提高其体力的政策确立为体育振兴的首要目标,即"通过学校、家庭和社区整个过程促进学生在日常生活中进行体育活动,提高学生的体力和运动能力使之能精力旺盛地生活和学习。培养学生终身爱好体育，保持增进健康并自主地进行体育活动的能力和态度，促进学生身心健康发展"。

2010 年 8 月 26 日，日本文部科学省颁布了《体育立国战略》（公告），提出了每个人都有机会参加体育，让所有国民积极参与全民健身活动。关于青少年体育的重点是增加体育课教学和课外体育俱乐部的外部指导，培养沟通能力和领导能力，培养团队精神、公平竞争的精神，通过活动养成青少年完整的性格，使青少年掌握适用于社会的良好沟通技巧和领导技能，最终使青少年身心得到全面的发展。

2011 年 8 月，经国会立法，日本内阁颁布了《体育基本法》，提出了"体育立国"的国家战略，保障自由前提下的公民体育权利，将体育政策的核心价值理念概括为"在自由前提下保障作为国民权利的均等体育机会"。意在督促国民积极参加大众体育活动，从而提高国民的身体素质水平，减少其医疗开支，营造健康有活力的社会氛围。详细阐明了提高儿童体力的背景、策略，以及发展青少年体育俱乐部规划等。通过教育委员会与学校共同实施"全国体力、运动能力、运动习惯"等活动，让青少年从小养成运动习惯，增强青少年身体素质。

2016 年 6 月，日本文部科学省印发了《体育未来开拓会议中间报告》。报告中指出，在学校体育和社团活动中，最能体现出体育的乐趣和价值，充分利用好地域和学校的体育设施，培养青少年对体育锻炼的兴趣，对提高体育运动的能力是非常重要的。

（四）加拿大

加拿大是一个近视率较低的工业化国家，2017 年中小学生近视率仅 3.4％。其保护学生视力的根本举措是减轻课业压力，减少用眼的时间和强度，让他们有更多的时间在阳光下进行户外活动或体育锻炼。加拿大中小学普遍课时较短，大多数的地区法定上课时间为每日上午九点到十一点、下午一点到三点半，学生在课堂上的用眼强度小。加拿大教育部规定严禁拖堂、补课等行为。由于许多学生坐校车上下学，校车准时发车，所以老师一旦拖堂，只有自己开车将学生送回家。加拿大各中小学也不提倡多留作业，学生几乎从未把作业带回家。低年级基本无作业，除毕业班外，高年级学生被要求当堂完成作业，且高年级学生的家庭作业往往也是写观察报告之类的体验型作业，不需要翻查大量资料。加拿大中学生运动时间比作业时间多。加拿大提倡户外活动，中小学生在校学习期间户外活动时间不得少于每天 2.0 小时（低年级学生每天户外活动须达到 4.5 小时），以此让眼睛适当放松。加拿大非常重视眼健康的管理。中小学学生家长在每学期期末都会收到一封来自校方的"爱眼信"，信中强调视力保护的重要性、用眼卫生的注意事项，以及定期接受视力检查的方法等。

1943 年，加拿大联邦政府立法颁布了《加拿大国家身体健康法》(National Physical Fitness Act of Canada，NPFAC)，开启了加拿大体育治理的法治化之路。在联邦政府国家健康和福利部内设立健身司，并建立一个国家健康委员会来促进加拿大人的身体健康。规定设立全国健身理事会，向各省政府支付资金等。

1974 年，加拿大联邦政府印发了《新视角下的加拿大国民健康报告》(New Perspectives on the Health of Canadians：A Working Document)，重新审视日常生活行为、社会和物质环境对国民健康的重要影响。

2007 年，加拿大联邦政府出台《青少年健康税收减免法案》，鼓励儿童参与健身、减少儿童健身的经济负担，提供 16 岁儿童每年每人 500 美元的收入减免税。

2008 年，联邦政府文化部颁布了《2008—2012 体育参与策略》，强调优先解决青少年体育活动参与问题，重点落实"加拿大终身体育"计划，相关资金全部由政府负责。"加拿大终身体育"计划是涉及青少年的一项重要体育推广计划，旨在通过体育促进国民健康发展。该计划提出了 7 个阶段的运动发展模式，强调体育在不同阶段发挥的不同作用，鼓励国民的终身体育参与。为鼓励青少年参与体育，加拿大政府还制定了"儿童健身活动税务豁免优惠"和"参与运动计划"。前者对青少年开展适当运动休闲活动给予家庭税务豁免，后者则强调媒体对体育信息的传播，加强青少年体育意识。

综上所述，加拿大体育政策的制定与运行呈现以下特点：以大众体育休闲为重心的体育政策导向，提高参与运动的国民数量和多样性；充分发挥社会组织在体育政策运行中的基础性作用；建立完善的激励机制引导青少年参与体育；建立完备的体育仲裁法规体系等。青少年参与体育运动是加拿大体育政策的重点。

（五）法国

法国全国视力改善协会 2018 年公布的数据显示，20 余年以来，法国青少年的近视率一直呈上升趋势。2018 年，法国 16~24 岁的青少年中有 41％存在不同程度的近视，而这一数字在 2012 年仅为 26％。更小年龄段孩子的情况也同样不乐观，在 4~10 岁的儿童中，有 34％的儿童患有视力障碍，比 2017 年同比增长 2％，其中学龄前儿童的近视率为 26％。其主要原因为，随着智能设备的普及，青少年在屏幕前的时间不断增加，导致近视率持续增加。法国全国视力改善协会数据表明，16~24 岁的青少年平均每天有 9 小时 43 分钟的时间是在屏幕前度过的，10 岁以下的学龄前儿童则是 1 小时 27 分钟。针对这种情况，2018 年，法国国民议会表决通过关于禁止幼儿园、小学和初中学生在校园内使用手机的法案，法国政府规定，将全面禁止初中及以下学生在校园内使用包括手机、平板电脑和智能手表在内的所有可联网的通信设备。

从法国体育管理体制来看，国家没有设置专门的政府机构来管理体育事务。具体管理职能由总理府下属的青年与体育部和国民教育部进行分管。青年与体育部负责协商国家对体育团体的资助，制定和实施有关身体活动和体育运动职业的规定并对执行情况进行监督，并在宏观层面处理各种各样的体育协会事务，这种形式的政府和协会的关系是建立在契约的基础之上的。国民教育部负责监督和管理大、中、小学的体育协会和体育联合会，同时青年与体育部参与相关体育组织工作目标的制定和实施。法国奥委会下有 23 个经济区奥委会和 95 个省奥委会。法国共有 60 个单项体育协会，各协会下有体育俱乐部 11.5 万个之多，会员近 900 万人。除此之外还有专门管理学校体育的教育系统，以及体育产业运营系统。法国青年与体育部与体育协会、社团之间构建了良好的合作关系。政府鼓励和提倡体育协会独立，并确保其独立性和民间性的特征。而国家机构对体育运动的管理工作，则是通过与各单项协会的密切联系来实施，国家为这些单项协会的运转提供经费资助，承担体育各个领域的资金投入，包括体育设施、竞赛组织、体育医疗、管理培训等。各体育协会又通过承办公共体育事务获得政府的鼓励和指导，各体育协会向政府申请补助，但具体工作不受干预。

法国重视婴幼儿的视力检查。法国社保系统规定，婴幼儿分别在出生后的第八天、第九个月和第二十四个月做三次体检，其中一项重要内容就是视力检查。这些检查主要看孩子是否有遗传性、先天性的视力或眼部异常，如果有问题就可以在第一时间得到矫正和治疗。随后，基本每年进行一次视力检查。自孩子 3 岁进入幼儿园后，学校即与社保系统联手注意预防孩子出现近视眼。这主要表现在定期检查视力、注重户外运动、教室注意光线充足、培养良好的阅读习惯等。除此之外，学校还告诫学生们在强烈光线下要戴太阳眼镜来保护视力。同时学校食堂特别注重水果、蔬菜、含有脂肪酸鱼类的比例均衡。

（六）英国

世界卫生组织 2019 年发布的《世界视力报告》显示，英国小学毕业生的近视率低于 10%。英国青少年近视比例不高得益于中小学校户外活动时间多、视力检查普及度较高等因素。体育在英国有着非常重要的地位，无论是国家层面还是社会层面，都十分重视体育对青少年的影响。

英国体育运动历史悠远，体育运动开展良好，不少现代竞技项目均源于英国。英国体育政策治理的制定者较为多元化，既包括教育部，文化、传媒与体育部（Department for Culture，Media & Sport，DCMS），儿童、学校与家庭事务部（Department for Children，Schools and Families，DCSF），环境、食品与农村事务部（Department for Environment Food & Rural Affairs，DEFRA）以及卫生部等官方机构，也包括英国体育理事会（English Sports Council，ESC）、英国奥委会以及中央娱乐体育委员会（Central Council of Physical Recreation，CCPR）等半官方的政策治理机构。这些官方与半官方的机构各司其职、协同运行，共同维护着英国青少年体育的良性运行与协调发展。

英国体育事业管理运行机制主要是由政府设立或授权的体育部门或协会负责管理本层级区域的公共体育事务，充分利用公共资源建设体育场馆，发展体育教育、资助体育协会、举办体育赛事、促进国际体育交流、培养优秀运动员和开展群众体育活动。1997 年，英国文化、传媒与体育部（DCMS）成立，是管理国家体育发展的官方机构，同时也是英国青少年体育的主要管理部门。其核心职能是确保不同阶层国民均有接触体育的权利；主要负责宏观上制定政策和发展战略规划，从政策、发展战略及资金资助方面大力支持英国体育理事会及不同体育机构或组织的工作。英国青少年体质健康在国家层面主要通过一些政府专门计划推动，如"青少年体育与运动策略（The PE and Sport Strategy for Young People）计划"等。

（七）澳大利亚

世界卫生组织的数据显示，澳大利亚的儿童近视率只有 1.3%。充足的运动和户外活动是澳大利亚儿童近视率低的主要原因。澳大利亚幅员辽阔，海岸线绵长，自然资源和地理环境丰富多样，适宜的地理环境成为澳大利亚人参与体育活动的动力源，人们可以尽情享受海浪、沙滩、阳光、森林带来的欢乐。儿童每天在户外的时间平均为 4~5 小时。澳大利亚是体育运动大国，据统计，年龄在 15 岁及以上的澳大利亚人中，有近 70％的人每周至少参与一次体育活动（以锻炼、休闲或是竞技为目的）。

（八）德国

德国是传统的体育强国，又是全民参与体育的大国，是世界上大众体育活动开展得较好的国家之一。德国体育宪章的开头就明确提出"体育为全民服务"。德国政府通过实施"德国体育奖章"制度等多项政策法规，为每个公民提供参加体育活动的机会，促进大众体育发展。因此，德国在体育人口、场地设施、基层体育组织和体育志愿服务等方面的多项指标均居世界前列，且德国国民的整体素质在欧洲各国之中也是居于前列。只有不足 15％的国民需要接受近视防治。其中，儿童青少年所占的比例更是在有效的控制之中。

德国是一个典型的联邦制国家，它的政府体系由联邦、州、地方（市、镇）三级政府组成，各州、市高度自治。德国在政府管理权限上实行分权制和地方自治，宪法逐项列举了联邦的权力，没有列举的由各州行使。中央政府除对有关体育社团给予一定的经费支持外，不设立专门的体育管理机构，基本不干预体育的管理事务，充分保证体育的自治地位。依据德国宪法规定，德国体育发展的责任主要由州一级机构承担。一般由文化部承担体育管理的职能。市、镇级政府主要负责当地的体育与休闲设施的建设与维护，形成了社会团体管理型体育管理体制。

德国中小学的课程设置、课程目标、课程内容、教学大纲等都由各州教育主管部门负责制定。虽然各州的中小学体育课程存在一定差异，但其课程规定的基本目标和内容大体相同，即特别重视体育的教育功能，注重开发学生的运动能力。

德国儿童青少年的近视率一直控制在 15％以下，最重要的原因就是德国人重视儿童青少年自然视力管理。德国联邦教育局与德国联邦卫生局共同创建了青少年眼睛保护协会，该协会时常深入学校，定期检查儿童青少年视力，建立儿童青少年视力档案，一旦发现视力降低者，就会及时与家长沟通，进行视力检查及矫正。根据调查结果，相关部门每年印发德国青少年视力报告，让社会大众了解青少年的近视情况。

德国青少年眼睛保护协会向社会发出提示："一分预防胜过十分防治"。德国公民有极强的近视预防意识，德国的学校、家长对儿童青少年的视力情况非常重视，很注意创造良好的视环境，如提供充足的照明环境、远离电视等；外出时，若室外阳光过强，即会戴太阳镜；看书、写作业的时候，半个小时就要休息一会儿，可以出去阳台上看看远处的天空、建筑物等。基本能够做到及早发现近视征兆，及早进行近视防治。

德国学校从一年级开学时，就让学生戴上"巫婆眼镜"，体验近视的感觉，了解造成近视的原因、戴眼镜对生活造成的不便等。学校统一安排学生做眼部肌肉放松操，每天上午、下午在学校各做 1 次，晚上睡觉前再做 1 次，做完整套操需要 5 分钟。

（九）俄罗斯

俄罗斯政府一直比较重视民众的视力问题，视之为"提高生活质量的重要指标之一"。俄罗斯是体育大国，在许多项目上具备世界一流实力，如冰雪运动项目、体操、田径、游泳、射击等。同时俄罗斯政府也在政策和经济等方面大力支持体育事业的发展。

2009 年 10 月，俄罗斯印发了第二代《初等教育国家标准》，其核心是促进学生形成全面学习能力，全面学习能力指学生通过有意识地、主动地获取新知识而达到自我发展和自我完善的能力。该标准将青少年体育发展的质量纳入对体育部门的考核之内；完善了体育师资队伍的业务培训计划，制定了体育教学示范大纲，完善了各类学生体育竞赛活动体系，制定了形式多样的体育活动计划。该标准要求，每周中小学生至少有 1 小时的体育课程、1 小时的课外体育活动，大学生每周的体育课程时间至少 4 小时；要求中小学生和大学生每周的活动时间至少 8 小时。

主要参考资料

[1] 方瑛. 苏联体育运动的发展概况 [J]. 国际观察，1983（1）：63—66.

[2] 高策，雷志华. 关于《论衡》中"阳燧"的研究 [J]. 自然辩证法通讯，2011，33（1）：55—60.

[3] 葛坚，赵家良，黎晓新. 眼科学 [M]. 2 版. 北京：人民卫生出版社，2010.

[4] 胡诞宁，褚仁远，瞿佳. 近视眼学 [M]. 北京：人民卫生出版社，2010.

[5] 课程教材研究所. 20 世纪中国中小学课程标准·教学大纲汇编：体育卷 [M]. 北京. 人民教育出版社，2001.

[6] 刘敏，李俊，李良. 美国《国家青少年体育战略》解读及启示 [J]. 浙江体育科学，2021，43（1）：43—48.

[7] 卢永，李英华，程玉兰，等. 美国健康教育职业标准的发展与应用 [J].

中国健康教育，2011，27（11）：865－867.

[8] 陆作生. 日本《体育振兴基本计划》研究 [J]. 体育文化导刊，2008（10）：106－109.

[9] 彭清华. 中西医结合眼科学 [M]. 北京：中国中医药出版社，2010.

[10] 邵兴江，赵风波. 创造更美好的未来：英国《儿童计划》述评 [J]. 外国中小学教育，2008（8）：6－10.

[11] 陶芳标. 学校卫生工作法律效力渊源及其支持性政策 [J]. 中国学校卫生，2013，34（1）：1－4.

[12] 王炳南. 身体活动、户外时间、近距离用眼对儿童青少年近视影响的研究 [D]. 上海：上海体育学院，2021.

[13] 王凌奕. 对美国《国民身体活动计划》中促进学生身体活动措施的研究 [D]. 苏州：苏州大学，2013.

[14] 王志坚. 古老宝石——水晶 [M]. 北京：气象出版社，1998.

[15] 刑来顺. 德国文化解读——人类文化苍穹的双子星座 [M]. 济南：济南出版社，2005.

[16] 徐广第. 眼科屈光学 [M]. 4版. 北京：军事医科出版社，2005.

[17] 徐士韦，肖焕禹，谭小勇，等. 体力活动：美国国家健康政策之要素——基于美国健康公民战略的考察 [J]. 上海体育学院学报，2014，38（1）：25－30.

[18] 易剑东. 中国体育公共服务研究 [J]. 体育学刊，2012，19（2）：1－10.

[19] 张笋，于楼成. 国外社区体育经验对构建我国终身体育体系的启示 [J]. 南京体育学院学报（社会科学版），2007（5）：53－55.

[20] 张云华，孟钟捷. 纳粹阴霾下的德国体育运动 [J]. 体育文化导刊，2003（6）：61－62.

[21] 郑耀宗. 美国学生近视率低原因分析 [J]. 教育：教学科研（下旬），2012（9）：61－62.

[22] Allensworth D D, Kolbe L J. The comprehensive school health program: exploring an expanded concept [J]. J Sch Health, 1987, 57 (10): 409－412.

[23] Craig C L. Evolution and devolution of national physical activity policy in Canada [J]. J Phys Act Health, 2011, 8 (8): 1044－1056.

[24] Department for Culture, Media & Sport. What the government's doing

about sports participation [EB/OL]. https://www. gov. uk/government/policies/sports—participation.

[25] Guidelines for school and community programs to promote lifelong physical activity among young people. National Center for Chronic Disease Prevention and Health Promotion，Centers for Disease Control and prevention [J]. J Sch Health，1997，67（6）：202—219.

第四章

儿童青少年近视健康影响因素分析

本章导语

　　近视作为多因素疾病，其发病机制复杂，发生和流行与经济、社会、人口、行为、环境等因素密切相关。随着医学模式由传统的生物医学模式逐渐向生物—心理—社会模式转变，人们亦逐渐认识到基因变化的速度并不能解释近视率的快速增长。剧变的社会因素及生活方式的改变对于近视的发生发展有着不容忽视的影响。近视实质上是人类为了适应现代社会的近距离阅读、学习和工作等需要而做出的一种适应性调节。因此本章从生理因素、社会因素、行为因素三个维度分析儿童青少年近视的健康影响因素，以探索行之有效的近视防控机制和方法。

第一节　近视的生理因素

一、发育因素

儿童青少年的视觉器官与其他器官一样，在生长发育过程中受到内外因素的影响，具有很大的可塑性，是近视的高发人群。从近视的发生机制来讲，儿童青少年的眼轴长度变化及角膜的屈光力变化（即屈光发育）是导致近视发生的主要因素。已有研究表明，身高、体重、体质量指数（BMI）、月经初潮年龄等生长发育指标与屈光发育存在关联。其中身高、月经初潮年龄与屈光发育的关系有较多研究，相关性也较强，生长增长高峰、月经初潮年龄越早，屈光发育也越早，且屈光状态更趋向于近视。体重、BMI 等影响因素与屈光发育的关联性较弱，而体成分、首次遗精年龄等研究报道较少，尚未发现与屈光发育存在明显关联。

（一）年龄因素

从人眼屈光力的变化来看，人眼球在生长发育过程中，屈光状态不断发生着变化。婴幼儿时期，人眼的屈光状态为远视，而后随着年龄的增长，眼球不断发育、眼轴逐渐延长，由远视向正视方向进展，至青春期方发育正常。正视化后继续发展则形成近视。

从眼轴长度的变化来看，新生儿大多处于远视的状态，眼轴长度 16.0～17.0 mm，其屈光介质屈光力强。随着新生儿的生长发育，眼轴长度迅速增长，5～6 岁时，眼球的大小已经与成人眼球大小较为接近。如果此时眼球往正视化发展，其眼轴的变化往往较小，眼轴长度大约在 23.5 mm 或 24.0 mm。青春期发育加快，20 岁左右逐渐停止生长，成为正视眼，但若受到内外因素的影响也可向近视化发展，此时眼轴的增长速度往往较快。近视是正视化过程的一种异常状态，通常开始于生命早期，并且在学龄期和青春期时，近视率及近视程度逐渐增加，进入成年期后近视程度的发展则相对稳定。但明显的近视症状也可以在青少年晚期或者成年早期发生。7～15 岁是发育的关键期，也是近视发展速度最快的阶段，青春期过后身体定型，视力一般逐渐稳定。

近视率在青春期上升较为显著。Lyu 等研究发现，儿童近视基本在小学入学阶段开始发生，9 岁是儿童视力变化的转折点，9 岁以后近视率会随着年龄的增长而上升。赵瑾等也发现，随着年龄的增长，近视率逐年上升，由一年级的 1.72％上升到六年级的 43.96％。四至六年级，学生学习负担加重，看课外读物的时间延长，眼处于长时间的调节状态，近视率明显上升，同时，用眼时间长者比用眼时间短者发生近视的风险明显增高。马来西亚的研究显示，7 岁近视率为 9.8％，15 岁近视率达到 34.4％，近视率与年龄、性别、父母的受教育程度和是否为华裔具有明显的相关性。南非的研究显示，近视率在 14 岁以后显著上升，15 岁近视率达到 9.6％，但是远远低于同龄亚洲学生的近视率。北京大学儿童青少年卫生研究所季成叶教授通过调查发现，70％的近视新发病例出现在青春期发育阶段，造成这种现象的原因可能是这一阶段眼球正处于生长发育阶段，眼球肌肉伸展性大，屈光水平处于不稳定状态。随着年龄的增长和年级的升高，学习内容增多，学科的难度及知识量也相应增大，课业压力增大，学习时间长，导致用眼强度增高、近距离用眼时间过长（如长时间读写、近距离电子屏幕暴露等），而且随着电子产品的普及，学生在课余时间里更喜欢通过看手机、看电脑、看电视、玩电子游戏等来缓解压力，占用了大量本可使眼睛放松的远距离户外活动和睡眠时间。若长期近距离读写和长时间视屏，眼睛就会长期处于一种非常紧张的状态，增加眼球肌肉对眼球的压力，使眼轴逐渐延伸，大大增加发生近视的风险。

（二）身高因素

体质不良的儿童青少年眼球组织发育较差，各种眼内支持性纤维组织（主要是巩膜）比较薄弱，睫状肌组织弹性较差，所以在持续紧张的屈光调节压力下，更容易发生近视。因此，生长发育和健康状况也会影响近视的发生和发展，或成为近视的诱因。在体质发育指标中，身高是反映身体发育情况的、具有代表性的重要指标。

一些流行病学研究发现，眼球维度的早期变化与儿童期的身体发育过程相伴随，并且身高和眼轴长度的发育停止年龄也很相似。Zhang 等发现，在 7~15 岁的 359 对同卵双生子和 206 对异卵双生子中，眼轴长度和身高的表型相关性系数为 0.46，但是在调整了年龄、性别和年龄与性别交互作用的影响后，眼轴长度和身高的表型相关性系数下降到 0.19。双变量 Cholesky 模型拟合分析显示，89％的表型相关是由共同的遗传因素导致，另外 11％是由共同的随机环境因素导致，其中也包括测量误差。很多研究显示，身高更高、体重更重的人更容易发生近视。一项在新加坡开展的包含 1449 名 7~9 岁华裔儿童的横断面研究显示，在校正了年龄、性别、父母近视及每周阅读书本数的影响后，身高更高的儿童倾向于拥有更长的眼轴（+0.46 mm，$P<0.01$）、更深的玻璃体腔（+0.46 mm，$P<0.01$）、更扁平的角膜（+0.10 mm，$P<0.01$）、更大的轴径比（+0.02，$P=0.03$）和更偏向近视方向的屈光度（−0.47 D，$P<0.01$）。有研究发现，近视的发展与眼轴长度增长关系密切，眼轴长度与屈光度呈负相关。身高的增长与眼轴的拉长具有明显相关性。2011 年，Wang 等研究了广州 553 对 7~15 岁的双生子，发现眼轴每年平均增长 0.22 mm、身高平均每年增长 3.92 cm，两者相关系数约为 0.11。另有研究发现眼轴的拉长和身高的增长是基本同步的，在青少年中尤为明显。Saw 等的研究显示，在校正年龄、性别、父母近视、学校性质、阅读时间等混杂因素后，身高在上四分位数以上的青少年相比于下四分位数以下的青少年眼轴长度要长 0.46 mm，屈光度要小 0.47 D（−0.47 D），眼轴长度/角膜曲率半径（AL/CR）比值更高，屈光状态更加趋向近视。多项成年人的研究也显示，身高与眼轴长度存在显著正相关。这提示身高与眼轴的增长可能存在共同的调节通路。但是仍有多项研究未发现身高和屈光度存在显著关联，认为可能是由于角膜代偿性变薄抵消了眼轴增长的效应，屈光度未发生变化。

某队列研究中发现生长高峰年龄（APV）较小的青少年，眼轴增长高峰和屈光度增长高峰也出现较早，近视的发生和进展也较早。也有研究发现身高增长幅度较大的青少年，眼轴增长更为明显。此外，不同年龄阶段身高与屈光发育的关联程度也有所不同。

（三）青春期生理变化因素

月经初潮和首次遗精分别作为女性和男性青春期性发育的标志性指标，其出现的年龄与近视的发生存在关联。Lyu 等的研究发现，相对较晚的初潮年龄可降低中度近视和高度近视的风险（OR 分别为 0.93 和 0.85）。雌激素可能在介导眼球发育和生长高峰出现等方面发挥了重要作用，从而使得月经初潮年龄与近视发生产生关联。

青春期生长激素分泌增多导致体格发育和性发育，而屈光发育亦与生长激素有关。因此体格发育、性发育与屈光发育的内在关联，可能是由生长激素介导的，眼内的各组织结构中也发现存在着多种激素的受体。一项病例报告证实，对于生长激素缺乏症导致的胰岛素样生长因子−1（IGF−1）分泌障碍儿童，其眼轴长度和身高要短于和矮于正常儿童。并且给生长激素缺乏症患儿补充生长激素后和给生长激素受体功能障碍（Laron syndrome）的患儿补充 IGF-1 后，能够使眼轴长度和身高部分地回归正常。

一项研究显示，近视的儿童青少年青春期发育较早，眼轴长度增加较多。这一点与近视的儿童青少年生长发育快、成熟早，特别是月经初潮早的女孩易发生近视的观点一致。然而，生长激素或 IGF-1 水平与屈光发育的相关性如何，尚未有报道。2011 年 Chen 等的研究发现，成人高度近视组的血清睾酮水平明显高于对照组，而高度近视组中男性的雌二醇水平高于对照组、孕激素水平低于对照组。而 2014 年温州一项横断面研究发现，儿童青少年近视组中女生的黄体生成素和卵泡刺激素水平高于非近视组，近视组中男生黄体生成素和睾酮水平高于非近视组。另一项研究也发现月经周期中第 2~3 天、第 14 天、第 28 天的屈光度、视力、瞳距、眼轴长度均随雌激素水平的周期性变化呈周期性改变。月经初潮年龄与屈光发育的相关性，也在一定程度上说明了雌激素水平对屈光发育的影响。但雌激素水平与青春期屈光发育的关系还需进一步研究证实。

（四）体重因素

体重与屈光发育的相关性不如身高显著，并且存在一定性别差异。国外一项研究显示，0~10 岁体重增长速度与 15 岁时的屈光发育情况无显著相关性，尤其是控制相关混杂因素后更无相关性。一项研究发现体重与 AL/CR 的相关性仅出现于男孩。在多元线性回归模型中体重越大的男孩，前房深度越浅，屈光状态更趋向于远视。新加坡一项针对成人的研究也得出类似的结论，体重越大，屈光状态更趋向远视。然而有与此结论不同的研究，2017 年韩国一项研究的 Logistics 回归模型显示，随着体重的增长，近视率呈上升趋势（$P = 0.01$）。同年日本一项研究也发现，体重越重，眼轴长度趋向于更长。另外也有研究发现，在控制了年龄、性别、身高、父母近视等因素后，体重与前房深度呈正相关（$P < 0.05$）。因此，体重与屈光发育的相关性及是否与身高存在交互作用，仍需要更多研究证实。

多项研究显示，儿童青少年 BMI 与屈光发育的相关性较小。悉尼的一项研究显示，6 岁的小学一年级儿童 BMI 与眼轴长度无关，但与前房深度呈正相关。Saw 等的研究发现高度近视组、低度近视组、远视组儿童的 BMI 与正视组均无显著性差异。然而在印度的一项成人研究在对 30~100 岁的成年人进行多因素分析后发现，眼轴长度与体重无关，与 BMI 呈正相关（$P < 0.01$）。

与屈光发育指标关联阳性的躯体发育及性发育指标的突增可在一定程度上作为青少年屈光发育近视化开始加速的"生物标志",为近视的预防和控制提供警示信号。

此外,青春期体内各类激素的"迸发"可能是体格发育、性发育和屈光发育飞速进展的共同内在动力,遗传因素可能也在其中发挥重要作用,但青春期激素水平及遗传易感性与屈光发育关系的研究特别是纵向研究仍需要进一步探讨。

二、遗传因素

在人眼形成和生长发育过程中,遗传因素起重要作用。一般把近视患者分为无遗传性、有遗传性的患者。有遗传性的患者又分为轻微遗传性患者、明显遗传性患者和显著遗传性患者。目前在线人类孟德尔遗传数据库(Online Mendelian Inheritance in Man,OMIM)印发了 26 个近视相关基因位点,被命名为 MYP1-26。已知的近视候选基因功能主要涉及三个部分:①参与细胞外重塑过程,影响巩膜强度,使得眼轴更容易拉长从而导致近视的发生。②影响视觉信号传导。③影响眼球发育。

(一)多基因遗传方式

近视的形成存在着两种不同的遗传方式:一种是生理性近视,为遗传、环境因素共同导致;另一种是病理性近视,为多基因/单基因遗传病所致,主要是指由先天遗传因素所致的近视,会造成眼轴增长,而眼轴的增长是不可逆的,即使佩戴眼镜也难以矫正到正常视力,还可能发生严重影响视力的一系列并发症,是导致失明的主要原因。遗传学上病理性近视存在常染色体显性、常染色体隐性、X-性连锁遗传 3 种方式,且具有高度的遗传异质性。也有一些研究认为高度近视是由常染色体显性遗传、伴 X 染色体遗传等造成的。高度近视常作为一些综合征的伴随症状,如 Marfan 综合征、Weill-Marchesani 综合征、Stickler 综合征和 Knobloch 综合征,但非综合征高度近视患者越来越多。一些非综合征高度近视患者的染色体遗传位点也有报道。

大量的研究肯定了父母近视与后代近视之间存在明显的关联,父母近视其子女近视率和风险增高。对于高度近视而言,遗传因素的作用相对而言要更为显著。学前儿童近视大多数源于遗传,总体近视源于遗传的占到 5% 左右。当父母双方均为近视者,子女近视的概率要比一般家庭高。当父母双方均为高度近视时，子女近视的概率就会更高，即使不是一出生就成为近视，也会成为近视致病基因的携带者，一旦受到环境的影响，就可能发展为近视。一般青少年发育成熟后，近视度数基本就不再增加。但有少数高度近视发生的时间较早，儿童在 5～10 岁即可发生，且进展很快，近视度数会随年龄增长而不断加深，甚至可达 2000 度或以上。高度近视者通常都有家族遗传史，但也有高度近视者无家族史。Tkatc 和 Enko 等通过对绿猴、恒河猴的动物模型研究指出，近视眼的遗传风险取决于与多因素的交互作用，并存在明显的遗传异质性。有研究指出，父母高度近视遗传给下一代的概率有以下几种情况：

（1）如果父母双方均为高度近视者，其子女通常患近视的概率非常高，可能达到 80%。

（2）如果父母一方为高度近视，另一方正常，其子女近视的发生率为 10%～15%。

（3）如果父母一方高度近视，另一方为高度近视致病基因携带者（无近视表现），其子女高度近视的发生率在 50%。

（4）如果父母均为近视致病基因携带者，即使他们本人不显示近视，但父母亲的致病基因遗传给子女，使子女具备了两个近视致病基因，子女也可能会表现为近视，高度近视的发生率为 25%。

（5）如果父母双方只有一方为近视致病基因携带者，另一个基因是正常的，且将近视基因遗传给子女，则子女可能并不表现为近视，只是近视致病基因的携带者。

（6）如果父母双方均是低度近视，遗传的概率要低得多。但也有的表现不完全。

另外，排除后天环境的原因，3～6 岁的儿童出现高度近视，多与遗传有关，属于常染色体隐性遗传病。以全球来看，黄种人近视率最高，东亚国家（高度）近视率居首位；其次是白种人；而黑种人、因纽特人近视眼发病率非常低。这也说明了种属遗传作用。

单纯性近视的遗传方式主要为多基因遗传，表现为一定程度的家族聚集性。许多家族聚集性研究显示，父母近视会增加其子女患近视的风险，表现出近视的遗传易感性。

在一组 6～14 岁儿童近视率的流行病学调查中发现，父母双方都近视的儿童近视率是父母双方都无近视或仅有一方近视的儿童的 6 倍，并且这些儿童的近视进展也较其他儿童明显增快。在对有遗传近视家族史的 100 例儿童的调查中发现，67% 是在 10 岁以前发病的。在 5～10 岁发生近视、散光的儿童，他们的父母一方或双方多患有近视、弱视、散光等眼部疾病。20 世纪 60 年代，Sorsby 等研究发现，屈光及眼其他组成部分如角膜、晶状体、前房深度等眼生物学参数在父母与子代间存在强相关性。20 世纪 80 年代，Ashton 分析了居住在美国夏威夷州 185 户来自日本家庭和 192 户来自欧洲家庭成员的眼屈光和近视情况，结果发现，父母与子女间以及兄弟姐妹间的近视表现高度相关。一项在美国 Orinda 地区进行的近视队列研究（1989—2001 年），分析了 514 名学龄儿童近视与父母近视的关系，认为父母近视是儿童近视的重要预测因素，父母近视不仅增加儿童患近视的风险，而且这一风险会随着近视父母数目的增加而增加，父母双方近视的儿童与父母均未近视的儿童相比，患近视 OR 值为 6.40。Saw 等发现父母双方都近视者，儿童近视率高于父母单方有近视或父母双方都没有近视的儿童。Yap 等研究发现父母均无近视者 7 岁儿童的近视率为 7.3%，父亲或母亲有近视者近视率为 26.2%，父母均近视者近视率为 45.0%。新加坡一项纵向研究发现，父母均近视者儿童患近视的风险比非近视父母的高 1.6 倍。澳大利亚的一项研究分析了 12 岁儿童近视的危险因素，父母患有近视对儿童的近视率有很大影响，相对于父母没有患近视的儿童的近视率要高 2~8 倍，而且父母患有近视的儿童等效球镜更大，眼轴更长。还有研究发现，当父母均近视时，儿童近视率为 43.6%；当父母中有一人近视时，儿童近视率为 14.9%；当父母均没有近视时，儿童近视率仅为 7.6%。Mutti 等对美国学生近视率与父母近视史的调查结果发现，在控制了环境等因素的影响后，父母均为近视者、之一为近视者和均无近视者的儿童患近视的 OR 分别为 6.40、3.22 和 1。另外，父母均为近视者、之一为近视者和均无近视者的儿童近视进展每年超过 −0.5 D 的发生率分别为 67.3%、53.9% 和 45.5%，说明父母中有近视史者，儿童近视进展较快。新加坡一项关于家庭因素与儿童近视进展的队列研究发现，父母一方或双方近视和父母双方均未近视的儿童年平均近视进展分别为 −0.63 D、−0.42 D，而父母高度近视的儿童近视进展较其他组快。针对北京在校学生，以及悉尼和新加坡华裔儿童近视的研究也有类似报道，说明父母近视与儿童近视显著相关。CLEERE（Collaborative longitudinal evaluation of ethnicity and refractive error）课题组的研究对象在一年级进入队列时未近视，对他们随访至八年级，研究将一年级学生睫状肌麻痹球径屈光度 ≤0.75 D 定义为近视高风险，结果显示，与低风险组相比，高风险组中父母均近视的学生更多，用父母近视作为屈光不正预测因子的灵敏度和特异度分别为 62.5% 和 81.9%。该研究还认为，一年级学生的屈光不正情况和父母近视度数能够预测学生发生近视的风险，但灵敏度较低，需要更多研究探索更精确的预测因子。

2011年江苏省南京市、南通市、镇江市3个城市部分中小学校调查显示，父母都不近视、一方近视和双方近视的儿童近视率分别为48.7%、57.9%和68.4%，随着父母中近视人数的增加，男女生近视率均呈相同的显著上升趋势。表明父母均近视者儿童近视率显著高于父母均不近视者。2015年中国地质大学（北京）新生近视流行病学调查显示，新生的近视率为91.5%、高度近视率为21.8%，在近视相关危险因素中，父母均近视者更易患高度近视，父母均无近视者近视程度较低。北京市一项中小学生近视调查显示，近视组直系亲属近视率是29.69%。在双生子的研究之中，角膜屈光力、眼轴长度与屈光不正的遗传性相似，并且，它们之间的差异在同卵双生子中较异卵双生子小。Dirani等研究发现，近视同卵双生子的相关系数为0.820，异卵双生子的相关系数为0.360，遗传指数71.9%。Lin等研究华裔人群得出的结果是同卵双生子近视遗传度为0.65，异卵双生子为0.46。胡诞宁针对双生子的研究表示，同卵双生子间的一致率和相关系数高于异卵双生子，屈光差值低于异卵双生子，显示近视的发生与遗传有密切关系，但由于同卵双生子的一致率和相关系数都低于1、屈光差值大于0，说明环境也有一定的关系。根据遗传指数测定，遗传在近视发生发展过程中起到约60%的作用。

当前多数研究认为近视是一种多因子调控、多细胞参与的复杂眼部疾病，易患性受遗传因素和环境因素共同影响。遗传因素起着稳定、持久的作用，特别是对高度近视的人群。相关流行性研究也肯定了遗传因素与环境因素以及基因环境相互作用对于近视发生的协同作用。Bear和Goss认为近视可能是由多种病因共同作用导致的，如今已经证实了在高度近视发生发展过程中，多基因和不同的单基因遗传模式都参与其中。

（二）眼轴长度的遗传因素

眼轴长度是屈光不正的主要显性表现，是影响屈光发育重要的决定因素，有高度的遗传性。早期Zadnik等发现，父母均近视的儿童比那些父母不近视者眼轴可能更长，甚至在他们成为近视之前就能被发现。然而也有研究者指出这个分析没有明确建立遗传基础。父母近视对儿童屈光度和眼轴长度的影响在我国儿童的研究结果中并不一致，Fan等对学龄前儿童较小样本的研究显示，子女眼轴长度与父母近视与否无显著相关性。随后，Lam等对中国5~16岁儿童大样本纵向研究发现，父母近视对儿童眼轴的影响，是通过影响儿童眼轴生长率而不是近视发生前眼轴长度来实现的。Paget等分析了55份家庭记录，研究屈光度和眼生物学参数的遗传性，发现屈光度和眼轴长度的遗传估计值均为 0.2（95％CI 分别为 0.04~0.36 和 0.03~0.43），提示屈光度和眼轴长度是多基因控制的，即在研究人群的眼屈光时，存在轻到中度的遗传可能。

在人群研究中，近视确实与眼轴更长有关，但有研究者认为这种关联是因为眼轴长度与眼屈光力不匹配，所以近视者的眼轴比屈光力相似的正视眼更长。但是正视眼眼轴长度范围很大，与近视眼眼轴长度范围有较多重叠部分，并非先天较长的眼轴更容易突破正常的生长模式。Mutti 等的研究也证实父母近视与儿童较长的眼轴相关，而较长眼轴的儿童并没有对视近活动更敏感，但不能排除对环境因素更为敏感。

（三）近视程度

目前倾向于认为，中、低度近视和高度近视的病因不同，中、低度近视是多因素疾病，遗传和环境因素共同发挥作用；而高度近视的病因中遗传因素起着相当重要的作用，对于环境因素在其中的作用目前尚存在争议。Gwiazd 分析了遗传易感性的假说，但他不认为父母近视会增加儿童近视的风险。在很大程度上，家庭关联被认为是近视的遗传因素，而不是归因于近视的继承，因为家庭成员具有相同的环境。

近视遗传作用是辩证的，遗传是近视的生物学前提，环境因素和后天用眼情况则影响了近视发生的风险。近视的治疗往往只能改善视力，近视的遗传病理无法得到根本的改变。预防重于治疗，对于儿童青少年的行为习惯，要早发现、早治疗，综合利用多种方法及时进行有效的控制，降低近视率。

三、性别因素

陈镇国等研究显示，7~14 岁学龄儿童中男童近视率为 48.4％、女童近视率 51.7％，女童近视率高于男童。张加裕等研究发现，女童近视率较同年龄段男童高，考虑是因为男童户外活动时间较女童长，这也从侧面证实了户外活动影响近视发生发展的观点。然而有研究认为这与血清性激素水平有关，眼部组织中已发现有可与性激素结合的性激素受体，可通过传统基因调控发挥作用。Gong 等发现女性近视率高于男性，通过研究得出近视女性等效球镜度数在月经周期不同时间段有差异。在月经周期内，柱面透镜、眼轴长度和瞳距显著改变，月经周期中第 14 天和第 28 天的视力高于第 2 天或第 3 天的视力。而月经周期不同时间段中血清雌二醇水平也具有显著性差异，在第 14 天达最大值、第 2 天或第 3 天达最小值。这些结果表明，血清中雌激素水平与近视存在一定的关联。

有研究收集浙江瑞安地区 2012 年 6 月至 2015 年 1 月 7~14 岁 2226 例（2226 只眼）儿童，选右眼为研究对象，结果显示：

（1）7~14 岁儿童随年龄增长近视率升高，女童近视率较同年龄段男童高，不同性别间总体近视率比较有显著性差异（$\chi^2=4.284$，$P=0.036$）。

（2）7~14 岁儿童不同性别眼球屈光参数比较。平均眼轴长度：男童（23.83±1.15）mm，女童（23.44±1.08）mm，两者有显著性差异（$t=5.502$，$P<0.001$）。前房深度：男童（3.52±0.27）mm，女童（3.43±0.25）mm，两者有显著性差异（$t=2.458$，$P=0.015$）。角膜直径：男童（12.22±0.41）mm，女童（12.17±0.40）mm，两者无显著性差异（$t=1.514$，$P=0.132$）。角膜曲率值：男童（43.27±1.50）D，女童（43.21±1.53）D，两者无显著性差异（$t=0.642$，$P=0.552$）。

结论：7~14 岁儿童近视率随年龄增大而上升，其中女童近视率较同年龄段男童高，男童平均户外活动多于女童，提示户外活动在一定程度上可减少近视发生。男童眼轴长度、前房深度平均较女童长和深，而角膜曲率、角膜直径（白对白）性别间无显著性差异。

一项关于儿童性别的 Meta 分析纳入 64 个研究人群，共 146996 名参与者和 36958 例近视儿童，分别研究了不同种族、不同性别的差异。在 9 岁左右，白种人和东亚人开始出现性别差异，随着年龄的增长，女童近视率高于男童。到 18 岁时，白种人女童近视的可能性大约是白种人男童的两倍（$OR=2.03$，95% CI 为 1.40~2.93）。东亚人也出现了类似的情况（$OR=2.30$，95% CI 为 2.01~2.61）。

同年龄段相比，女童近视率持续高于男童，女童佩戴眼镜的年龄往往会比男童更早。在理论上，男童和女童双眼在近距离聚焦能力方面上是没有太大差别的，这就说明女童比男童更早戴上眼镜的主要原因是其他因素。其一，可能与女童和男童的性格特征、学习方式、饮食习惯有关。女童性格多文静，大部分课余时间喜欢在室内活动，如看书、弹琴、练习书法等，这样长时间近距离用眼会使眼睛无法充分放松和远距离调节，眼部肌肉始终处于紧张、疲劳状态，加重眼睛负荷。而男童性格多好动，大部分课余时间喜欢在室外活动，如打篮球、踢足球等，这些户外活动可以改善眼睛视环境，增长视距离，缓解眼部压力，增强眼睛屈光能力，使男童的眼睛负荷小于女童。其二，通常情况下女童的手臂往往会比男童的手臂更短，用手捧着书本看的时候，书本就会距离眼睛更近，所以同男童相比女童会更加容易患上视物模糊等眼部疾病。

四、疾病因素

（一）眼部疾病

1. 角膜异常

角膜异常和近视有明显关联。先天性角膜异常有很多种类，如大角膜、扁平角膜、小角膜、先天性角膜混浊等，包括角膜大小、形状等方面的先天性异常以及一些其他先天性疾病。先天性角膜混浊伴发近视是一普遍现象，主要见于早年发病者，且多表现为高度近视。先天性角膜混浊为常染色体隐性或显性遗传病，角膜混浊多位于中央或旁中央区域。角膜周围形成的环形灰色混浊，称青年环，可单眼或双眼发生。全角膜表现如巩膜样混浊，称为完全巩膜化角膜。其表层有分支血管网，从巩膜扩展至全角膜，属非进行性，亦无明显炎症表现。角膜散光对近视的发生发展意义也十分肯定。角膜散光属于一种屈光不正的表现。引发角膜散光的原因有很多，大体可以分为先天性因素和后天性因素。角膜表面不同程度的弯曲是形成散光的主要原因，一般是先天发育不良，如果是轻度散光，可能只是上眼皮压迫眼球的结果，多属于生理性的范围，不需要特别纠正。后天性散光比较常见的原因是角膜疾病，如圆锥角膜、角膜炎症，或者角膜有溃疡的时候，就可能造成后天性散光。还有一些眼睛手术以后也可能出现角膜散光。

2. 视觉剥夺

视觉剥夺是在不损害眼睛组织结构的情况下阻止视觉信息传入。视觉剥夺是近视病因中比较常见的，如先天性白内障、上睑下垂、角膜病变、晶体后纤维增生、视神经病变等，均可诱发近视，称为"视觉剥夺性近视"。在研究推测婴幼儿期眼睑遮盖所引起的轴性近视是机械效应或热效应的结果，而不是视觉输入异常的结果。

3. 眼压

眼压是眼内容物（房水、晶体、玻璃体）对眼球壁施加的均衡压力，是保证眼球形状及维护人眼正常功能的必要条件。正常情况下，眼压保持在正常生理范围，以维持眼球的正常形态和生理功能。眼压在眼球的生长过程中影响眼轴长度，眼压异常也是常见的近视病因。一般来说，当球内压力增大时，弹性材料的球壁可能膨胀变薄，球体积增大，而眼球就是这样一个具有延展性球壁的球体。眼球的扩张主要是巩膜的抵抗性降低，导致眼球延长。Dunphy 曾指出，若婴儿时期眼压增高，眼球向各个方向伸展，而形成"牛眼征"。若出现在后巩膜完全发育成熟后，则后巩膜易受压力作用而膨胀，从而引起眼轴延长，导致近视形成。多数研究认为近视眼患者的眼压比正视者高。David 及 Tomlinson 等研究发现眼压和眼轴长度呈正相关。Nomura 等测量 2259 例屈光状态不同患者的眼压、角膜厚度、体重、身高，统计分析年龄等相关因素，结果表明，在排除角膜厚度、年龄和其他相关因素后，近视患者眼压随着近视程度加深而升高（$P<0.05$），中度近视患者眼压比正视者高（$P<0.05$）。

4. 视网膜病变

视网膜病变是一类视网膜相关疾病的总称，包括视网膜脱离、视网膜变性、视网膜血管病、黄斑部疾病、视网膜先天性异常、视网膜肿瘤等。视网膜色素变性者中近视者居多，视网膜色素变性跟遗传因素有很大的关系。通常会出现进行性的视力减退、视野缺损和夜盲，最后还可能会造成失明。视网膜病变（Retinopathy）分类较多，比较复杂，常见的有视网膜脱离、黄斑病变、眼外伤、糖尿病性视网膜病变、眼内炎、眼球内异物、先天性眼部疾病等。

（二）其他疾病

许多疾病如糖尿病、高血压、高血脂、动脉硬化、自身免疫性疾病、传染病、肝病等会引起眼部症状，从而引起视网膜的变化，这些疾病都和近视相关。

1. 糖尿病

高血糖和低血糖之间的波动会导致暂时的视力改变。如果不加以控制，糖尿病会导致更严重的眼部问题，长时间的高血糖水平会损害供给眼睛的微小血管，这可能导致糖尿病视网膜病变，也是很多成年人失明的主要原因。患有糖尿病的人也应该意识到他们患白内障和青光眼的风险显著增加。

2. 高血压

高血压会引起视网膜的变化，称为高血压性视网膜病变。同时高血压会损害供给眼睛的微小血管，血压越高，永久性视力问题的风险就越大。控制高血压对视力至关重要。

3. 高血脂

高血脂是常见的一种代谢性疾病，血脂水平过高时，会导致血液中的甘油三酯含量过高，脂蛋白侵犯黄斑，从而就会引起视网膜病变的情况，造成视力严重下降的现象。

4. 动脉硬化

动脉硬化是随着年龄增长而出现的血管疾病，通常在青少年时期发生，至中老年时期加重。如果动脉硬化发生在眼底的动脉，可以导致视力的下降。眼底动脉硬化的早期患者没有自觉症状，只有发病到一定程度形成循环障碍，有出血、渗出甚至栓塞等时才会影响到视力。严重的眼底动脉硬化还可以导致眼底动脉血栓形成，甚至导致患者失明。

5. 自身免疫性疾病

自身免疫性疾病是自身抗原免疫耐受紊乱、机体对自身抗原发生免疫反应导致机体损害的一类疾病。眼部表现往往是许多自身免疫性疾病患者的第一个症状。多种自身免疫性疾病都可导致眼部问题，如眼睛干燥、眼睛发红或发痒、对光敏感、眼睛疼痛、视力改变，甚至视力丧失。巩膜炎在一定程度上也可造成视力下降，而巩膜炎与自身免疫性疾病有关，如红斑狼疮、风湿性关节炎等自身免疫性结缔组织病，这类疾病患者患巩膜炎的风险会加大。治疗自身免疫性疾病将有助于控制随之而来的眼部问题。

6. 传染病

红眼病这样的眼部感染比较常见，其他类型的传染病也会影响眼睛和视力。例如，眼部带状疱疹可能影响眼睛，眼部带状疱疹病毒会引起眼睛和眼睑周围的水疱、肿胀和发红，同时也会引起眼内严重的炎症，眼睛疼痛也很常见。如果脸上有带状疱疹，请咨询眼科医生，因为眼部带状疱疹会永久性地损伤眼睛和视力。

7. 肝病

肝病与视力的关系密切，视网膜内的维生素 A 氧化生成的视黄醛与视网膜上能感受弱光或暗光的视杆细胞中的视蛋白结合，产生视紫红质，成为人们能在弱光下看清事物的感光物质，即视色素。视紫红质在感光分解后的及时再生，有赖于血液和肝脏不断补充蛋白质和维生素 A。当肝细胞受损后，蛋白质代谢、维生素代谢产生障碍，视杆细胞合成视紫红质减少，则会引起暗适应异常，产生夜盲症及视物模糊等症状。

肝病可能引起眼部瘙痒，眼部瘙痒是过敏性结膜炎常见的症状，虽然结膜炎本身对视力影响并不严重，但是当炎症波及角膜或引起并发症时，仍可导致视力的损害。

第二节　近视的社会因素

社会因素指社会的各项构成要素，包括人类的一切活动，如经济、文化、社会关系、社会阶层和社会资本等。此前，世界卫生组织提出"健康社会决定因素"的概念，指在那些直接导致疾病的因素之外，由人们的社会地位和所拥有的资源所决定的环境及其对健康产生影响的因素。诺尔曼曾说过医学的核心是社会科学，健康社会决定因素被认为是决定健康和疾病的根本因素。依据健康社会决定因素框架，健康社会决定因素可分为社会结构性因素和日常生活环境因素。社会结构性因素较为宏观，指文化、社会政策、不同国家和地区的政治制度等；日常生活环境因素指个体差异，是指由社会分层决定的在社会环境和职业环境中所面临的健康危险因素，具体指不同人群的物质环境、受教育程度、卫生服务状况等。这里我们将健康社会决定因素简述为社会因素。

一、经济及区域差异因素

研究结果表明，近视存在着区域和经济差别。在发达城市居住的人群近视率明显高于农村地区。来自新加坡及韩国的研究显示，高收入及白领阶层家庭的子女患眼病的风险增加。在新加坡，受教育程度高、住房条件较好、月收入水平高及长期近距离工作的人群的近视率较高。在韩国，高收入家庭子女的近视率高于中低收入家庭的子女。在家长受教育程度较高、收入较好的家庭中，近视的家族聚集性更明显。Jenng 等研究发现，相比起住在郊区的同年龄儿童，居住在市中心儿童的近视率更高（17.8％ vs 6.9％）。国内同类研究表明，农村学生近视率低于城市学生。

城市居住人群，家庭成员整体具有相对更高的收入水平和受教育程度，且对子女的教育更加重视、投入更多。而且城市居住的儿童在入学前就大量参与学前教育，中小学生过多参加课外辅导班和兴趣班，学习时间长，睡眠休息时间相对较短，用眼负荷过早增大，从而导致了对视力的损害，说明个体经济因素导致物质环境的差异可以对近视率带来影响。

其他区域因素还包括城市中空气污染普遍严重，空气中的二氧化硫、一氧化碳以及一些光污染和光刺激都有可能增加患近视的风险。

二、受教育程度

流行病学调查证实了近视的发生与近眼工作有关。近眼工作量大的人群，近视率一般较高，在调整家族史后此现象仍然存在。群体调查中发现，受教育程度高人群的近视率较高，可能与近眼工作量大有关。高收入者近视率高则可能因其收入与受教育程度有关。

有研究显示，相比起仅接受过初等教育的人群来说，受过高等教育的人群患近视的风险提高了 4 倍。同时，学业表现优异的儿童青少年近视率也高。

原因可能一方面是受教育程度往往与学习和阅读的时间呈正相关。儿童青少年用眼的频率较高，加之未能及时矫正阅读姿势长时间不正确的阅读姿势，逐渐引起近视率的逐渐上升；另一方面，受教育程度的升高伴随着年龄的增加，儿童青少年眼轴长度缓慢增加，由于学习或者对于电子设备使用的增加，促使眼轴增长的速度加快，促进了近视的发展。

儿童青少年中近视率随年级组升高而不断上升，这与王竹青等的调查结果一致。由于年级越高，学习负担和压力越大，继而用眼时间越长，加之缺乏户外活动，则近视率随之升高。一项调查研究显示，2015—2016 年武汉市 92 所学校中小学生的视力低下率呈现逐年级上升趋势，一至九年级学生的视力低下率分别是 16.1%、24.2%、33.5%、42.2%、55.9%、65.7%、73.1%、80.5%、85.3%，差异有统计学意义（$\chi^2 = 49754.275$，$P < 0.001$）。2015 和 2016 学年一至九年级学生的视力低下率的定基比分别是 1.0、1.6、2.2、2.8、3.6、4.1、4.6、5.0、5.4 和 1.0、1.4、2.0、2.5、3.4、4.0、4.5、5.0、5.2，均随年级的升高呈现上升趋势，说明随年级升高，视力低下率上升幅度增大。同年级 2016 学年视力低下率的定基比较 2015 学年小，说明 2016 学年视力低下率随年级升高的上升幅度变小。两个学年七、八、九年级视力低下率的环比均较低，而五、六年级的环比较高。

印尼苏门答腊的眼科研究报道，近视率与受检者年龄相对较小且收入较高有关，但该研究没有发现近视率与受教育程度的相关性。印度安德拉邦眼部疾病研究报道，在农村地区年龄大于 40 岁的核性白内障患者中，虽然患者的受教育程度较低但更容易患近视，这项研究表明患者受教育程度与近视率呈负相关。这可能是农村核性白内障患者的受教育程度较低导致其缺乏医疗知识，患者的收入较低，且对白内障囊外摘除术多有恐惧心理致使核性白内障不能得到及时治疗，最终导致近视率较高。缅甸密铁拉市眼部疾病研究报道，农村人群近视率高达 42.7%，与该地区人群年龄较小且受教育程度较低有关。

三、环境因素

环境因素是决定近视形成的客观因素。对近视而言，环境因素是指不同的信息视觉环境，如不同的工作距离、不同的工作时间和不同的照明条件等对眼的影响。学生学习压力如较大，参加户外活动的时间就会变少，导致眼睛过度疲劳，睫状肌一直使用，调节时间过长就能发生睫状肌痉挛，从而导致视力下降，发生近视。环境因素（不良用眼模式）是造成儿童青少年近视率急剧上升的根本因素。

（一）用眼环境的影响

学习环境中如果光线太强，如阳光照射书面等，会引起强烈反射，刺激眼睛，使眼睛不适，难以看清字体；如果照明度不够、采光不足，书面书本、讲义亮度和对比度过低或字体过小，印刷不清，眼睛不能看清字体，都可使眼与书本距离过近，造成眼调节的过度或眼痉挛而形成近视。北京市 2018 年学生常见病及健康影响因素监测调查显示，学生中有约三分之一在家学习时不能做到同时使用台灯和房间照明。

生物钟（昼夜节律）调节着睡眠和清醒、血压和心率、运动、激素分泌、体温、新陈代谢以及许多其他生理过程的日常节律。这些节律大部分是由昼夜节律控制系统——下丘脑视交叉上核（SCN）的"主时钟"直接或间接控制的。视黑素是一种表达在自主视网膜感光神经节细胞（ipRGCs）上的感光色素，具有直接感光的特性，最大吸收范围为 484 nm（蓝光），会通过视网膜下丘脑束一系列的信号级联过程将光刺激信号传递至视交叉上核。而 ipRGCs 的主要作用是调节松果体褪黑素的释放。当外界因素的发生变化时，生物钟节律也有可能会出现变化，人的生物钟变化会对人体形成危害，其中混乱无节律对人体伤害非常大，容易引起人体代谢的紊乱、患肿瘤风险增加、免疫功能下降、衰老等。昼夜节律和眼球生长、屈光发育有关，人类和动物的眼轴和其他解剖生理特征都会受昼夜节律的影响。

光照的时间、强度、频率与昼夜节律密切相关，是保持生物钟最重要的因素，也是人眼视网膜成像质量的先决条件。环境日间自然光含有蓝光，抑制褪黑素分泌，让人精神抖擞；太阳下山后，没有蓝光刺激时，褪黑素分泌增加，让人昏昏欲睡。因此，白天光照度与自然的光暗周期吻合，适合儿童青少年在室内学习和阅读；深夜用高照度光源照明则与自然生物节律冲突（低光照也会促进近视进展），不宜在夜间（尤其深夜）熬夜学习和阅读。另外，在不良的光线下看书、写字会辨字不清，势必会缩短眼与书本的距离，增加眼的调节，引起视疲劳，久之即形成近视。

光照强度对人眼的屈光状态有着至关重要的影响。Thomas 等用动物模型研究屈光状态与光照条件的关系，发现低光照（1~50 lux）和黑暗（<1 lux）有利于眼轴的伸长，导致近视。而适当的强光照（1000~2800 lux）会延缓近视的发生发展，机制可能是提高多巴胺的释放，而多巴胺是抑制近视发生发展过程中一种重要的视网膜神经递质。尽管一定程度地提高光照强度可以延缓近视发生发展，但不良的光照现象将产生不正确的视觉信号，偏离人眼接受的最佳光照参数范围能够引起眼球和视觉系统的异常发育，导致近视的发生和发展。过强光照即白光污染使视网膜不能接受清晰的物像，在一定程度产生了形觉剥夺，形觉剥夺通过对巩膜的重塑，最终引起眼球的异常发育，是近视发生，尤其在眼正视化过程中近视发生的重要原因。过强光照同时可能通过引起眼的过度调节，导致近视发生发展。Schaeffel 等认为眼的正常发育除了视网膜需感知清晰物像，睫状肌也需要感受正常的调节张力。人眼所能接受或长时间适应的是强度适中、节律合理的可见光。而过强光照可以造成人眼睫状肌异常的调节张力，久而久之，睫状肌即处于痉挛状态，逐渐形成近视。

不同波长的单色光对近视发生发展的作用不同。多数研究支持波长较长的单色光容易引起近视的观点。Liu 等针对婴幼阶段恒河猴，用准单色蓝光、红光和白光着色进行研究，发现长波长光对于早期眼的发育存在负向作用。Long 等研究发现，长波长单色光照射豚鼠可以诱导明显近视，玻璃体腔显著延长。Wallace 等研究发现，红光饲养下的小鸡更容易出现近视，而蓝光饲养下容易出现远视，且二者在一定条件下可以互相转变。环境光线的色彩变化可以引起近视与远视之间的互换，这种现象给临床上近视眼的防治提供了一定的思路。另外，儿童期对紫外线极为敏感，家长担心夏天强烈的阳光晒伤婴儿，可能会相应减少户外运动时间，从而使出生季节与近视率之间的关系受到干扰。因此，环境光对近视的影响，可能是多种因素共同参与的结果。

照明条件和用眼强度是决定青少年是否近视的一个重要因素。当下的学生学习负担重、压力大，一次用眼时间长，导致青少年近视率越来越高。李锦等指出长时间高强度的用眼已超过眼睛及其相关的神经、大脑的物质能量代谢的代偿能力，使感光细胞、视觉神经及神经中枢成像区长期处于较低的功能水平，会造成不可逆的视力损伤。

儿童青少年学习的主要场所是教室和家庭，部分教室和家庭存在采光不足或照明不良的情况。如果教室的朝向不好，如面朝东或朝西，教室开窗过小，窗外有高大建筑物或树木遮挡；或家庭学习的房间不朝阳，写字台摆放位置不好，或者灯与桌面的位置安排不当，造成有阴影遮挡，均可造成采光不足。如果阳光直射到室内而没有遮阳设备，致使光线炫目，同样会引起视疲劳。有一些家庭的人工照明不良，电灯度数较小，或因电灯的距离太远，都难以达到阅读与写字时所需的光照度。也有一些家庭使用日光灯照明，日光灯管发出的光是蓝与黄两种颜色混合在一起的复合光，很多厂家为了提高日光灯的亮度，直接提高蓝光的强度，蓝光波段亮度过高，眼睛长时间直视光源后可能引起视网膜的光化学损伤，破坏视网膜细胞正常生长与工作。另外，日光灯管有闪烁现象，忽明忽暗，且日光灯光源对白底黑字的书本缺乏应有的立体感，观察物体时产生色像差，更易产生视疲劳。而白炽灯虽发光效率低，但光线柔和、均匀，眼睛感觉舒适，有利于长时间灯下作业。因此应保持阅读环境中适宜的光亮度和对比度，不要在灯光比较昏暗的厕所等环境下看书，也不要在光线太强环境中看书。对于近视和采光、照明条件确切的关系还需更深入的研究。

（二）课桌椅不适合的影响

学生课桌椅的高度与其身高的匹配程度为儿童近视的因素之一，由于学生在学校的课桌椅前停留的时间是长期、连续、固定的，不合适的课桌椅高度将会对学生的坐姿、视距等近视发生相关因素造成很大影响，会使学生上课时坐姿不良，极易产生疲劳，久而久之，体态受到影响，形成脊柱弯曲、驼背等，脊柱弯曲不仅会影响心肺血液循环、呼吸和消化功能，使肺活量减小，且极易造成中小学生用眼距离过近，会造成眼的调节紧张，影响视功能的正常发育，从而患上近视。2017年北京市中小学生调查发现，有39.7%的学生报告课桌椅高度能够按照自己身高做到每学期内调节一次，42.84%的学生报告课桌椅高度从未调整过。

（三）季节因素

导致近视度数增加的因素有很多，多项研究表明，出生季节与近视的发生发展相关，在不同季节近视度数的增长幅度也不同。近视度数以及眼轴的长度会随着不同季节的变化而有所区别。夏冬两季，近视度数与眼轴长度增加差异较为明显。相较而言，其他月份的增加幅度在夏冬两季之间。Mandel 等在其研究中发现，中、高度近视率在夏季时明显增高，其中出生于 6 月、7 月最高，12 月、1 月最低。并且该近视率与不同月份之间的光照时间也呈明显的相关性。McMahon 等也发现近视率与出生季节呈现弱相关性，出生季节是高度近视的危险性因素之一，可能与不同季节孩子外出活动情况有关，也可能是季节的原因造成出生生理变化导致近视率不一样。George McMahn 发现近视率与出生季节呈现弱相关性，出生季节是高度近视的危险因素之一。2011 年上海一项研究也表明出生月份是近视的危险因素，出生于 12 月的婴儿近视率低，出生于 7 月的婴儿近视率高。2018 年唐山地区儿童青少年近视屈光度增长速度与季节变化的相关性研究表明，冬季近视屈光度增长速度快于夏季，这可能是因为夏季的户外活动时间较冬季更长。

出生季节影响近视率的原因较为复杂。首先，动物实验揭示了昼夜交替在正视化过程中起着至关重要的作用。小鸡眼球生长最快的时间在白天，而夜晚的生长节律则变慢。这种生长节律的昼夜改变也同样发生在人类眼球。其次，大规模的流行病学调查结果发现，晚上开灯睡觉的婴儿，其将来发展成近视的可能性将大大升高。环境光对近视的影响是多种因素共同参与的结果。

一些相关的流行病学调查发现，成人神经递质多巴胺的更新与出生月份相关，出生在 11 月及 12 月的成人更新最快，而出生在 5 月、6 月的则更新最慢，表明了围产期的光周期对成人多巴胺更新的长效作用。还有研究显示，出生在 6 月的婴儿其褪黑素水平最高，而出生在 12 月的水平最低，表明了出生的月份对于褪黑素水平的显著影响。Rada 等在小鸡的角膜、脉络膜、巩膜、视网膜中检测到褪黑素受体 Mel（1a）、Mel（1b）和 Mel（1c），证明小鸡眼前节生长节律的改变是由褪黑素所介导的。在上海，7 月的光照时间相对较长，12 月则相对较短，研究认为正常的正视化过程至少每天需要 4 小时的黑暗。从上面的研究中可以看出，12 月出生的婴儿由于较长时间在黑夜中度过，近视率较低；7 月出生的婴儿却因为有较长的光暴露时间，近视率较高。

尽管出生季节只是生命早期一过性的暴露，但它却可能对生殖系统以及神经行为方面有着长期的甚至终生的影响，包括某些中枢神经系统中特定的神经递质，如多巴胺和褪黑素。不同月份出生的孩子有着不同的光暴露时间，光暴露时间的不同影响着人体褪黑素－多巴胺的平衡，而褪黑素－多巴胺平衡又影响着正视化的过程，正常的褪黑素－多巴胺平衡在正视化过程中起着重要的作用，如果破坏了这个平衡将导致屈光不正的发生。所以出生季节与近视率之间的关系或许可以用褪黑素－多巴胺平衡来解释。

除了不同季节其光照时间不同，不同季节的光强度与光波长也不同。光是人眼视网膜成像质量的先决条件，光照强度、频率、周期节律变化及光波长均与近视的发生发展有着密切关系，尽管一定程度地提高光照强度可以延缓近视发生，但不良的光照现象将产生不正确的视觉信号，偏离人眼接受的最佳光照参数范围能够引起眼球和视觉系统的异常发育，导致近视的发生发展。

四、缺乏用眼基本常识

父母对儿童用眼基本常识与学龄儿童的患近视风险有很大关系。虽然许多家长的眼保健意识已大大增强，但目前仍有不少人缺乏用眼基本常识，对于近视还存在诸多误区。

（一）近视都是能够治愈的

有的人认为，孩子还小，是假性近视，长大后自然会好。这很容易贻误最佳治疗时间。实际上，孩子由于学习及频繁使用电子产品，眼疲劳及调节紧张，常有假性近视。很多家长往往过于重学习成绩、轻眼睛健康，没有及时发现或发现后没有及时带孩子到医院进行正规的检查和治疗，错过了最佳治疗时间，一般等家长觉察孩子视力问题到医院进行检查时大部分已经为不可逆的真性近视。也有不少孩子眼睛看不清楚却不敢主动告诉家长，久而久之可能导致假性近视发展成真性近视。还有一些家长为了省钱省事，带孩子四处戴仪器、做按摩，却迟迟不带孩子到正规的医院进行检查治疗。因此，家长和老师都应正视孩子的近视问题，合理、轻松地对孩子的用眼习惯进行监督，不要给孩子造成太大心理压力，帮助孩子眼睛更好地发育和成长。让孩子在宽松的环境下养成良好的用眼习惯，学会保护眼睛。同时还要让孩子知道，眼睛看不清楚时，要及时告知家长和老师。建议家长从孩子两岁起就应该为孩子买一个视力表，教他如何检查视力，尤其上小学以后，每年至少查三次视力。当发现孩子有看东西眯眼、经常揉眼睛，说眼睛酸痛、看电视往前走等行为，即应当引起注意。一旦发现孩子视力下降，应尽早带孩子到医院检查并接受正规治疗。如果确诊为假性近视，无需配镜，注意用眼卫生，教育孩子养成良好写作姿势，写作业40~50分钟应该休息远眺，坚持做眼保健操，不在走路、乘车、躺卧和阳光直射下或暗光下阅读、写字等，这样视力会逐渐恢复回来。如果孩子确实患上了真性近视，无法根治，就要佩戴一副合适的镜片。

（二）戴上眼镜会让度数越来越深

在现实中，部分孩子出于各种原因不想戴眼镜，存在戴镜率低下等问题。有的人认为戴眼镜会影响美观，因为很多近视度数比较高的人取下眼镜后会发现眼球突出，感觉戴眼镜不好看。有的人存在"戴眼镜使度数越来越深"的错误观念，认为戴眼镜可能会加快近视进展，越戴越深，应尽量不戴镜，仅在用的时候戴镜，平时不用眼镜，从而加重了视力的损害。有一些家长宁愿孩子"眯缝眼"，也不愿意让孩子戴上眼镜。还有一些人有意识地让孩子的眼镜欠矫，甚至拒绝为早期近视眼患儿进行视力矫正。研究表明，近视度数发展与戴眼镜并无直接关系，而是与眼睛发育期间眼轴增长有关。事实上，一旦儿童青少年发生真性近视，如果硬撑着不配镜、不戴眼镜，一方面看不清楚黑板，造成学生注意力不能集中，影响学习；另一方面由于视网膜接收的影像模糊不清，眯眼睛使劲看会使眼内外肌肉过度疲劳，更容易加快近视的发展。儿童青少年近视、远视或散光患者中大部分的近视是由眼轴过度伸长引起的，近视度数一般会随年龄的增长而加深，都应该完全矫正。目前佩戴眼镜仍是矫正屈光不正，尤其是轻、中度近视重要的非手术疗法，远视力下降可以通过佩戴合适的眼镜加以矫正。孩子坚持佩戴一副合适的眼镜并定期更换，既可以解决视疲劳，同时由于视网膜接收的影像清晰，反而能阻止近视的发展。

（三）配眼镜只要能看清楚就行

有的人佩戴没有经过验光或者验光不准的眼镜、有的人一副眼镜戴很长时间不换，这些行为都会加重眼睛的负担。眼镜一定要度数合适，近视者一定要定期在医疗机构进行检查配镜。16岁以下的青少年第一次配眼镜很重要，建议先进行散瞳验光，由于儿童的眼睛调节力很强，如果不散瞳麻痹睫状肌，就有可能检查出过高近视度数，或者本身无近视而检查结果表现为近视（假性近视）。因为儿童刚出现视物模糊多为假性近视，必须到正规的眼科就诊，先排除眼部疾病，再做睫状肌麻痹散瞳验光，辨明是真性近视还是假性近视。一般来说，儿童假性近视不需要配眼镜，通过平时眼睛多看远放松、注意用眼卫生、合理饮食就可改善。一旦确定为真性近视，就一定要佩戴眼镜。另外，由于儿童处在成长期，眼睛调节功能强，佩戴眼镜后，半年左右验光一次，如果眼镜度数不合适，应及时更换。

（四）只要学习好，近视也无所谓

有的人认为，学生把书读好，考个好成绩，上个好大学，是家庭的头等大事。读书会形成近视，视力不好佩戴眼镜，或者花钱做激光角膜手术治疗就可以了，对近视防控抱有侥幸心理。但是激光角膜手术是有一定适应证的，手术患者必须成年，而且近视度数已经稳定，度数过高而角膜厚度不够是不可以进行手术的。如果患者在手术后依然延续不科学用眼的习惯，近视仍然有重现可能。

（五）戴眼镜是有知识、有风度的象征

佩戴眼镜在传统的观念中是勤学刻苦的标志，有人片面认为佩戴眼镜是勤学苦读、挑灯夜战的结果。另外，影视剧中塑造的科学家、知识分子多数都是戴着眼镜的，容易使人产生"戴眼镜是有知识的象征"的印象。实际上眼镜仅仅是一种工具，是一种帮助人的眼睛矫正视力使其看得更清晰的工具，能为我们的工作生活带来便利。所以戴眼镜不是学习刻苦的必然结果，而是长期不正确用眼习惯造成的。现实告诉我们，一旦患了近视，不戴眼镜会给学习和生活带来很多不便。因此，我们要主动学习并掌握科学用眼护眼等健康知识，养成健康的用眼习惯，正确科学地用眼。

（六）座位越靠前越有利于孩子的学习和视力保护

在很多人印象中，教室的前排往往是好学生和近视生的"VIP 专座"，家长都想让孩子往前坐，以为这样对眼睛好又利于学习。研究表明，最佳护眼距离是 5～6 m。意思就是离黑板 5 m 以内时，眼睛的肌肉处在紧张的收紧状态，容易疲劳，可能引起近视。另外，坐在前几排的同学大多看黑板需要仰着脑袋，时间长了，对颈椎也不好。所以，大可不必去抢那离黑板近的位置，应经常变换位置坐。

（七）父母玩手机对孩子影响不大

有的人认为，我是成年人可以玩手机，不让孩子玩就行了，甚至有的把手机当作"电子保姆"。在孩子的成长过程中，孩子很容易会模仿父母的行为。因为在孩子的世界里，父母的一言一行占据着极其重要的位置，他们会潜意识

地模仿自己的父母，把父母的举动真实地"复制"出来。许多父母自己是个"低头族"，一边自己沉溺在手机里不能自拔，一边呵斥孩子不要玩手机，而家长"以身作则"玩手机习惯，会潜移默化给孩子造成非常不好的影响。还有的家长对孩子在晃动的车上看书、看手机和视频不以为然，还认为这是爱学习的表现，有些家长非常自豪地夸奖自己的孩子很小就会无师自通地玩手机、电脑，浑然不知这会对孩子的视力造成不可逆的损害。在现代社会，手机逐渐替代了父母的陪伴，对于孩子来说，手机是一个新奇的世界，它可以拍照、可以聊天、可以玩游戏、可以了解更精彩的世界，甚至可以完全取代父母的陪伴。日复一日，在父母缺席陪伴的日子里，手机成了孩子最亲密的伙伴，孩子逐渐对手机形成强烈的依赖成瘾。这些用眼行为和用眼环境的巨大变化，使近视的发生风险成倍增加。

（八）孩子不说看不清楚，就没必要带孩子做视力检查

一些家长认为，只要孩子不是看不清黑板就没问题，没有关注过孩子视力，学校每次的视力检查单他们也没太在意。2018 年一项对湖北省 28 所小学一至三年级 2 万多名小学生的家长问卷调查显示，尽管 98.10％的家长都有督促孩子保护眼睛的良好意识，但是 88.74％的家长不知道自己孩子的视力情况，而其中仅有 28.6％的家长定期带孩子去医院检查视力。在孩子近视发展的过程中，近视大多出现在青春发育阶段，除部分遗传因素外，大部分孩子患上近视是由于过早地过度用眼，近视会使孩子的身心健康产生很大的问题。因此，孩子视力问题应该引起家长足够的重视，定期的眼睛检查是至关重要的，因为及早发现和干预近视问题，可以减缓度数增长的速度，降低进一步视力损害的风险。

五、教育政策的影响

近视率增高与现代社会教育大规模普及密切相关。追溯到 20 世纪初的欧洲及北美，为了满足现代社会工业化的需求而大规模普及教育，随着教育覆盖面的不断提高，国民受教育机会进一步扩大，但在科学用眼、保护视力方面却呈相对滞后，近视率持续不断增长。而这一现象在东亚及东南亚的发达国家更为明显。Rose 等的研究显示，全球近视率最高的地区集中于东亚及东南亚发达国家，新加坡同年龄儿童青少年近视率几乎是悉尼的 10 倍，主要原因是大部分亚洲国家的人口密度大，都有相似的应试教育制度，因而竞争激烈，儿童

青少年承受的教育压力非常大，接受教育的年龄早，在眼睛尚在发育的阶段就过早地进行系统阅读。除了要完成学前教育、幼儿园、中学、高中的学校学习，还要参加各种补习班、学习班，沉重的学习负担迫使学生花更多时间读写，外出活动时间减少，眼睛得不到及时的休息，造成了视力恶化，导致近视率猛增。Li 等的研究显示，在悉尼 6 岁华人儿童的近视率为 3.23%，在新加坡 6 岁华人儿童的近视率则为 29.14%，几乎有 10 倍之差。这两个人群的最显著差别是，悉尼华人儿童每周有 13.75 小时户外活动时间，而新加坡华人儿童每周只有 3.05 小时。两国教育体制不同导致儿童青少年学业负担以及户外活动所花时间的巨大差异被认为是东亚地区高近视率的主要因素。对因纽特人的研究也证实了这一观点，1970 年研究显示，在几十年前阿拉斯加北部长大的成年人中仅有极少数人成为近视，但随着生活方式的改变，仅过去了一代人的时间，他们的儿孙超过一半为近视。另外，在尼泊尔、印度农村地区，15 岁组的近视率分别仅为 3.00% 和 6.72%，说明了农村户外活动时间普遍长于城市，可降低近视发生发展。

中国是一个人口大国，也是一个教育大国。教育和人民素质水平，直接影响着社会发展。新中国成立之初，我国人均受教育年限仅有 1.6 年，2018 年，这一数字已提升至 10.6 年，总体水平跃居世界中上行列，实现了从人口大国向人力资源大国的转变，为社会持续健康发展做出了基础性、全局性、先导性贡献。受中国家庭传统教育观念的影响，父母担心自己的孩子会落后别人的孩子，为了不让自己的孩子输在起跑线上，希望孩子取得更高的分数，往往会让孩子早早开始看书认字，给孩子报各种写作兴趣班，而且频频加大和提高孩子的学习强度和频率，导致孩子很少有时间进行户外活动放松心情。种种因素导致千千万万的学生臣服于考试压力，稍有一点空闲时间，则抓紧时间玩电脑和手机，沉迷电子游戏，户外活动时间甚少，学生每天用眼时间和近距离学习时间大大增加，长期下去容易导致学生用眼过度，严重影响正常发育和科学用眼，导致近视率迅速攀升。

第三节　近视的行为因素

近年来，儿童青少年近视率在全球范围内快速增长，表明遗传因素、环境因素和行为因素等多种因素与近视的发生发展关系密切。尤其是现代人的生活方式发生了巨大的变化，带来了生活模式、用眼模式的巨大改变，对儿童青少年的视力产生重要影响。

一、电子产品影响用眼行为

近年来，以互联网为代表的信息技术的迅速发展，推动人类进入信息时代，数字媒体和屏幕设备在儿童青少年的学习、生活中已无处不在，导致用眼强度大增。中国互联网络信息中心（CNNIC）发布的《中国互联网络发展状况统计报告》显示，截至 2020 年 12 月，我国网民规模为 10.67 亿，互联网普及率达 75.6%，10 岁以下、10～19 岁、20～29 岁网民占比分别为 4.4%、14.3% 和 14.2%。网民中使用手机上网的比例为 99.8%，人均每周上网时间长达 26.7 小时，可以说我国已经进入了一个全民互联网的时代。

教育部门积极推进"互联网＋教育"，加快建设教育专网，"电子教师"正深度融入儿童青少年的学习生活中。有研究表明，我国中小学（含教学点）互联网接入率达到 100%，99.9% 的学校出口带宽达到 100 Mbps 以上，超过 75% 的学校实现无线网络覆盖，99.5% 的学校拥有多媒体教室，电子化教学广泛应用，并通过在线课堂把优秀教师的教学活动远程传输到偏远农村学校，促进偏远、贫困地区共享优质教育资源。但是在学校大量使用多媒体设备的情况下，学生每天在学校的时间为 8～10 小时，如果每天从早到晚接连五六节课都要盯着屏幕去学习，则可能对学生的视力造成损伤。2017 年针对北京市中小学生的调查发现，有 43.41% 的学生上课使用多媒体设备的时间超过 20 分钟，初中生使用多媒体设备时间 20 分钟及以上的占比为 86.82%、高中生为 79.44%，其中多媒体设备类型主要是触摸电视、投影幕布和电子白板。《江苏省青少年互联网使用状况调查报告（2016 年度）》显示，2016 年江苏省青少年网民达 867.9 万人，其中小学生网民超 500 万。江苏青少年首次接触互联网的年龄连续 4 年呈现低龄化趋势，从 2013 年的 9.2 岁下降到 2016 年的 7.1 岁。因此，要避免长时间使用多媒体等电子设备，建议在保证课堂教学效果的基础上尽量少使用多媒体设备，同时应避免长时间看电视、玩电脑和手机。

在日常生活中，儿童青少年低年龄、长时间、近距离使用电子产品的现象非常普遍，电子产品已经成为儿童青少年生活学习中不可或缺的一部分。手机、电脑这些电子产品提供的内容丰富、功能多样、界面清晰、操作方便，儿童青少年是一个自我防护意识和自我控制能力都相对薄弱的群体，很容易被电子产品的丰富内容吸引控制，过分地痴迷于网络和游戏，极易造成眼睛的疲劳，诱发近视。一是使用电子产品时间过长，有喜欢看的节目和内容，往往会连续看 2~3 小时。长时间看电子屏幕，眼睛瞬目次数减少，可能出现眼部干涩、疲劳、异物感等眼干燥症症状，眼表泪膜的不均匀导致视觉质量下降。严重者还可发生角膜炎或结膜炎。英国格拉斯哥大学研究人员发现，生活方式健康的人每天看 2.2 小时电视，超出这一范畴则可能影响睡眠、饮食、体重，甚至增加早亡风险。二是近距离使用电子产品，或位置过高/过低地使用电子产品，或在行走时、在车上或躺卧时使用电子产品，由于屏幕亮度频繁闪烁变化，为看清屏幕文字、图形等信息内容，眼睛的调节肌尤其是睫状肌必须频繁运动，久之睫状肌就会疲劳（即视疲劳）或睫状肌痉挛，造成调节性近视，若不及时防治，很快就会变成真性近视。三是沉迷电子产品的儿童青少年会疏于运动，运动的减少可能会诱导近视的发生。四是儿童青少年对电子产品产生好奇心，使孩子对电子产品产生探索的欲望，容易沉溺于电子产品慢慢上瘾难以脱离。五是面临睡眠不足问题，长时间玩手机可引起睡眠不足，10~13 岁是近视眼形成的高峰期，若睡眠不足，则交感与副交感神经功能失去平衡，也容易造成睫状肌调节功能紊乱，诱发近视的产生。

在儿童青少年近视发生发展的过程中，近视大多出现在青春发育阶段，除部分遗传因素外，大部分儿童青少年患上近视是由于过早地过度用眼，其中相当部分是沉迷电子产品等。当儿童青少年在近距离使用手机电脑玩游戏时，眼部睫状肌处于调节紧张的状态，会造成瞬目的活动减弱。长期的用眼过度调节，会造成眼睛的结膜充血、干涩、流泪、分泌物增多，引起眼睛视力处于疲劳状态，导致眼睛肌肉调节痉挛过度，产生视疲劳，从而加快近视的发展。另外，电子产品屏幕光中存在波长为 400~500 mm 的高能量可见蓝光，因为背景光线比较弱，屏幕亮度就会相应增加，当儿童青少年沉迷于网络，眼睛长时间接触手机玩游戏，眼睛受屏幕散发的蓝光影响，有可能直接穿透晶状体到达视网膜，造成视神经损伤，视神经一旦损伤将永久不可修复，导致近视、弱视、视疲劳等眼部疾病发病率出现急剧增高趋势，严重影响眼睛健康。

2018 年，中国共青团维护青少年权益部、中国社会科学院社会学研究所等调查显示，儿童青少年"触网"年龄愈发提前，其中，6~10 岁占比超过六成，且八成以上都具备较强的网络能力。接近半数的儿童青少年每天上网时长都能控制在 2 小时以内，24% 的儿童青少年每天上网时长达到 2~4 小时。娱乐是儿童青少年最为喜欢的领域，影视、动漫、游戏、音乐收获关注满满。一项对 0~5 岁幼儿父母的调查结果显示，幼儿手机使用率为 80.4%。现代社会，大部分父母工作繁忙，没有时间陪孩子玩，手机或电子游戏、电视成了孩子假期的最佳玩伴。

电子产品对儿童青少年直接的伤害就是视力损害。这些电子产品有一定的辐射，加上屏幕比较小，图像变换速度快，荧光屏上的强弱光和闪烁画面刺激视觉环境，长时间沉迷电子产品，使儿童青少年睫状肌长时间处于紧张状态，易产生痉挛，导致视力下降。2021 年一项研究发现，儿童青少年连续玩 20 分钟手机，视力平均下降到 43.8 度近视状态；连续玩 20 分钟平板电脑，视力平均下降到 41.7 度近视状态。2014 年浙江省眼科医院进行了电子产品对孩子视力的破坏力实验，结果显示，玩 10 分钟手机相当于看 30 分钟电视。

二、长期不良的学习习惯

儿童青少年正处于生长发育的关键时期，极易受到诱惑和环境的影响，有关的不良学习习惯因素有很多，学习时不注意用眼卫生，长期不良的读书写字习惯，连续长时间的看书和躺着看书，走路时候看手机、看书，在光线不足或者阳光直照下阅读，用眼距离过近和用眼时间过长及睡眠时间减少等，都是促使近视发生发展的重要因素。

读写习惯是近视发生发展的重要影响因素。儿童青少年阶段是屈光状态发育的关键期，由于视觉发育尚未完成，眼调节力很强，当书本与眼睛的距离达 7~10 cm 时仍能看清物体，这种生理特点使他们在读书时往往不知不觉让头部靠近书本，逐渐养成近距离用眼的不良习惯。如果经常以此距离看书，眼睛就常处于紧张状态，从而可形成假性近视。如果长期调节过度，睫状肌不能灵活伸缩，辐辏作用加强，使眼外肌对眼球施加压力、眼压增高、眼内组织充血，加上儿童青少年眼球组织娇嫩，眼球壁受压渐渐延伸、眼轴变长，超过了正常值就形成了真性近视。

北京市 2018 年学生常见病及健康影响因素监测调查结果显示，48.6％的学生放学后写作业或读书写字的时间在 2 小时及以上；近距离用眼时，23.5％的学生每 2 小时及以上才休息一次眼睛。2018 年中南大学爱尔眼科学院联合中华医学会眼科学分会视光学组共同发布的《中国青少年用眼行为大数据报告》显示，目前仅有 45.4％的学生用眼距离大于一尺（约 33 cm），28.3％的学生用眼距离甚至低于 20 cm，83.2％的学生单次连续近距离用眼时长超过 40 分钟，其中超过 120 分钟的占到 53.5％。随着年龄的变化，仅有 6~9 岁的学生每天户外活动时长达 1 小时，10~17 岁的学生活动时长均不足 1 小时，且年龄越大，户外活动时长越少。标准用眼角度为±5°以内（保持上半身直立、目光直视的正确坐姿），但多数的学生在 1 天的用眼行为中，98.3％时间的用眼角度在 0°±15°，1.7％时间的用眼角度超过±15°，属危险用眼行为。33.7％的学生在环境光照不足 200 lux 下用眼（标准用眼光照环境：室内除房间正常光源外，还需补充一个台灯光源），易造成眼睛的负担，引起近视的发生发展。

近距离用眼被认为是近视发生发展的首位危险因素，近距离用眼持续时间（大于 45 分钟）与近视的发展呈正相关。一项悉尼的近视研究发现，连续阅读大于 30 分钟的儿童与连续阅读小于 30 分钟的儿童相比，更有可能发展为近视。近视与较长时间内近距离工作的累计时间无关，而与近距离持续工作时间有关。新加坡的研究显示，在自我报告近距离阅读频率选项为"经常"和"有时"的与"一直不会"的儿童相比，存在 80％和 61％的近视风险。Giloyan 等的研究显示，调整混杂因素后，持续用眼时间大于 60 分钟的儿童近视风险高于持续用眼时间小于 60 分钟的儿童。

我国多项调查结果显示，在阅读姿势及行为习惯对近视影响方面，阅读距离小于 15 cm、躺着看书及移动看书更容易形成近视，每天学习时间大于 10 小时、伏案学习距离小于 30 cm、在昏暗光线下看书等不良用眼习惯对近视的发生发展有影响。连续阅读超过 45 分钟、在距离不小于 3 m 的地方看电视、写字时歪头均与近视的发生发展相关。持续阅读时间大于 2 小时的儿童发生中、高度近视可能性是持续阅读时间小于 2 小时儿童的 1.5 倍，工作距离小于 30 cm 的儿童近视发生可能性是工作距离大于 30 cm 儿童的 2.5 倍。

一项研究对近视早期的患者长时间用眼后进行光学相干生物测量仪（IOL master）检查，发现这些患者的眼轴有明显的增长。通过对近距离眼动参数与学生近视发生发展的关系推测：近距离工作时高调节滞后可能是导致近视进展的原因之一。长期超负荷的近距离工作使视网膜像长期处于离焦的状态，通过视网膜神经的适应性调节使离焦阈值增加，对模糊像产生了适应，使模糊诱导的调节反应及准确性降低，引起调节滞后增大，同时与其他近距离眼动参数产生相互影响，使慢性远视离焦的状态长期存在，从而诱导视网膜产生一些神经递质或生长因子来调控眼轴的不恰当增长，导致近视的发生发展。

三、视近工作年限及时间

近视的发生发展同视近时间、学业负担、学习紧张程度有密切关系。同年龄儿童青少年由于学习阶段的不同，近视率也有所不同，说明儿童青少年近视的发生发展并不是单纯年龄增长的必然结果，而是与视近工作年限，即与学习习惯中某些不良因素有密切关系。儿童青少年眼睛尚在发育阶段，学习压力大，课后作业时间长，导致视近工作时间长、眼球负荷重、负荷重，可能造成近视发展，即使父母双方均不近视，在后天用眼负荷过重的情况下，子女也可能会发生近视。同一地区环境条件大致相同，但由于学习负担不同，近距离用眼的时空占有比不同，视力低下率也有所不同。柏茂仁等调查发现，小学生每天持续学习时间超过 2 小时、中学生超过 3 小时的群体，近视率明显高于小学生每天持续学习时间少于 1 小时、中学生少于 2 小时的群体，说明近视与功课较多、学习时间过长等具有直接相关性。

四、营养摄入失衡

儿童青少年的体质和发育状况与近视的发生发展密切相关。眼睛在正常发育期间需要很多微量元素、蛋白质、脂肪等，如果缺乏这些营养物质就会使眼球组织变得脆弱，容易产生近视等相关的眼部疾病，严重者会影响视力的发育。视力的正常发育包括视觉器官及视神经的发育，均需要吸收充足的各种蛋白质、脂肪、无机盐、维生素、微量元素等营养物质，一旦发生营养物质的缺乏，可能出现相应的疾病，甚至影响视力发育。例如视物的过程需要维生素 A 的参与，视神经的传导需要 B 族维生素的帮助，预防眼睛的老视需要健康的血管（维生素 C 和维生素 E 对此很有帮助）。眼睛在生长发育期间缺乏某种或某些重要的营养物质，眼部组织的功能一定会下降，眼调节、放松、成像、视神经传导等功能会变弱，在环境因素的作用下，眼球壁的巩膜容易扩张，眼睛的前后轴变长，从而发生近视。因此，应补充眼内睫状肌与巩膜必需的营养物质，增强睫状肌的肌力，帮其恢复固有功能，加强巩膜的坚韧性，增强它对外界的抵御力量，防止其扩张。

食物中对人体有效的成分主要包括六大营养素，即蛋白质、脂肪、碳水化合物、维生素、矿物质和水。视力的主要物质基础包括蛋白质和维生素 A 衍生物。视力健康与这些营养素都相关。

（一）蛋白质

蛋白质是一切生命的物质基础，机体中的每一个细胞和所有重要组织器官都由蛋白质构成。蛋白质的结构、功能千差万别，形成了生命的多样性和复杂性。蛋白质是构成、更新、修补人体组织和细胞的重要成分，它参与物质代谢及生理功能的调控，在体内不断地合成与分解，保证机体的生长、发育、繁殖、遗传并供给能量。由于蛋白质是一种结构物质，不能在人体内储存，必须每天不间断地补充足够的蛋白质，从而达到均衡。

眼球内组织蛋白质含量丰富，眼睛的正常发育与组织更新需要不断地补充大量的蛋白质。眼睛的巩膜是眼球的坚韧外壳，是一种由多种必需氨基酸构成的坚固纤维组织。蛋白质是给予巩膜营养的主要来源，经常食用富含蛋白质、氨基酸的动物性食物，可以增加巩膜的坚韧性。视紫质是眼睛产生视觉的基本物质，可加强眼球对黑暗弱光的敏感度。眼球视网膜上的视紫质是由蛋白质和维生素A合成的。蛋白质摄入不足，体内蛋白质的合成量小于分解量，造成机体的负氮平衡，导致营养不良、免疫功能下降、感染性并发症增多、多器官功能障碍、体质虚弱，进而引起眼组织衰老、眼功能衰退、眼轴变长，形成近视的屈光状态，影响眼睛的正常视觉，出现视力障碍，导致夜盲症、白内障等疾病，甚至失明。优质蛋白质的主要来源是精肉、鱼虾、奶类、蛋类、豆类等，动物性食物是提供蛋白质的主要营养素。因此，平日饮食中应摄取足够的含蛋白质较高的食物。

（二）微量元素

微量元素是人体必需的元素，人体内有50多种微量元素，虽然它们在人体内仅占人体体重的4%，但却是生物体的必需组成部分，微量元素缺乏或过多都会导致人体发生相应的疾病。其中某些微量元素与眼球的结构和功能有密切关系。蔬菜、水果等是提供微量元素的主要来源。

1. 钙

钙是人体不可缺少的重要元素之一，在人体视觉的形成中发挥着重要作用。钙与眼球的构成有关，是巩膜的主要元素，与巩膜张力、眼压、眼轴、角膜和睫状肌的调节功能有密切关系。钙对增强巩膜的坚韧性和保持眼球壁的弹性起重要作用，钙缺乏时可影响眼内组织发育，造成眼球结构异常，导致眼球壁弹性降低，眼球内液体压力上升，眼轴拉长，角膜、睫状肌的弹性减弱，眼球变形，轴性近视发生和加深。另外，钙是神经、肌肉、血液等人体其他系统发挥正常功能的必要元素，视神经缺钙时表现为容易视疲劳、注意力不集中。

含钙较多的食物主要有牛骨、猪骨、羊骨等动物骨骼，虾皮、海带、紫菜等海产品，奶类、豆类及其制品，花生、大枣、核桃等坚果类，油菜、小白菜等深绿色蔬菜及鱼类、蛋类等。日常饮食中，牛奶是最好的钙源，儿童青少年日食用量在500 mL左右为宜。影响钙吸收的因素有植酸、草酸、脂肪、磷等。

2. 锌

锌是人体正常生长、蛋白质代谢、维持膜稳定性及近 300 种酶发挥功能所必需的一种微量元素，也是细胞中最丰富的微量元素，广泛分布于人的神经、免疫、血液、骨骼和消化系统，其中肝脏、肌肉和骨骼中含量较高。锌是合成细胞的重要分子，参与蛋白质和核酸的合成，从而影响细胞的分裂、生长和再生，与很多基础性生理活动密切相关，是促进生长发育的关键元素，在人体生长发育和智力发育、生殖遗传、免疫、内分泌等重要生理过程中起着重要的作用。

眼睛是人体内含锌量较高的组织器官之一，以视网膜和脉络膜的含量最高。锌参与眼部各组织多种生理功能及物质代谢，支持眼内组织生长发育，维持正常的视觉功能和免疫功能，在保持视网膜色素上皮的形态和功能方面有重要作用。锌是视网膜维生素 A 还原酶的重要成分，能促进视黄醛的合成和变构，参与维生素 A 的代谢和输送，保持视网膜色素上皮的正常组织状态，维持正常视功能，提高对暗环境的适应力。锌还是视网膜细胞中视黄醇脱氢/还原酶的组成成分，可以增强视神经的敏感度。缺锌可影响视蛋白神经介质的合成，导致眼部神经肌肉收缩和舒张功能障碍，从而影响眼部肌肉正常生理功能、人体智力发育，引起视力减退、眼底黄斑变性等。另外，缺锌可直接影响维生素 A 功效的发挥，视网膜会出现变性，间接减弱眼睛对弱光的适应能力。儿童青少年处于生长发育旺盛期，锌需求量增加及学习紧张等，均可能导致锌缺乏，更容易患近视。

锌是人体必需的微量元素之一，但不能在体内合成，只能依靠外来食物提供。锌的来源广泛，普遍存在于各种食物，主要存在于海产品和动物性食品，如贝壳类海产品、红色肉类、动物内脏类，其中以牡蛎、鲱鱼含锌最高。动物性食物含锌丰富且吸收率高，植物性食品含锌较少。在谷物为主要食物的黄种人中，由于谷物中植酸含量高，影响锌的正常吸收，锌摄入不足导致近视率较高。因此，儿童青少年要预防近视，一定要从补锌开始，在日常饮食中应加强营养，可适量增加富含锌的食物，如海产品、动物肝脏、肉类、谷类、豆类、坚果类、粗粮类、乳类、茶叶等。

3. 硒

硒是人体生命过程中的必需微量元素，是机体内一种非特异性抗氧化剂谷胱甘肽过氧化酶的重要组成成分，在体内特异地催化还原谷胱甘肽与过氧化物的氧化还原反应，从而保护生物膜免受损害，维护细胞的正常功能。眼组织内谷胱甘肽过氧化酶的活性与硒的含量有关，硒和蛋白质常结合在一起而被人体吸收，主要以硒代胱氨酸、硒代半胱氨酸和硒代蛋氨酸等形式存在于蛋白质肽链中。硒是维持机体免疫功能和健康的一种有效的抗氧化剂，在人体内发挥着抗氧化、增强免疫力、拮抗毒素、调节信号通路等重要功能。硒主要通过硒蛋白的形式影响动物机体的自由基代谢、抗氧化功能、免疫功能、生殖功能、细胞凋亡和内分泌激素等而发挥其生物学作用，硒能增强动物和人的体液和细胞功能，有助于增强细胞的先天性免疫和获得性免疫，对促进生长、保护视觉器官、提高机体免疫力有着重要作用。

硒与眼睛的视敏度有着极为密切的关系。当人进食含硒量高的食物，眼睛视网膜、巩膜和晶状体中均含有丰富的硒元素，促使瞳孔的收缩和眼球活动所引起的肌肉收缩，会引起机体超氧化物歧化酶、谷胱甘肽过氧化物酶活性及总抗氧化能力显著升高，能催化并消除对眼睛有害的过氧化物、自由基物质，从而保护眼睛的视网膜、虹膜和晶状体等多种细微结构，从而缓解组织细胞的衰老进程，提高视力的敏锐性。此外，硒在人体内还能调节维生素 A 的吸收与消耗，硒的缺乏必然引起维生素 A 的代谢紊乱与缺乏，而维生素 A 是人眼所不可缺少的物质，它直接参与视网膜内视紫红质的形成。若人眼长期处于缺硒状态，有关代谢过程便会受到影响，引起体内含硒的抗氧化物质减少，活性降低，导致其清除过氧化物的速度和能力下降，抗氧化能力减弱，影响细胞膜的完整性，晶状体透明度下降，从而引发视力下降和许多眼部疾病如白内障、视网膜病、夜盲症等的发生。

硒是一种重要的食物源性营养素，在人体内不能合成，主要通过食物中获取。含硒丰富的食物主要有海参、鱿鱼干、贝类、动物肝脏、大豆、紫苋菜、芦笋、大蒜、蘑菇、芝麻、白菜、南瓜、肉类、鱼、蛋、苹果等，以及鸡、鸭、猪、牛等动物的眼睛与鱼类的眼睛。因此，日常膳食可适当多食用含硒和含蛋白质较多的食物，增加眼睛视网膜上的硒含量。

4. 铬

铬是维持人类生命所必需的微量元素之一，人体含铬量甚微，成年人体内铬的含量为 5~6 mg，主要分布于骨骼、皮肤、肾上腺、大脑和肌肉之中。铬是正常生长发育和调节血糖的重要元素，对维持人体正常的生理功能有着重要的作用，参与糖、脂肪和蛋白质三大营养物质的代谢，与其他控制代谢的物质一起配合起作用，如激素、胰岛素、各种酶类、细胞的基因物质等。铬元素在人体中与球蛋白结合，为球蛋白的正常代谢所必需。铬是糖耐量因子的组成部分，能够增强胰岛素的活性，促进胰岛素最大生物效应，调节体内糖代谢，维持糖耐量于正常水平，促进生长发育。胰岛素是唯一能降低血糖浓度的激素，在人体的胰岛 β 细胞中合成，促进葡萄糖的摄取、利用和存储，使血糖浓度维持在正常水平。在人体中，除红细胞、肾脏和脑细胞相对不受胰岛素影响外，其他组织和器官，特别是肌肉、脂肪组织和肝脏无不受到胰岛素的支配。铬是人体内胰岛素的辅助因子，其含量不足可使胰岛素的活性减退，当胰腺分泌胰岛素的代偿能力枯竭时，胰岛素调节糖的功能受损，会使体内胰岛素分泌量降低，使糖代谢失调，致使食物中的糖分不能正常代谢而滞留于血液之中，导致血糖升高，对身体各器官都会造成一定的影响，出现空腹高血糖、糖尿病、血管变性和细胞衰老等现象。同时这些病变对视力都有一定的影响，特别是血糖高时则容易引起血液渗透压上升，从而导致眼球晶状体和房水渗透压的改变。当眼房水的渗透压低于晶状体渗透压时，房水就会经过晶状体囊进入晶状体内，使晶状体变凸、眼的屈光度增大，从而诱发近视。铬在眼球发育中的作用就是使其渗透压保持平衡，一定程度上减少晶状体凸起。

根据中国营养学会推荐的每日膳食中营养素供给量标准（RDA），人每天需要铬 $50\sim200\ \mu g$。人类铬的补充，目前主要从食物中获得。只要饮食正常，一般可以满足人体对铬的生理需求。含铬的食物有动物肝脏、啤酒酵母、黑胡椒、干酪、肉类、蛋黄、海产品、食用菌、白菜、萝卜、谷物、豆类、糙米、全麦片、玉米、小米、粗面粉、粗制红糖、葡萄汁、坚果核仁类。食用大量过于精制的食物容易造成铬缺乏，如粗糖的含铬量比精糖的含铬量高 $100\sim200$ 倍。儿童青少年正值生长发育的旺盛时机，体内需要更多的铬，平时应注意多吃些粗粮、玉米、动物肝脏、绿叶蔬菜、新鲜水果以及蛋类、鱼虾、瘦肉、贝类等含铬丰富的食物。

（三）维生素

维生素是维持机体正常生命活动必不可少的一类微量小分子有机化合物，是人体内重要的微量营养素之一，参与维持机体正常生命活动，普遍以辅酶的形式广泛参与到各种生理过程中。维生素的作用主要是参与机体代谢的调节，在人体生长、代谢、发育过程中发挥着重要的作用。维生素不是构成机体组织和细胞的组成成分，也不会产生能量，以维生素原的形式存在于食物中。一般由食物中摄取，日需要量常以毫克（mg）或微克（μg）计算，在体内的含量很少，但又为人体所必需，一旦缺乏就会使物质代谢过程发生障碍，生物不能正常生长、发育，甚至发生疾病。

维生素是个庞大的家族，目前所知的维生素就有几十种，分为脂溶性和水溶性两大类。前者包括维生素 A、维生素 D、维生素 E、维生素 K，后者包括 B 族维生素和维生素 C，以及许多"类维生素"。已知许多维生素是酶的辅酶或者是辅酶的组成分子，以生物活性物质的形式存在于人体组织中。

1. 维生素 A

维生素 A 是机体必需的一种营养素，具有抗癌、抗氧化、维护和促进免疫、促进生长发育与维护生殖功能等广泛的生物效应，与视觉、基因转录、免疫功能、细胞增殖与分化、生长发育等有密切关系，能提高机体的细胞免疫与体液免疫作用，增强机体抗感染能力和对疾病的抵抗力。维生素 A 既构成视网膜表面的感光物质，影响泪液的分泌，还能帮助眼睛适应外界光线的强弱，维持正常视觉功能，是保护眼睛健康不可缺少的重要营养素。

人眼的感光细胞分两类，分别是视锥细胞和视杆细胞，它们都分布排列在视网膜上。视杆细胞对微弱光线更敏感，主要感受弱光、暗视觉及没有颜色的视觉；视锥细胞的空间分辨率高，主要感受强光、明视觉及有颜色的视觉。这两种视细胞都存在感光色素，视紫红质是视杆细胞的感光色素，而视锥细胞的感光色素是视紫蓝质。视紫红质和视紫蓝质都是由视蛋白与视黄醛所构成的。维生素 A 在眼睛的发育过程中起到调节作用，可促进视觉细胞内感光色素的形成。

维生素 A 在眼睛的发育过程中起到调节作用，可促进视觉细胞内感光色素的形成。维生素 A 是构成视网膜感光物质的重要营养素，在视网膜中异构酶视黄酯水解酶作用下，将视黄醇转变为反式视黄醇，经氧化和异构化形成 11-顺式视黄醛，11-顺式视黄醛可以和视蛋白结合成为视紫红质。因为构象的变化，视紫红质是一种 G 蛋白偶联受体，通过信号转导机制，引起对视神经的刺激作用，引发视觉。而遇光后的视紫红质不稳定，迅速分解为视蛋白和全反式视黄醛，并在还原酶的作用下还原为全反式视黄醇，重新开始整个循环过程。当维生素 A 充足时，视紫红质的再生快且完全，营养泪腺细胞，维持上皮细胞正常生长与分化，维持皮肤黏膜的完整性，增大眼角膜的光洁度，维护正常的视觉功能和提高眼的暗适应能力，对于眼睛视觉功能的形成和发挥具有重要意义。维生素 A 可调节眼睛适应外界光线强弱的能力，以降低夜盲症和视力减退的发生风险，维持正常的视觉反应。当维生素 A 不足，影响机体免疫，视紫红质的再生则慢而不完全，眼睛泪腺分泌功能减退，使眼睛感到发干、发涩，容易疲劳，还会引起角膜上皮细胞脱离、增厚、角质化，严重时眼白表面干燥、皱缩，甚至导致角膜溃疡，致视觉功能受损，使原来清澈透明的角膜变得像毛玻璃一样模糊不清，透明度下降，引起眼干燥症、白内障等眼部疾病，甚至失明，眼睛对黑暗环境的适应能力就会减退，降低暗光视力，严重时可能导致夜盲症。

维生素 A 与其他维生素不同，其在人体内的存在形式有两种：一种是维生素 A 醇，是维生素 A 最初的形态，只存在于动物性食物中；另一种是胡萝卜素，在体内转变为维生素 A 前体，可从植物性及动物性食物中摄取。动物性食物来源如动物肝脏、乳类、蛋黄、鱼肝油等含有丰富的维生素 A，其中每 100 g 的动物肝脏中就含有 140~846 单位的维生素 A。海产品除了有丰富的矿物质，还含有丰富的维生素，特别是维生素 A 的含量很高，每 100 g 的海产品中就有 140~846 单位的维生素 A。植物性食物来源有豌豆苗、番茄、胡萝卜、南瓜、西蓝花、芥蓝、空心菜、苋菜，某些水果性来源有香蕉、柑橘、橙子、橘子、柿子、芒果、杏子等。

平时多食用含有维生素 A 的食物，可以预防近视发生发展。常见的富含维生素 A 的食物是动物内脏，但其含胆固醇较高，不适合大量食用。建议可以吃含 β 胡萝卜素多的食物，比如胡萝卜、菠菜等绿黄色蔬菜等，因为 β 胡萝卜素在体内平均有 1/6 会转化成维生素 A。不过，维生素 A 是脂溶性维生素，跟脂肪一起吃效果更佳。另外，维生素 A 在体内容易蓄积和中毒，建议仅通过日常饮食补充，无须食用过量或过频。

2. B 族维生素

B 族维生素是一类水溶性小分子化合物，由生物活性相似但化学成分不同的化合物组成。目前已知的 B 族维生素主要为维生素 B1（硫胺素）、维生素 B2（核黄素）、维生素 B3（烟酸）、维生素 B4（腺嘌呤）、维生素 B5（泛酸）、维生素 B6（吡哆醇）、维生素 B7（维生素 H）、维生素 B8（腺嘌呤核苷酸）、维生素 B9 和维生素 B11（叶酸）、维生素 B12（钴胺素）、维生素 B13（乳清酸）、维生素 B15（潘氨酸）、维生素 B17（杏素）、维生素 Bt（肉毒碱）、维生素 Bx（对氨基苯甲酸）、胆碱、肌醇（环己六醇）等。其中维生素 B1、维生素 B2、维生素 B3、维生素 B5、维生素 B6、维生素 B11、维生素 B12 等为人体常用。

B 族维生素是人体内糖类、脂肪、蛋白质等神经细胞代谢不可缺少的物质，在生物体内通过构成辅酶而发挥对物质代谢的影响作用，参与包括视神经在内的神经细胞代谢，是维护神经系统正常及健康所需的营养素，具有保护眼睑、球结膜和角膜，维护视网膜正常功能和保持正常光感的作用。缺乏 B 族维生素时，容易出现视神经病变、视神经炎等，眼睛也容易畏光、眼球干涩、结膜充血、眼睑发炎、视物模糊、易流泪等，从而使视力减退。B 族维生素在动物和部分微生物中无法合成，因此必须从外界获得。它在肝脏内含量最丰富，一般植物体内可以合成各种维生素。

B 族维生素广泛存在于谷类、豆类、坚果、酵母、米糠、麸皮、糙米、胚芽米、全麦面包、深色蔬菜等植物性食物以及肝脏、瘦肉和乳类及海产品等动物性食物中。维生素 B1 主要存在于动物的内脏、肉类尤其是猪肉中，食品加工不过分精细时，谷类和豆类中也存在。维生素 B2 则广泛存在于牛奶、鸡蛋、肉类、谷类、根茎类蔬菜和水果中。因此，选择主食不必过精，淘米次数不宜过多。经常使用电脑、已经或还未出现眼睛干涩的人群，糖尿病眼部并发症患者，可以适当补充 B 族维生素。

3. 维生素 C

维生素 C 又名抗坏血酸，是高等灵长类动物与其他少数生物的必需营养素，是维持人体正常的新陈代谢和神经系统正常生理功能所需的一类微量有机化合物。维生素 C 的药效基团是抗坏血酸离子。在生物体内，维生素 C 是一种强抗氧化剂，具有捕捉游离的氧自由基和抗氧化、抗应激反应、抑制硝酸铵生成、降低氧化脂质、降低血清胆固醇、增强免疫功能、还原黑色素、促进矿物质吸收、减少动脉硬化、促进胶原蛋白合成的功能。

维生素 C 是眼球中晶状体的重要营养成分，其抗氧化特性可减弱紫外线和氧对眼球晶状体的损害，增加眼睛里细小血管的韧性，从而抑制晶状体老化氧化，保持晶状体的透明度，延缓白内障及预防其老化引起的视力衰退。此外，维生素 C 的抗氧化功能还有助于淡化色斑和预防癌症。如果维生素 C 摄入不足，可降低可溶性蛋白谷胱甘肽的活性，易于引起晶状体变性，从而导致晶状体混浊，引起透明度下降，进而导致白内障，虹膜上如有新生血管则容易破裂产生前房出血。

维生素 C 既不是构成人身体组织的原料，不参与构成人体细胞，也不为人体提供能量。维生素 C 在大多数生物体内可借由新陈代谢制造出来，但是人类则因缺乏将 L-古洛酸转变成为维生素 C 的酶类，自身不能合成维生素 C。另外，维生素 C 极为不稳定，在体内存留时间不会太长，不易蓄积，在贮藏、加工和烹调时，容易被破坏。此外，维生素 C 还易被氧化和分解，比较容易缺乏，必须从外源食物中摄取补充。

动物性食物基本不含维生素 C，维生素 C 通常只存在于植物性食物中，各类新鲜的蔬菜和水果是它的主要来源。如柠檬、猕猴桃、樱桃、枣、山楂、柚子、柑橘类、番石榴、西红柿、辣椒、芥菜、菜花、菠菜、草莓、苦瓜、荔枝、葡萄、番茄等。参考《中国居民膳食营养素参考摄入量》，成年人为 100 mg/d，最多摄入量为 1000 mg/d，即可耐受最高摄入量（UL）为 1000 mg/d。只要每天正常摄入蔬菜水果，一般都不用担心维生素 C 不足。

4. 维生素 D

维生素 D 是一组脂溶性类固醇衍生物，是维持人体健康必不可少的营养素。维生素 D 为无色晶体，溶于脂肪、脂溶剂及有机溶媒中，化学性质稳定，在中性和碱性溶液中耐热，不易被氧化，在体内可以储存；但在酸性溶液中则逐渐分解而不稳定，双键还原后其生物效应明显降低。

维生素 D 与癌症、自身免疫性疾病、内分泌代谢疾病等多种疾病的发生发展密切相关，尤其与人体的骨骼系统有着密切的关系。长期缺乏维生素 D 会造成儿童青少年骨骼发育不良、骨样组织增生、骨基质钙化不良、生长发育迟缓、骨骼畸形、佝偻病、手足搐搦等。同时，由于免疫系统发育尚未完善，儿童青少年对感染性疾病的抵抗力较弱，极易受病原体侵袭而患病，有可能导致代谢性疾病、白血病、直肠癌、胰腺癌、乳腺癌、皮肤癌等疾病的发生率明显提高。另外，维生素 D 缺乏会导致钙的吸收障碍，生物体外骨骼的形成是一个"钙化过程"，它们通过吸收或者自身合成维生素 D，以调节机体中的钙传送机制，在自身的细胞组成和代谢过程中起重要的调节作用。钙质作为重要的骨骼成分，为骨架结构支撑提供了"黏合剂"。钙的缺乏可导致眼球壁弹性降低，眼轴变长形成近视，眼肌容易疲劳，可加深近视。

一些研究显示，维生素 D 可能在近视的致病机制中起直接的作用。有相关研究表明，钙离子的浓度在睫状肌的收缩与放松以及近视发生发展过程起到重要作用，而维生素 D 会影响钙离子的浓度，同时维生素 D 通过改变钙、磷平衡影响成骨过程，从而可能改变巩膜胶原纤维结构，当我们体内维生素 D 的浓度高时，巩膜就会比较硬。已知近视的发展是经由视网膜—脉络膜—巩膜信号通路以及眼压发挥作用的，因此高浓度的维生素 D 可能对抑制眼轴的生长有一定的积极作用。也有研究发现，近视儿童的睫状肌比非近视儿童厚，因此肥厚的睫状肌可能会对眼的结构和功能产生影响，而维生素 D 可以调节睫状肌的厚度，从而对近视产生直接影响。Yazar 等调查发现，近视者的机体维生素 D 浓度明显要低于非近视者，在调整年龄、性别、种族、父母近视、受教育程度和太阳光照量等混杂因素后，机体的维生素 D 浓度与近视概率同样有直接关联。复旦大学附属儿科医院一个试验也显示，维生素 D 缺乏人群的近视率显著高于维生素 D 正常的人群。紫外线照射时间长短，直接与户外活动和接受阳光照射时间有关。当人皮肤展露在充足的太阳中接受紫外线照射后，就会提高血液中维生素 D 的浓度，维生素 D 浓度增高能够帮助降低眼睛对外界的敏感性，预防眼睛炎症，有效抑制眼底出现黄斑病变，而且还能够降低近视的发生率。

维生素 D 是一种比较特殊的维生素，人体内的维生素 D 首先由阳光中紫外线照射皮肤后合成，其次源于饮食如鱼类、蛋类和强化奶制品等，晒太阳是人类天然具备的最有效维生素 D 来源，同时，也是最容易被忽视的维生素 D 来源。适当地晒太阳可以产生足够的维生素 D3，它可以储存在体内脂肪组织中，并在维生素 D3 缺乏时释放到血液中。一日之中，上午 11 点到下午 3 点，紫外线强度较高。在上午 11 点到下午 3 点，每周两次暴露双上肢和双下肢于日光下 5～30 分钟，通常可以获得足够的维生素 D（但应注意过分日晒会损害皮肤健康）。人体 90％以上的维生素 D 都是基于皮肤合成的维生素 D3 转化而来，充足的户外活动和日晒可提高人体内的维生素 D 水平，而维生素 D 水平的改变可能与近视的发生有内在联系。因而，预防维生素 D 缺乏的有效方法是多做户外活动，多晒太阳，适当增加紫外线照射时间，同时从食物补充维生素 D，满足人体维生素 D 的需求量，以降低患近视的风险。

5. 维生素 E

维生素 E 是一种脂溶性维生素，是一种使用广泛的天然抗氧化剂。维生素 E 为淡黄色无臭无味的油状物，不溶于水，溶于脂肪和乙醇等有机溶剂中，耐热、耐酸，不耐碱，对氧敏感，极易被氧化。维生素 E 和其他脂溶性维生素不一样，在人体内储存的时间比较短。

维生素 E 具有抗氧化的作用，能和人体代谢过程产生的各种有害自由基发生反应。维生素 E 苯环上的羟基易失去氢，在自由基反应过程中作为供氢体与脂类自由基结合，从而中断自由基的氧化反应，在血管壁内抑制过氧化脂质生成，抑制血小板聚集，防止膜上脂质过氧化作用，改善蛋白、脂肪的代谢，降低胆固醇，扩张外周血管，改善血管微循环，防止血管内凝血，促进体内营养物质转运和代谢垃圾排泄，加速细胞修复和再生，降低细胞老化，保护 T 淋巴细胞和红细胞、维持细胞膜的稳定性，促进皮肤新陈代谢，增强皮肤弹性，有效地提高免疫功能，增强机体抗应激能力，促进病变组织的恢复，延缓肌肤衰老过程，在防治心脑血管疾病、遗传性疾病、代谢性疾病、肿瘤、糖尿病及其他并发症、中枢神经系统疾病、运动系统疾病、皮肤疾病、器质性衰退疾病等方面具有广泛的作用。

维生素E的侧链双键可直接参与硫醇基团的氧化还原过程，有效消除由紫外线、空气污染等外界因素造成的过多氧自由基，抑制酪氨酸酶活性，减少黑色素的形成，防止脂褐素沉积、黄褐斑、色素沉着、面部皱纹等现象，延缓光老化、预防晒伤和减少斑纹组织的产生。

维生素E是一类由生育酚组成的脂溶性维生素，维生素E苯环上的酚羟基被乙酰化，酯水解为酚羟基后生成生育酚。生育酚能促进性激素分泌，维持生殖器官正常功能和帮助增强生育能力；增强男性精子的活力和质量，帮助提高精子存活的寿命；提高女性雌激素浓度，增强卵巢功能，帮助卵泡成熟，改善生育能力，预防流产。

维生素E可抑制眼睛晶状体内的过氧化脂反应，使末梢血管扩张，改善血液循环，预防近视发生发展和白内障、糖尿病视网膜病变、脉络膜视网膜病变、视神经萎缩等。维生素E缺乏时，人体代谢过程产生的自由基，不仅可引起生物膜脂质过氧化，破坏细胞膜的结构和功能，形成脂褐素。而且可以使蛋白质变性、酶和激素失活、红细胞被破坏、免疫力下降、代谢失常、肌肉变性、机体衰老或发生溶血，引发遗传性疾病和代谢性疾病。维生素E缺乏时还会导致睾丸萎缩和男性性功能低下、上皮细胞变形、卵巢功能早衰、孕育异常等生育问题。另外，维生素E主要影响视网膜色素上皮功能，缺乏维生素E时，可导致眼球突出、眼睑痉挛、屈光不正、视力减退。

动物体内不能合成维生素E，所需维生素E都是从食物中取得。在自然界，维生素E广泛分布于动植物油脂、蛋黄、牛奶、水果、莴苣叶等食品中，具体包括压榨植物油（包括向日葵籽、芝麻、玉米、豆类、橄榄、花生、山茶等产生的植物油）、果蔬（猕猴桃、菠菜、卷心菜、羽衣甘蓝、莴苣、甘薯、山药、香蕉、柑橘皮等）、坚果（包括花生、杏仁、松果、榛子和胡桃等）及瘦肉、乳类、蛋类、鱼肝油等。中国居民膳食结构中主要以植物性食物为主，维生素E的摄入量普遍较高，一般饮食中所含的维生素E完全可以满足人体需要。

6. 叶黄素

现代人工作生活节奏快，接触电视、电脑、手机的机会增多，长时间处于用眼状态，用眼量大，工作和生活中面对蓝光的时间正在急剧增加。蓝光普遍存在于自然光和白光中，多数电子产品需要蓝光进行调配，如电脑显示器、荧光灯、手机、LED 等光线中就存在着大量蓝光分布，有害蓝光会对人体造成一定影响。蓝光泛指高能短波蓝光（hEV）光线，即波长处于 400～450 nm、具有相对较高能量的一种可见光线。太阳光中大量的紫外线及蓝光照射眼睛时，紫外线一般能被眼角膜及晶状体过滤掉，但蓝光在可视光线中光波最短，能量极高，穿透力强，可直接穿过人的眼角膜和晶状体直达眼底视网膜及黄斑，对眼睛造成光化学损害，长期蓝光照射刺激视网膜产生自由基，可导致视网膜色素上皮细胞的萎缩甚至死亡，损伤眼睛的组织结构，导致白内障、视力减退、黄斑区退化及黄斑病变等眼睛病理改变和视疲劳、睡眠障碍等人体节律危害。这种损坏是不可逆的，严重威胁人的眼部健康。儿童晶状体较清澈，无法有效抵挡蓝光，从而更容易造成伤害。由于蓝光的波长短，聚焦点落在视网膜前的位置，眼球会长时间处于紧张状态，引起视疲劳。长时间的视疲劳可能导致近视加深、复视、阅读时易串行、注意力无法集中等，影响学习与工作效率。此外，蓝光会抑制褪黑素分泌，打乱昼夜节律，是导致睡眠和昼夜节律紊乱的一个危险因素。生物钟支配着整个人体和各个不同组织器官的生物节律，包括体温、脉搏、呼吸、血压等。昼夜节律影响着人体的内部生物钟的正常运行，并控制褪黑素，促进睡眠、调节时差，对人的睡眠时间和质量有很大的影响。昼夜节律紊乱导致生物钟紊乱，进而增加各种疾病的发生概率，会出现睡眠障碍、内分泌失调、免疫功能下降，甚至发生精神、心脏病、肥胖、2 型糖尿病和多种癌症等疾病。成人接触蓝光大概 2 小时，褪黑素就会开始降低；儿童青少年正处于视觉系统发育期，晶状体还没有发育完善，对于蓝光的过滤性较差，更容易受到蓝光伤害。

短波蓝光照射对视网膜的损害程度与照射强度、照射时间有关，当照度达到一定程度、持续 2 小时以上，才有可能对视网膜产生损害，尤其是负责感受影像、精细视觉与清晰度的黄斑区的脂肪外层特别容易受到太阳光的氧化伤害，因此这个区域极易发生退化，眼睛也就容易出现各种问题。另外，活性氧自由基可与 DNA、蛋白质、脂类发生反应，削弱它们的生理功能，进而引发诸如癌症、动脉硬化、年龄相关性黄斑变性症等疾病的发生。

学术界多项研究表明了蓝光对眼睛的伤害。1966 年 Noell 等研究发现，蓝光的照射可以引起视网膜细胞的损伤，导致视力下降甚至丧失。1976 年 William 发现，紫外光能引起急性视网膜光损伤。1978 年 Mainster 提出，白内障摘除或植入透明人工晶体将导致蓝光对视网膜的直射，从而引起视网膜细胞损伤，尤其是对光最敏感的黄斑区域伤害更大，导致老年性黄斑变性发病率增加。Klein 等在一项 3684 人参加的 10 年流行病学研究中发现，行白内障摘除术患者的老年性黄斑变性发病率是未行白内障摘除术患者的 3.18 倍，认为是可见光尤其是蓝光引起老年性黄斑变性加重，并不是紫外线所致。Grimn 等研究发现，蓝光照射视网膜时可生成大量活性视紫红质，显著提高视网膜感光能力，故视网膜对蓝光敏感，研究显示 441 nm 的蓝光对视网膜破坏力最强。脂褐素为视网膜细胞代谢的残留物，随着年龄增加它具有强烈吸收蓝光的特性，使视网膜色素上皮对蓝光敏感性增加。Schwartz 等认为蓝光在视网膜不同部位光强度分布不同，黄斑上方 4 mm 处视网膜受到蓝光及紫外光最大量的照射，周边视网膜光照度按一定的比例逐渐降低。

叶黄素是人体视网膜组织的构成成分和重要营养素，主要分布在正常人的黄斑区和晶状体，特别是黄斑部叶黄素的含量较高。作为一种高能量蓝光滤过器和高浓度的抗氧化剂，叶黄素具有很强的抗氧化性和光保护作用，可通过物理或化学淬灭作用灭活单线态氧、过滤蓝光、抗氧化、清除自由基和提高视细胞的活性，能够有效降低来自日常阳光、室内照明以及环境污染对眼部组织造成的损伤，减少视网膜的氧化压力，防止氧自由基及有害光对视网膜视细胞及色素上皮细胞的损害，有助于保护黄斑区和视网膜感光细胞免受光损伤。叶黄素还可补充视网膜、黄斑等部位色素含量，促进视网膜细胞中视紫质的再生成，维持良好的血液循环，增强机体的免疫能力，减少黄斑变性，有效缓解视疲劳、视物模糊、眼干涩、眼胀、眼痛、畏光等，延缓视力退化、白内障、青光眼、高度近视、视网膜脱离和黄斑变性等眼部疾病的发生，同时还有助于预防机体衰老引发的心血管硬化、冠心病和肿瘤疾病等。如果视网膜黄斑部长期缺乏叶黄素或者流失严重，可能影响眼睛的视力与健康，引起近视、视网膜病变等症状，甚至失明。尤其是处于眼球发育期的儿童青少年恰逢学业最重的时期，叶黄素的摄入不足或过度消耗所形成的"光"损害，是近视、弱视发病率上升的原因之一。

叶黄素属于类胡萝卜素物质，不溶于水，不溶于油脂和脂肪性溶剂，对光和氧不稳定。已知在自然界中存在着 600 多种类胡萝卜素，其中约 50 种存在于人类的膳食中，在人体的血液和组织中发现约 20 种类胡萝卜素，仅有叶黄素及其同分异构体玉米黄素是视网膜黄斑色素的主要成分，也是存在于眼睛视网膜黄斑区域仅有的 2 种类胡萝卜素。但是人体无法制造叶黄素，可以通过日常膳食补充使其维持适量的水平，如玉米、南瓜、猕猴桃和菠菜、甘蓝等深色的绿叶蔬菜中叶黄素的含量比较高，不足时还可补充一些叶黄素的营养剂。叶黄素与玉米黄素是构成玉米、蔬菜、水果、花卉等植物色素的主要组分，广泛存在于蔬菜、花卉、水果等植物中。有研究显示，叶黄素和玉米黄素早在孕17~22周就存在于胎儿的眼睛中，是婴幼儿和儿童视力发育不可或缺的营养物质，并起着维护成人的正常视觉功能及减缓年龄相关性眼部疾病的作用。2023年中国营养学会发布《中国居民膳食营养素参考摄入量》提出，叶黄素的推荐剂量为10 mg/d。另外，过量吸取叶黄素会对肝脏造成多余的负担，因此补充叶黄素也要注意避免过量，避免出现不适。一般建议早餐之后补充叶黄素，这是因为肠胃经过一晚的消化之后，处于饥饿的状态，这个时候补充叶黄素代谢和吸收比较快。建议用温开水送服，这样可以保持叶黄素的活性。儿童和孕妇及患者应遵医嘱服用。

（四）必需脂肪酸

脂类是油、脂肪、类脂的总称，脂类营养与现代生活习惯密切相关。食物中的脂类主要是油和脂肪，一般把常温下呈液体状态的称作油，而把常温下呈固体状态的称作脂肪。医学上脂肪又称脂质，由碳、氢、氧三种元素组成，在多数有机溶剂中溶解，但不溶解于水。它是大脑细胞、神经、视觉细胞的重要构成部分，不但能为人体提供能量，还是吸收脂溶性维生素不可或缺的物质，可以帮助人体吸收脂溶性维生素A、维生素D、维生素E、维生素K。

脂肪酸是组成脂肪的主要成分，是中性脂肪、磷脂和糖脂的主要成分。脂肪酸是由碳、氢、氧三种元素组成的一类化合物，自然界约有40多种不同的脂肪酸，它们是脂类的关键成分。

脂肪酸有多种分类形式，根据碳链长度的不同脂肪酸分为短链脂肪酸、中链脂肪酸和长链脂肪酸，根据碳氢链饱和与不饱和脂肪酸分为饱和脂肪酸、单不饱和脂肪酸、多不饱和脂肪酸，根据功能结构脂肪酸分为饱和脂肪酸、不饱和脂肪酸和反式饱和脂肪酸（比如人造黄油、人造奶油、植脂末），根据能够满足机体需要的程度脂肪酸分为必需脂肪酸和非必需脂肪酸。

非必需脂肪酸是机体可以自行合成，不必依靠食物供应的脂肪酸，它包括饱和脂肪酸和一些单不饱和脂肪酸；还有几种脂肪酸为人体维持机体正常代谢不可缺少而自身不能合成或合成速度慢无法满足机体需要，必须从食物中摄取的多不饱和脂肪酸，称为必需脂肪酸。

必需脂肪酸是人体不可缺少的营养成分，也是脂肪的组织成分之一，能够保证细胞膜的流动性和弹性，支持人体内的所有系统和组织进行新陈代谢，包括循环系统、消化系统、内分泌系统、免疫系统、淋巴系统、肌肉组织、神经系统、生殖系统、呼吸系统、骨骼组织和泌尿系统。必需脂肪酸能够促进胎儿和婴幼儿的感官系统发育，尤其是大脑和视网膜结构；降低血液中甘油三酯的水平，调节血压、凝血功能和心率，去除动脉血管壁内的血凝块，帮助血液运输氧气到细胞，促进有益胆固醇的生成，控制对炎症的反应；抑制病毒和细菌的生长，增强抵抗疾病的能力和维持合理的睡眠；降低癌症、心脏病、过敏反应、阿尔茨海默病、关节炎、湿疹、抑郁、疲劳、感染和经前综合征的发生风险。缺乏必需脂肪酸，DNA 也就无法正常地发挥作用，可导致生长发育迟缓，生殖障碍，降低免疫力，损害肌肤及肾脏、肝脏、神经和视觉等，进而影响人的生命力。

目前，被明确定义的人体必需脂肪酸有两类：一类是以 α－亚麻酸为母体的 ω－3 系列多不饱和脂肪酸（简称 ω－3 脂肪酸），另一类是以亚油酸为母体的 ω－6 系列不饱和脂肪酸（简称 ω－6 脂肪酸）。它们是人体细胞的组成成分，是合成前列腺素的前体，参与脂肪代谢，和视力、脑发育和行为发育有关；它们在前列腺素合成的过程中消耗同一种酶，却产生作用完全相反的前列腺素。亚油酸与 α－亚麻酸作为必需脂肪酸，对于维持机体正常生理功能必不可缺，二者处于竞争和相互抑制的关系。当人体摄入亚油酸过量时，会表现为血黏稠度增加，容易引起血管痉挛，并导致 α－亚麻酸无法吸收。而 α－亚麻酸可以在人体中转化为二十碳五烯酸（EPA）和二十二碳六烯酸（DHA），能够降低血脂、舒张血管，起到消炎作用。只要食物中 α－亚麻酸供给充足，人体内就可用其合成所需的 ω－3 脂肪酸，ω－3 脂肪酸主要源于深海鱼和海鲜类食物，但由于 ω－3 脂肪酸存在的局限性，人体摄取相对来说是比较少的。世界卫生组织和联合国粮食及农业组织（FAO）提出膳食中人体摄入的脂肪中，ω－6/ω－3 脂肪酸的合适比例为（5～10）：1。《中国居民膳食营养参考摄入量》建议，膳食总脂肪摄取 20%～30% 前提下，推荐 ω－6/ω－3 必需脂肪酸比例为（4～6）：1。

DHA 俗称"脑黄金"，属于 ω－3 脂肪酸，在视网膜中所占比例较高，是视网膜的光受体主要组成部分，它不规则地分布在视杆细胞外围感光部分的磷脂酰乙醇胺、磷脂酰丝醇胺中，占其中总脂肪酸含量的 30%～40%，参与视神经代谢，改善和保护视网膜。孕妇在孕期可通过摄入富含 α－亚麻酸的食物来提升自己体内的 α－亚麻酸含量，利用母血中所含的 α－亚麻酸成分，也可以有效地合成 DHA，然后 DHA 通过血液输送到胎儿大脑和视网膜，增加视网膜感光细胞的数量，有效提升神经细胞和视网膜光感细胞成熟度，促进视力发育，提高视网膜对光的敏感度，预防近视及延缓视力退化，减少弱视的发生。同时 DHA 有助于保持视网膜细胞细胞膜的流动性，使眼睛接受的外界信息快速传递到大脑，使人眼睛看得更多更清楚。

人体缺乏 DHA 时会影响大脑和视网膜组织结构的形成及功能，从而导致神经系统和视觉发育方面的问题，引发生长发育迟缓、不育、智力障碍等一系列症状。如果孕妇孕期膳食中缺乏 DHA，可能会导致胎儿失明。如果婴幼儿的饮食中富含 DHA，则他们比普通儿童的视觉灵敏，且视觉功能得以快速发育。如果摄入 DHA 的量不足，则可导致视网膜细胞组织中 DHA 占总脂肪酸的含量下降，导致孩子视觉功能受损，影响视力。另外 DHA 对老年人的大脑和视觉功能衰退也有延缓作用。但 DHA 仅仅是保健品，不能治疗近视。

DHA 人体无法自身合成，必须从饮食中摄取。在自然界，DHA 主要存在海洋生物中，主要包括海洋鱼类、鱼油和藻油。生活在深海和寒冷地区的海洋鱼类的 DHA 含量尤为丰富，可达到 20%～30%。不同季节的鱼，其体内脂肪含量有很大变化，DHA 和 EPA 的含量也随季节有所变化。应季的鱼味道好，鱼肥肉厚，而且价格便宜，DHA 和 EPA 的含量也丰富。DHA 的含量来说，养殖鱼要优于天然鱼，因为养殖鱼较肥，脂肪含量高，投喂的饲料中含有大量 DHA。另外鱼体内的 DHA 和 EPA 不会因加热而减少或变质，也不会因冷冻、切段或剖开晾干等保存方法而发生变化。DHA 和 EPA 在体内非常容易被吸收，摄入量的 60%～80% 都可在肠道内被吸收。摄取 DHA 和 EPA 的方法首选是生食，其次是蒸、炖、烤。鱼油 DHA 主要来自深海鱼类，食用历史悠久，市场规模较大。藻油 DHA 主要源于海洋微藻，尤其是在藻类、真菌和细菌中，其 ω-3 脂肪酸不仅具有多样性，而且 DHA 的相对含量远高于鱼油，具有脂肪酸组成稳定，不含胆固醇、鱼腥味和不受重金属元素污染等优势。另外，DHA 作为一种营养强化剂，FAO/WHO 批准 DHA 用于婴幼儿配方食品，目前市场上已出现各种添加 DHA 的普通食品，包括油脂、固体饮料、保健饮品、糖果、面条、火腿肠及饼干等一般食品。另外在饲料中添加 DHA，可以促进动物幼崽及鱼苗的生长和发育，提高动物及水产品中脂肪的 DHA 含量，产出富含 DHA 的鸡蛋、乳制品及低胆固醇含量的肉食。

FAO/WHO 对 DHA 平均摄入量推荐：婴幼儿根据体重摄入 20 mg/(kg·d)，早产儿根据体重摄入 40 mg/(kg·d)，孕期及哺乳期妇女摄入量不低于 200 mg/d，健康成人摄入量不低于 220 mg/d。DHA 是一种不饱和脂肪酸，具有不稳定、容易被氧化等特性，摄入过量会产生免疫力低下、增加消化负担等不良反应。因此，DHA 的摄入必须适度，以保持人体所需的营养平衡。

　　儿童青少年的近视并非一朝一夕形成的，与营养健康有着密不可分的关系，合理膳食、吃动平衡是提高免疫力、保护视力健康的重要手段。不合理的饮食结构将导致多种维生素和微量元素的缺乏，从而影响眼球的正常发育，造成近视。近视预防大于治疗，日常膳食中要加强营养，定时定量进食，粗细搭配，荤素兼食，食物种类多样化，一日三餐食物多样、不重样，原则上平均每天摄入 12 种以上食物，每周 25 种以上食物，保持膳食平衡，多吃富含各种抗氧化的维生素、维生素 A、微量元素、蛋白质的食物及新鲜果蔬、动物性食品、水产品和乳类食物，餐餐有蔬菜，天天吃水果，多吃鱼、禽肉、蛋、奶制品、豆制品，适量吃点坚果，获得足够的蛋白质、各种矿物质和维生素，以保证眼睛的营养需求。以清淡为主，尽量少油、少盐、少糖，忌偏食、挑食，少吃甜食、油炸食品和过于精细食物，同时坚持天天运动，儿童青少年每天保证 2 小时以上的户外活动，严格控制用眼时间，培养孩子良好的用眼习惯，少看电子产品，保证充足的睡眠，使眼睛得到放松才能有效保护视力，有效预防近视的发生。定期到医院检查视力，建议每隔 3~6 个月体检一次。如果发现有近视倾向，一定要及时纠正或采取预防措施预防近视，保护视力。

五、户外活动时间严重不足

　　全球近视流行，与儿童青少年户外活动时间严重不足有关。世界卫生组织报告显示，儿童青少年时期久坐不动的生活方式，不均衡的体力活动，富含脂肪、糖或钠的食品和饮料的过度食用，食品供应的增加以及营养摄入过量等是儿童青少年众多体质健康问题的始发因素。许多研究证实，户外活动可以减少近距离用眼的时间，增加看远的时间，增加眼球活动的时间，让眼睛得到放松，有利于缓解视疲劳，被广泛认为是预防近视的有效方式。

　　《中国儿童青少年身体活动指南》调查报告显示，我国儿童青少年中高强度身体活动时间不足，平均每日中等至剧烈的身体活动（MVPA）时间仅 45 分钟，仅有不到 1/3 达每日 MVPA 1 小时推荐量；体质水平优良率低，仅 5.95％的体质水平达到优秀，25.8％的为良好；超重肥胖发生率高，超重与肥胖的流行率分别为 14.4％和 11.9％；屏幕时间（久坐行为）长，36.8％未满足每日屏幕时间不多于 2 小时的推荐要求。

　　目前近视与户外活动关系的作用机制尚不明确。研究者提出一些假说和可能的原因来解释户外活动对近视的预防作用。

（一）光源波谱假说

户外接触的阳光主要是短波长光，其光束聚焦于视网膜前方，形成近视性离焦，而室内光源多为长波长光，其光束聚焦于视网膜后方，形成远视性离焦。

（二）光－多巴胺假说

与室内光源相比，全光谱光源更能增强视网膜色素上皮细胞分泌多巴胺的效能，从而防控近视发展。流行病学研究发现，长时间户外活动可以减少孩子罹患近视的概率，并推测这种保护作用极有可能是通过增加多巴胺释放对近视起延缓作用。动物研究发现，多巴胺水平的变化影响弱视、近视的形成，当视网膜多巴胺水平下降时，眼睛就会进入眼轴增长的周期。眼轴越长，眼睛近视程度就越厉害。户外活动可以让眼睛接触更多的阳光照射，阳光可诱发视网膜多巴胺的释放，多巴胺是视网膜中一种主要的神经递质与调质，在整个视觉通路中参与视觉系统的信号传递与调控过程，如视网膜、外侧膝状体、视皮层等。按照"多巴胺理论"，户外阳光能诱发视网膜的多巴胺释放，多巴胺可提高日间视网膜功能，通过光和视觉信号抑制人体眼轴生长，保持眼球的弹性，从而降低近视发生的概率。身处户外是预防近视眼的独立性保护因素，与在户外是否活动没有关系，与在户外暴露的时间直接相关。

虽然该假说在学术界还有争议，但至少在动物实验中是成立的。不管户外活动预防近视的机制是什么（目前也没有结论），但户外活动时间的增加意味着近距离用眼时间的减少，而近距离用眼是近视发生的促进因素。因此，只要能保证在户外活动的时间，就有可能保护视力、降低近视率，这也是目前除药物和光学产品外公认的近视防控的策略。

（三）眺望远方保护视力

长时间工作学习使得眼球的睫状肌一直处于收缩的紧张状态，导致调节紧张甚至痉挛无法调节，久而久之会对视力产生不良影响。户外活动时眼睛会更多地眺望远方，促使眼部调节放松、眼睫状肌松弛，减轻眼疲劳，保护视力。在近距离用眼超过1小时后，远眺10分钟以上，不仅让眼睛适当放松，也能缓解学习和工作的压力。

（四）户外运动可降低眼压

眼压高则助推眼轴变长而发生近视，所以户外运动有助于减少近视发生和发展的机会。

（五）户外运动增加人体钙的吸收

人体内 90％以上维生素 D 来自皮肤内源性合成的维生素 D，通过膳食摄取的维生素 D 不足 10％，户外运动增加了晒太阳的概率，户外活动充分日晒，增加皮肤源性维生素 D 的产生，促使身体合成更多的维生素 D，提高体内维生素 D 浓度，增加人体钙的吸收，影响屈光发育。对眼睛而言，缺钙则易使眼球壁的弹性和表面张力减弱，在近距离用眼或在低头状态下，易使眼轴拉长而发生近视。同时，晒太阳还可以使瞳孔收缩，加大眼睛的聚焦力，使看到的事物更清晰，从而起到缓解视疲劳、提高视力的效果。

（六）其他

还有研究认为近视性离焦可抑制近视的进展，且调节滞后可引起近视的发生，而户外活动不引起调节滞后，并且可使物体在周边视网膜形成近视性离焦，从而预防近视的发生。

一些流行病学研究发现，增加户外活动的时间，可能使近视率降低。2015年 3 月 18 日于 *Nature* 发表的一篇文章表明，户外活动时间与近视率息息相关，近视暴发的根本原因是儿童青少年缺乏足够的户外运动。O'Donoghue 等以北爱尔兰 12~13 岁儿童青少年为对象进行流行病学调查，发现经常在户外进行体能锻炼的儿童青少年近视率低于长期处于室内环境的儿童青少年。McKnight 等认为近视的发生率与阳光对眼部照射的时间呈负相关。2007 年美国俄亥俄州立大学跟踪调查了 500 名八九岁的儿童，他们在研究开始时视力正常，5 年之后有五分之一患上近视。分析显示，每周看几小时书、用多少时间电脑都没有影响，唯一相关的环境因素是户外时间。2015 年美国俄亥俄州立大学一项长达 20 年的研究显示，除遗传因素外，与近视发生最相关的因素是体育和户外活动过少。2016 年一项在澳大利亚进行的针对 6 岁学龄儿童近视率的试验显示，每日在户外活动累计 3 小时的儿童近视率仅 0.8％，户外活动1 小时的儿童近视率则为 3.0％，说明户外活动时间少的儿童患近视的风险更大。2009 年，来自德国蒂宾根大学眼科研究所发现，相较于正常的室内光线条件，户外的高照明光线使小鸡的诱导近视率降低了约 60％。其他研究人员在树鼩和猕猴中发现了相似的保护作用。在一项研究中，相比正常视力和远视儿童，近视儿童平均每周户外活动时间少 3.7 小时以上。每周多 1 小时白天的户外活动时间，近视发生概率降低 2%。在另一项研究中发现，如果学龄儿童每天花 80 分钟时间进行白天的户外活动，他们的近视率就会降低。每天在户外多待 40 分钟（哪怕坐在草坪上不动），近视率就可降低 9%；每天在室内打乒乓球 2 小时，对于预防近视却没有什么用处。户外大部分物体都离得很远，即使不去看它（比如天空或远处的海平面），它也会在视网膜上形成保护性离焦，让眼球更自然地发育而非过度生长。澳大利亚昆士兰科技大学的眼科医生提出，增加接触户外光的时间对降低儿童近视率很关键，儿童每天需要 1 小时以上，最好两个小时的户外活动。澳大利亚国立大学 Lan Morgan 教授指出，户外活动有助于降低近视病率。英国有调查显示，针对 1.4 万名 15 岁左右的青少年，经常在户外活动的青少年要比少户外活动的近视率低了 50%。2018 年新加坡对 1249 名 11～20 岁青少年进行的横断面研究发现，调整混杂因素后，近视与户外活动时间呈负相关，每天的户外活动时间每增加 1 小时，屈光度增加 0.17 D，眼轴长度降低 0.06 mm。有研究发现，已经近视的儿童每周运动和户外活动时间 [（7.98±6.54）小时] 少于未发生近视的儿童 [（11.65±6.97）小时]。

我国针对户外活动与近视的关系已有不少研究。2015 年广州随机对照试验显示，6 岁儿童在校期间每天多 40 分钟户外运动时间可降低后续 3 年的近视率。多因素分析发现，户外活动时间越长的儿童青少年近视发生的概率越低。2016 年针对天津市区 6～14 岁儿童少年近视调查结果显示，近视率为62.2%，发现年龄的增长、母乳喂养、较高的家庭月收入、乘交通工具时常玩电子产品、有时在阳光直射下看书、每日读写时间长和每日使用电脑时间长与近视率有关。有研究者对我国台湾农村地区小学生近视的患病率和危险因素进行横断面研究，结果表明近视与学年、父母近视程度和户外活动关系密切。2018 年南京市 7～15 岁儿童青少年的户外活动和近视调查显示，随着年级的增长儿童青少年的户外活动时间不断减少，初中近视儿童青少年的户外活动时间短于视力正常的儿童青少年。2020 年有研究者对运动干预儿童青少年近视发生发展的相关研究进行梳理分析，发现户外运动干预、球类运动干预，以及其他运动干预，如跑步、太极拳、柔道等，均对儿童青少年近视发生发展具有良好改善作用。

一般认为，儿童每天需要在至少 10000 lux 的光线水平下待上约 3 小时，可以有效地预防近视的发生。每天户外活动 2 小时及以上，每周约 12 小时，沐浴在自然光环境下，可以有效降低近视发生的风险。专家指出，小学阶段儿童容易发生近视，而这个时候也是控制近视的最佳时期，家长更应该鼓励儿童多去户外活动或体育锻炼，多晒太阳，每天 2 小时以上才能获得足够的多巴胺和维生素 D。

六、睡眠问题

睡眠是人类生命活动的生理需求，睡眠的生理作用表现在巩固记忆、促进脑功能发育、促进体力与精力恢复、促进生长、增强免疫功能、保护中枢神经系统。缺少睡眠和日间午睡，都会对人体带来伤害。美国睡眠医学会（American Academy of Sleep Medicine，AASM）发布的儿童青少年最佳睡眠时间指引显示，儿童青少年每日需要 8～12 小时睡眠。中国睡眠研究会发布的《2019 中国儿童青少年睡眠指数白皮书》显示，中国 6～17 岁的儿童青少年中，超六成睡眠时间不足 8 小时，课业压力成为影响儿童青少年睡眠的第一因素。

动物实验和人群观察性研究认为，视网膜内源性昼夜节律是眼球屈光发育的基础，而睡眠时间不足和睡眠障碍可能引发视网膜昼夜节律紊乱，从而引起近视。较多的研究认为，睡眠时间不足和睡眠障碍共同造成了儿童青少年昼夜节律紊乱，可能是儿童青少年近视的促进因素。儿童青少年入睡前在灯光下学习、看电视、看手机等光线信号会刺激视交叉上核，从而抑制褪黑素的分泌，产生睡眠障碍，与睡眠时间不足共同引起外周生物钟（包括视网膜生物钟）紊乱，进而影响视网膜昼夜节律。而视网膜昼夜节律是调节眼球屈光发育信号机制的中心，视网膜神经递质反应与视网膜生物钟相互作用后控制眼球生长和眼球大小的日节律，从而调节眼球的屈光发育。昼夜节律紊乱可能影响儿童青少年屈光发育异常和近视的发生，还会影响全身尤其是大脑的发育，严重时甚至可导致大脑永久性损伤，使学习、记忆能力下降。

"韩国国家健康和营养调查"项目对 3625 名 12～19 岁韩国儿童青少年调查发现，中、高度近视儿童青少年每日睡眠时长不足 7 小时，轻度近视儿童青少年每日睡眠时长也仅有 7.2 小时，低于视力正常儿童青少年的 7.4 小时。在调整性别、年龄、身高、受教育水平、社会经济地位及身体活动等影响因素后发现，每增加 1 h/d 睡眠时间，等效球镜度数增加 0.1 D，每日睡眠时间超过 9 小时比不足 5 小时的儿童青少年患近视概率低 41%。该研究说明睡眠时间和近视屈光度之间呈负相关。睡得越少，越容易近视。日本一项 278 名 10～

19 岁儿童青少年睡眠障碍与近视情况的调查显示，高度近视儿童青少年平均入睡时间比视力正常儿童青少年晚约 74 分钟。综合比较高度近视、轻度近视、视力正常儿童青少年睡眠障碍和近视情况后发现，近视屈光度越高，睡眠障碍越严重。这说明儿童青少年的睡眠质量与近视的发生发展相关，其中对高度近视者影响最严重。

我国多地的研究显示，儿童青少年每日睡眠时间越长，近视率就越低，睡眠时间不足可能是儿童青少年近视的重要危险因素之一。我国台湾地区 1998 年一项近视流行病学调查显示，睡眠时间不足是儿童青少年近视的重要危险因素，每日睡眠时长 5～6 小时的 6～18 岁儿童青少年平均屈光度为 −3.14 D，远低于每日睡眠时长 7～8 小时儿童青少年的 −1.76 D，每日睡眠时间 5～6 小时的儿童青少年近视患病的概率比每日睡眠时间 7～8 小时的儿童青少年高 60%。北京一项针对 6～18 岁儿童青少年的调查研究显示，每日睡眠时间不足 7 小时的儿童青少年近视率为 68.45%，远高于每日睡眠时间超过 9 小时的 34.80%，在调整年龄、性别、父母近视、读写时间、每日运动时间、每日看电视时间等影响因素后发现，每日睡眠时间与儿童青少年近视率高度负相关。对北京市 1902 名 9～11 岁儿童青少年调查显示，近视儿童青少年睡眠抵触显著高于视力正常儿童青少年，近视儿童青少年更容易出现睡眠障碍。武汉市一项针对 7～15 岁儿童青少年父母的调查显示，视力正常组中 96.2% 的父母能保证儿童青少年每日有充足的睡眠时间，而近视组中只有 87.6% 能保证儿童青少年每日有充足的睡眠时间，每日有充足睡眠的儿童青少年比没有充足睡眠的患近视概率低 45%。徐州市一项对 1052 名 12～15 岁儿童青少年调查结果显示，近视儿童青少年睡眠障碍患病率高于视力正常儿童青少年，且近视屈光度越高、近视时间越长，睡眠障碍患病率越高。山东一项对 354 名儿童青少年调查结果显示，近视儿童青少年睡眠障碍严重程度高于视力正常儿童青少年，睡眠障碍是儿童青少年近视的危险因素。也有少数研究认为，睡眠障碍与儿童青少年近视的关联性不强。

当前关于睡眠与近视的流行病学研究还较少，虽然研究者对睡眠与近视背后的生物学机制提出多种假设，但明确的机制尚不清楚。同时，当前睡眠与儿童青少年近视关系的研究多为横断面研究，鲜见队列研究、干预研究，还没有直接的证据证明两者之间的关系。学龄期儿童青少年课业负担繁重，目前的研究尚不能确定睡眠时间不足和睡眠障碍是独立作用于近视的发生发展，还是受到户外活动、近距离工作等混合因素的干扰。接下来还应进行大群体的纵向队列研究和干预研究，以验证现有结论的可靠性。在基础研究中，也需要对睡眠与近视的分子生物学机制进行进一步探索，以明晰两者之间的关系。

主要参考资料

[1] 白大勇. 成年人的屈光不正相关因素研究现状 [J]. 中华眼科医学杂志（电子版），2014，4（3）：165-167.

[2] 柏茂仁，柏选芝，成晋之，等. 青少年近视眼相关因素的调查报告 [J]. 伤残医学杂志，2001，9（4）：36.

[3] 崔建峰，黄泽浩，刘胜鑫，等. 天津市中小学生近视现状及相关家庭影响因素分析 [J]. 山西医药杂志，2018，45（12）：1406-1408.

[4] 杜丹丹. 武汉市视力健康管理学校中小学生视力发展状况及影响因素分析 [D]. 武汉：华中科技大学，2017.

[5] 儿童如何预防近视眼 [EB/OL].（2004-5-20）. http://news.163.com/2004w05/12558/2004w05_1085038852367.html.

[6] 范恩越，谷春雨，王林. 唐山地区儿童青少年近视增速与季节的关系 [J]. 中华眼视光学与视觉科学杂志，2018，20（10）：632-634.

[7] 胡诞宁. 从双生子研究看近视与遗传的关系（摘要）[J]. 医学研究通，1980，11（1）：5-6.

[8] 胡诞宁. 近视的病因与发病机制研究进展 [J]. 眼视光学杂志，2004，6（1）：1-5.

[9] 黄金鸥，陈金邦，陈炜江，等. 初中生近视进展与近距离工作眼动参数的相关性研究 [J]. 中国学校卫生，2008，29（12）：1121-1122.

[10] 黄坤，李秀红. 青少年近视的影响因素研究进展 [J]. 预防医学，2020，32（6）：578-582.

[11] 黄小娜，王惠珊，刘玺诚. 婴儿早期睡眠及昼夜节律的发展 [J]. 中国儿童保健杂志，2009，17（3）：320-321.

[12] 凯迪丽亚·阿力甫，丁琳. 近视的危险因素研究进展 [J]. 眼科新进展，2018，38（10）：901-904.

[13] 蓝卫忠，杨智宽. 青少年近视眼防控需要建立综合防控体系 [J]. 中华眼视光学与视觉科学杂志，2017，19（4）：193-197.

[14] 李锦，张宝山，李萍. 照明条件和用眼强度对视觉疲劳与视力的影响 [J]. 锦州医学院学报，2000，21（4）：6-9.

[15] 李强强，王悦，郑康杰. 6~18 岁儿童眼部屈光度、眼轴长度和角膜曲率分析 [J]. 预防医学，2020，32（9）：917-919.

[16] 李仕明，任明旸，张三国，等. 眼轴长度用于近视预测模型对儿童和青少年近视筛查的效能研究 [J]. 中华实验眼科杂志，2019，37（4）：269−273.

[17] 林林，满丰韬，胡乃宝，等. 青少年近视的危险因素研究 [J]. 中国儿童保健杂志，2013，21（2）：206−209.

[18] 林琳，宋宗明，游逸安. 近视屈光度与眼轴长度的相关性分析 [J]. 浙江临床医学，2007，9（2）：173−174.

[19] 刘灵琳，吴峥峥，杨吟. 青少年近视防控的研究进展 [J]. 中国斜视与小儿眼科杂志，2018，26（4）：43−47.

[20] 刘盛鑫. 天津市儿童少年近视屈光现状与环境因素和易感基因多态性关系的研究 [D]. 天津：天津医科大学，2019.

[21] 刘亚敏，李晓勇. 儿童近视现状及影响因素分析 [J]. 长江大学学报（自然科学版），2019，16（10）：121−124.

[22] 刘翌，赵枫朝，罗艳侠，等. 北京市中小学生近视遗传度调查研究 [J]. 中国健康教育，2013，29（3）：265−267.

[23] 娄晓民，吴敏，胡全忠，等. 遗传在学生近视形成中的作用 [J]. 河南预防医学杂志，1994（1）：15−16.

[24] 陆宏. 高度近视遗传学和基因定位研究进展 [J]. 眼科新进展，2006，26（6）：462−465.

[25] 彭天娥. 政府审计视野下篮协官员经济权力监控与实现方式研究 [J]. 科技经济导刊，2019，27（24）：186−187.

[26] 任晓磊. 中国地质大学（北京）新生近视的流行病学研究 [D]. 北京：首都医科大学，2015.

[27] 沈李，杨晨皓. 近视儿童血清维生素 D 水平研究 [J]. 中国眼耳鼻喉科杂志，2015，15（2）：94−97.

[28] 施舒民. 鲤城区 2000 年中小学生视力调查和近视原因探讨 [J]. 职业与健康，2002，18（5）：74−75.

[29] 王怀宇. 青少年近视眼的流行病学研究（综述）[J]. 中国城乡企业卫生，2009（5）：85−86.

[30] 王倩茹，李雪，杨帆，等. 青少年高度近视患者高阶像差和屈光度及眼部结构参数的相关性 [J]. 国际眼科杂志，2020，20（5）：860−864.

[31] 王炜，王佩之. 试论近视眼的根本原因是视环境 [J]. 江西师范大学学报（自然科学版），2002，26（2）：188−189.

[32]　翁蕾鸣，王昕，王沥，等.　近视与遗传［J］.　遗传，2006，28（4）：
　　　 486－492.

[33]　吴涛，倪银华，夏李群，等.　视网膜生物钟研究进展［J］.　现代生物医
　　　 学进展，2007，7（8）：1249－1250.

[34]　杨建文，鲍务新，姜洪方.　父母有无近视中小学生近视情况及影响因素
　　　 比较［J］.　中国学校卫生，2011，32（3）：349－351.

[35]　杨翎，张佩斌，姚成，等.　小学生近视眼危险因素及矫正状况分析［J］.
　　　 中国斜视与小儿眼科杂志，2013，21（2）：35－39.

[36]　杨怡芳，谢伯林，钟华.　近视诊治的社会经济负担评估进展［J］.　中华
　　　 实验眼科杂志，2019，37（7）：582－586.

[37]　叶广俊.　现代儿童少年卫生学［M］.　北京：人民卫生出版社，1999.

[38]　张汉国，林翠荣.　近视患者屈光度、眼轴和角膜屈光力的相关性分析
　　　 ［J］.　中国卫生标准管理，2019，10（11）：39－41.

[39]　张娟娟，陆召军，桂迩，等.　中学生近视率调查及其与睡眠障碍的关系
　　　 研究［J］.　中国全科医学，2013，16（7）：665－667.

[40]　张敏，姜洋，李莹，等.　高度及超高度近视眼轴、屈光度、曲率、厚度
　　　 的相关性研究［J］.　国际眼科杂志，2012，12（8）：1525－1526.

[41]　张欣.　重视儿童青少年近视环境危险因素的防控［J］.　中国学校卫生，
　　　 2018，39（1）：6－8.

[42]　张迎修，王淑荣.　不同学段近视学生的生长发育及体质特征［J］.　中国
　　　 校医，2005，19（5）：448－451.

[43]　赵瑾，孙怡，谢毅杰，等.　青少年近视发病机理的研究［J］.　眼科，
　　　 1995，4（3）：143.

[44]　赵雯，吴建峰，毕宏生.　碱性成纤维细胞生长因子与转化生长因子 13 在
　　　 近视眼巩膜中作用的研究进展［J］.　中华眼视光学与视觉科学杂志，
　　　 2013，15（12）：765－767.

[45]　中华人民共和国教育部，中华人民共和国国家体育总局，中华人民共和
　　　 国卫生部，等.　2000 年中国学生体质与健康调研报告［M］.　北京：高
　　　 等教育出版社，2002.

[46]　朱梦钧，朱剑锋，瞿小妹，等.　上海市中小学生近视视力不良率与出生
　　　 季节之间的关系［J］.　眼科新进展，2011，31（10）：961－964.

[47]　Jin Z B，Wu J Y，Huang X F，et al.　Triobased exome sequencing
　　　 arrests de novo mutations in earlyonset high myopia［J］.　Proc Natl

Acad Sci USA，2017，114（16）：4219－4224.

［48］Ashby R，Ohlendorf A，Schaeffel F. The effect of ambient illuminance on the development of deprivation myopia in chicks［J］. Invest Ophthalmol Vis Sci，2009，50（11）：5348－5354.

［49］Ashby R S，Schaeffel F. The effect of bright light on lens compensation in chicks［J］. Invest Ophthalmol Vis Sci，2010，51（10）：5247－5253.

［50］Ashton G C. Segregation analysis of ocular refraction and myopia［J］. Hum Hered，1985，35（4）：232－239.

［51］Attebo K，Ivers R Q，Mitchell P. Refractive errors in an older population：the Blue Mountains Eye Study［J］. Ophthalmology，1999，106（6）：1066－1072.

［52］Ayaki M，Torii H，Tsubota K，et al. Decreased sleep quality in high myopia children［J］. Sci Rep，2016（6）：33902.

［53］Bailey M D，Sinnotr L T. Ciliary body thickness and refractive erroy in children［J］. Invest Ophthalmol Vis Sci，2008，49（10）：4353－4360.

［54］Bourla D，Laron Z，Snir M，et al. Insulinlike growth factor I affects ocular development：a study of untreated and treated patients with Laron syndrome［J］. Ophthalmology，2006，113（7）：1197.

［55］Chakraborty R，Ostrin L A，Nickla D L，et al. Circadian rhythms，refractive development，and myopia［J］. Ophthalmic Physiol Opt，2018，38（3）：217－245.

［56］Chapell M，Sullivan B，Saridakis S，et al. Myopia and nighttime lighting during sleep in children and adults［J］. Percept Mot Skills，2001，92（3）：640－642.

［57］Chen J，Chen Z，Lin S，et al. Correlation analysis for school－age children's height and refractive errors［J］. Adv Clin Exp Med，2018，27（8）：1125－1130.

［58］Chen Z T Y，Wang I J，Liao Y T，et al. Polymorphisms in steroidogenesis genes，sex steroid levels，and high myopia in the Taiwanese population［J］. Mol Vis，2011，17：2297－2310.

［59］Chotai J，Adolfsson R. Converging evidence suggests that monoamine neurotransmitter turnover in human adults is associated with their season of birth［J］. Eur Arch Psychiatry Clin Neurosci，2002，252（3）：

130—134.

[60] Cohen Y, Peleg E, Belkin M, et al. Ambient illuminance, retinal dopamine release and refractive development in chicks [J]. Exp Eye Res, 2012, 103: 33—40.

[61] Czepita D, Goslawski W, Mojsa A, et al. Role of light emitted by incandescent or fluorescent lamps in the development of myopia and astigmatism [J]. Med Sci Monit, 2004, 10 (4): 168—171.

[62] Deng L, Gwiazda J, Thorn F. Children's refractions and visual activities in the school year and summer [J]. Optom Vis Sci, 2010, 87 (6): 406—413.

[63] Dirani M, Chamberlain M, Garoufalis P, et al. Refractive errors in twin studies [J]. Twin Res Hum Genet, 2006, 9 (4): 566—572.

[64] Dolgin E. The myopia boom [J]. Nature, 2015, 519 (7543): 276—278.

[65] Donovan L, Sankaridurg P, Ho A, et al. Myopia progression in Chinese children is slower in summer than in winter [J]. Optom Vis Sci, 2012, 89 (8): 1196—1202.

[66] Eysteinsson T, Jonasson F, Arnarsson A, et al. Relationships between ocular dimensions and adult stature among participants in the Reykjavik Eye Study [J]. Acta Ophthalmol Scand, 2005, 83 (6): 734—738.

[67] Fan D S, Lam D S, Wong T Y, et al. The effect of parental history of myopia on eye size of pre—school children: A pilot study [J]. Acta Ophthalmol Scand, 2005, 83 (4): 492—496.

[68] Fang F, Pan M, Yan T, et al. The role of cGMP in ocular growth and the development of form—deprivation myopia in guinea pigs [J]. Invest Ophthalmol Vis Sci, 2013, 54 (13): 7887—7902.

[69] Foulds W S, Barathi V A, Luu C D. Progressive myopia or hyperopia can be induced in chicks and reversed by manipulation of the chromaticity of ambient light [J]. Invest Ophthalmol Vis Sci, 2013, 54 (13): 8004—8012.

[70] French A N, Morgan I G, Mitchell P, et al. Risk factors for incident myopia in Australian schoolchildren: the Sydney Adolescent Vascular

and Eye Study [J]. Ophthalmology, 2013, 120 (10): 2100−2108.

[71] Fujiwara M, hasebe S, Nakanishi R, et al. Seasonal variation in myopia progression and axial elongation: an evaluation of Japanese children participating in a myopia control trial [J]. Jpn J Ophthalmol, 2012, 56 (4): 401−406.

[72] Geiazda J, Hyman L, Dong L M, et al. Factors associated with high myopia after 7 years of follow − up in the Correction of Myopia Evaluation Trial (COMET) Cohort [J]. Ophthalmic Epidemiol, 2007, 14 (4): 230−237.

[73] Giloyan A, Harutyunyan T, Petrosyan V. Risk factors for developing myopia among school children in Yerevan and Gegharkunik Province, Armenia [J]. Ophthalmic Epidemiol, 2017, 24 (2): 97−103.

[74] Gong J F, Xie L, Mao X J, et al. Relevant factorsof estrogen changes of myopia in adolescent females [J]. Chin Med J (Engl), 2015, 128 (5): 659−663.

[75] Gong Y, Zhang X, Tian D, et al. Parental myopia, near work, hours of sleep and myopia in Chinese children [J]. Health, 2014, 6 (1): 64−70.

[76] Goss D A, hampton M J, Wickham M G. Selected review on genetic factors in myopia [J]. J Am Optom Assoc, 1988, 59 (11): 875−884.

[77] Guggenheim J A, Kirov G, Hodson S A. The heritability of high myopia: a reanalysis of Goldschmidt'data [J]. Med Genet, 2000, 37 (3): 227−231.

[78] Guo K, Yang D Y, Wang Y, et al. Prevalence of myopia in school children in Ejina. The Gobi Desert Children Eye Study [J]. Invest Ophthalmol Vis Sci, 2015, 56 (3): 1769−1774.

[79] Gupta P D, Johar K, Nagpal K, et al. Sex hormone receptors in the human eye [J]. Surv Ophthalmol, 2005, 50 (3): 274−284.

[80] Gwiazda J, Deng L, Dias L, et al. Association of education and occupation with myopia in COMET parents [J]. Optom Vis Sci, 2011, 88 (9): 1045−1053.

[81] He M, Xiang F, Zeng Y, et al. Effect of time spent outdoors at school on the development of myopia among children in China: A randomized

clinical trial [J]. JAMA，2015，314（11）：1142－1148.

[82] He X，Zou H，Lu L，et al. Axial length/corneal radius ratio：association with refractive state and role on myopia detection combined with visual acuity in Chinese schoolchildren [J]. PLoS One，2015，10（2）：e0111766.

[83] Hou S，Yang L，Lu B，et al. Association between parents' attitudes and behaviors toward children's visual care and myopia risk in school－aged children [J]. Medicine，2017，96（52）：e9270.

[84] Huang C Y，Hou C H，Lin K K，et al. Relationship of lifestyle and body stature growth with the development of myopia and axial length elongation in Taiwanese elementary school children [J]. Indian J Ophthalmol，2014，62（8）：865－869.

[85] Hyman L，Gwiazda J，Hussein M，et al. Relationship of age，sex，and ethnicity with myopia progression and axial elongation in the correction of myopia evaluation trial [J]. Arch Ophthalmol，2005，123（7）：977－987.

[86] Ip J M，Huynh S C，Robaei D，et al. Ethnic differences in the im pact of parental m yopia：findings from a population－based study of 12－year－old Australian children [J]. Invest Ophthalmol Vis Sci，2007，48（6）：2520－2528.

[87] Ip J M，Saw S M，Rose K A，et al. Role of near work in myopia：findings in a sample of Australian school children [J]. Invest Ophthalmol Vis Sci，2008，49（7）：2903－2910.

[88] Jee D，Morgan I G，Kim E C. Inverse relationship between sleep duration and myopia [J]. Acta Ophthalmol，2016，94（3）：204－210.

[89] Ip J M，Rose K A，Morgan I G，et al. Myopia and the Urban environment：findings in a sample of 12－year－old australian school children [J]. Invest Ophthalmol Vis Sci，2008，49（9）：3858－3863.

[90] Jiang L，Long K，Schaeffel F，et al. Effects of dopaminergic agents on progression of naturally occurring myopia in albino guinea pigs [J]. Invest Ophthalmol Vis Sci，2014，55（11）：7508－7519.

[91] Jiang L，Zhang S，Schaeffel F，et al. Interactions of chromatic and lens induced－defocus during visual control of eye growth in guinea pigs

[J]. Vision Res，2014，94：24—32.

[92] Jones—Jordan L A，Sinnot L T，Manny R E，et al. Early childhood refractive error and parental history of myopia as predictors of myopia [J]. Invest Ophthalmol Vis Sci，2010，51 (8)：115—121.

[93] Jones—Jordan L A，Sinnott L T，Cotter S A，et al. Time outdoors, visual activity，and myopia progression in juvenileonset myopes [J]. Invest Ophthalmol Vis Sci，2012，53 (11)：7169—7175.

[94] Jones—Jordan L A，Sinnott L T，Mutti D O，et al. Parental history of myopia，sports and outdoor activities，and future myopia [J]. Invest Ophthalmol Vis Sci，2007，48 (8)：3524—3532.

[95] Jung S K，Lee J H，Kakizaki H，et al. Prevalence of myopia and its association with body stature and educational level in 19—year—old male conscripts in Seoul，South Korea [J]. Invest Ophthalmol Vis Sci，2012，53 (9)：5579—5583.

[96] Kang M T，Li S M，Peng X，et al. Chinese eye exercises and myopia development in school age children：a nested case—control study [J]. Sci Rep，2016，6：28531.

[97] Kaur S，Ramli N I，Narayanasamy S. Heredity factor in myopia development among a sample in Klang Valley，Malaysia [J]. Chin Med J (Engl)，2012，125 (19)：3522—3525.

[98] Lam D S，Fan D S，Lam R F，et al. The effect of parental history of myopia on children's eye size and growth：results of a longitudinal study [J]. Invest Ophthalmol Vis Sci，2008，49 (3)：873—876.

[99] Lan W Z，Yang Z K，Liu W. A longitudinal study on the relationship between myopia development and near accommodation lag in myopic children [J]. Ophthalmic Physiol Opt，2008，28 (1)：57—61.

[100] Lan W Z，Yang Z K. A comprehensive system is necessary for the successful management of adolescent myopia [J]. Chin J Optom Ophthalmol Vis Sci，2017，19 (4)：193—197.

[101] Lauber J K，Boyd J E，Boyd T A. Intraocular pressure and aqueous outflow facility in light—induced avian buphthalmos [J]. Exp Eye Res，1970，9 (2)：181—187.

[102] Lauber J K，Oishi T，Vriend J. Plasma melatonin rhythm lost in

preglaucomatous chicks ［J］. J Ocul Pharm acol，1986，2（3）：205－213.

［103］ Lee K E，Klein B E，Klein R，et al. Association of age，stature，and education with ocular dimensions in an older white population ［J］. Arch Ophthalmol，2009，127（1）：88－93.

［104］ Lepple－Wienhues A，Stahl F，Willner U，et al. Endothelin－evoked contractions in bovine ciliary muscle and trabecular meshwork：interaction with calcium，nifedipine and nickel ［J］. Current Eye Res，1991，10（10）：983－989.

［105］ Lim H T，Yoon J S，Hwang S S，et al. Prevalence and associated sociodem ographic factors of myopia in orean children：the 2005 third Korea National Health and Nutrition Exam nation Survey（Knhanes Ⅲ）［J］. Jpn J Ophthalmol，2012，56（1）：76－81.

［106］ Lim L T，G ong Y，Ah－Kee E Y，et al. Impact of parental history of myopia on the development of myopia in main－land China school－aged children ［J］. Ophthalmol Eye Dis，2014，6（1）：31－35.

［107］ Lin L L，Chen C J. Twin study on myopia ［J］. Acta Genet Med Gemellol（Roma），1987，36（4）：535－540.

［108］ Lin Z，Vasudevan B，Jhanji V，et al. Near work，outdoor activity，and their association with refractive error ［J］. Optom Vis Sci，2014，91（4）：376－382.

［109］ Li S M，Li H，Li S Y，et al. Time outdoors and myopia progression over 2 years in chinese children：the Anyang childhood eye study ［J］. Invest ophthalmol Vis Sci，2015，56（8）：4734－4740.

［110］ Li T，Howland H C，Troilo D. Diurnal illumination patterns affect the development of the chick eye ［J］. Vision Res，2000，40（18）：2387－2393.

［111］ Li T，Howland H C. The effects of constant and diurnal illumination of the pineal gland and the eyes on ocular growth in chicks ［J］. Invest Ophthalm ol Vis Sci，2003，44（8）：3692－3697.

［112］ Liu R，Hu M，He J C，et al. The effects of monochromatic illumination on early eye development in rhesus monkeys ［J］. Invest Ophthalmol Vis Sci，2014，55（3）：1901－1909.

171

[113] Logan R W, Hasler B P, Forbes E E, et al. Impact of sleep and circadian rhythms on addiction vulnerability in adolescents [J]. Biol Psychol, 2018, 83 (12): 987—996.

[114] Long Q, Chen D, Chu R. Illumination with monochromatic long—wavelength light promotes myopic shift and axial elongation in new born pigmented guinea pigs [J]. Cutan Ocul Toxicol, 2009, 28 (4): 176—180.

[115] Lu B, Congdon N, Liu X, et al. Associations between near work, outdoor activity and myopia among adolescent students in rural China [J]. Arch Ophthalmol, 2009, 127 (6): 769—775.

[116] Lyu I J, Kim M, Baek S Y, et al. The association between menarche and Myopia: findings from the Korean national health and nutrition examination, 2008—2012 [J]. Invest Ophthalmol Vis Sci, 2015, 56 (8): 4712—4718.

[117] Ma J H, Shen S H, Zhang G W, et al. Identification of a locus for autosomal dominant high myopia on chromosome 5p13. 3—p15. 1 in a Chinese family [J]. Mol Vis, 2010, 16: 2043—2054.

[118] Mandel Y, Grotto I, EI—Yaniv R, et al. Season of birth, natural light, and myopia [J]. Ophthalmology, 2008, 115 (4): 686—692.

[119] Mapstone R, Clark C V. Diurnal variation in the dimensions of the anterior chamber [J]. Arch Ophthalmol, 1985, 103 (10): 1485—1486.

[120] Marmot M, Friel S, Bell R, et al. Closing the gap in a generation: health equity through action on the social determinants of health [J]. Lancet, 2008, 372 (9650): 1661—1669.

[121] McKnight C M, Sherwin J C, Yazar S, et al. Myopia in young adults is inversely related to an objective marker of ocular sun exposure: the Western Australian Raine Cohort Study [J]. Am J Ophthalmol, 2014, 158 (5): 1079—1085.

[122] McMahon G, Zayats T, Chen Y P, et al. Season of birth, daylight hours at birth, and high myopia [J]. Ophthalmology, 2009, 116 (3): 468—473.

[123] Mirshahi A, Ponto K A, Hoehn R, et al. Myopia and level of education: results from the Gutenberg Health Study [J].

Ophthalmology，2014，121（10）：2047－2052.

[124] Morgan I，Rose K. How genetic is school myopia？ [J]. Prog Retin Eye Res，2005，24（1）：1－38.

[125] Mutti D O，Hayes J R，Mitchell G L，et al. Refractive error，axial length，and relative peripheral refractive error before and after the onset of myopia [J]. Invest Ophthalmol Vis Sci，2007，48（6）：2510－2519.

[126] Mutti D O，Mitchell G L，Moeschberger M L，et al. Parental myopia，nearwork，school achievem ent，and children's refractive error [J]. Invest Ophthalmol Vis Sci，2002，43（12）：3633－3640.

[127] Naiglin L，Clayton J，Gazagne C，et al. Familial high myopia：Evidence of an autosomal dominant mode of inheritance and genetic heterogeneity [J]. Ann Genet，1999，42（3）：140－146.

[128] Nangia V，Jonas J B，Sinha A，et al. Ocular axial length and its associations in an adult population of central rural India：the Central India Eye and Medical Study [J]. Ophthalmology，2010，117（7）：1360－1366.

[129] Nickla D L，Wildsoet C，Wallman J. The circadian rhythm in intraocular pressure and its relation to diurnal ocular growth changes in chicks [J]. Exp Eye Res，1998，66（2）：183－193.

[130] Nickla D L，Wildsoet C，Wallman J. Visual influences on diurnal rhythms in ocular length and choroidal thickness in chick eyes [J]. Exp Eye Res，1998，66（2）：163－181.

[131] Northstone K，Guggenheim J A，Howe L D，et al. Body stature growth trajectories during childhood and the development of myopia [J]. Ophthalmology，2013，120（5）：1064－1073.

[132] Norton T T，Siegwart J T Jr. Light levels，refractive development，and myopia：a speculative review [J]. Exp Eye Res，2013，114（9）：48－57.

[133] Ojaimi E，Morgan I G，Robaei D，et al. Effect of stature and other anthropometric parameters on eye size and refraction in a population－based study of Australian children [J]. Invest Ophthalmol Vis Sci，2005，46（12）：4424－4429.

[134] Paget S, Julia S, Vitezica Z G, et al. Linkage analysis of high myopia susceptibility locus in 26 families [J]. Mol Vis, 2008, 14: 2566−2574.

[135] Pan C W, Zheng Y F, Wong T Y, et al. Variation in prevalence of myopia between generations of migrant indians living in Singapore [J]. Am J Ophthalmol, 2012, 154 (2): 376−381.

[136] Parentin F, Perissutti P. Congenital growth hormone deficiency and eye refraction: a longitudinal study [J]. Ophthalmologica, 2005, 219 (4): 226−231.

[137] Parentin F, Tonini G, Perissutti P. Refractive evaluation in children with growth defect [J]. Curr Eye Res, 2004, 28 (1): 11−15.

[138] Rada J A, Wiechmann A F. Melatonin receptors in chick ocular tissues: implications for a role of melatonin in ocular growth regulation [J]. Invest Ophthalmol Vis Sci, 2006, 47 (1): 25−33.

[139] Ratnamala U, Lyle R, Rawal R, et al. Refinement of the Xlinked nonsyndromic high−grade myopia locus MYP1 on Xq28 and exclusion of 13 known positional candidate genes by direct sequencing [J]. Invest Ophthalmol Vis Sci, 2011, 52 (9): 6814−6819.

[140] Ren X L, Liu L J, You Q S, et al. Epidemiology of myopia [J]. Int Rev Ophthalmol, 2015, 39 (3): 175−179.

[141] Rim T H, Kim S H, Lim K H, et al. Body stature as an age−dependent risk factor for myopia in a South Korean population [J]. Semin Ophthalmol, 2017, 32 (3): 326−336.

[142] Roes K A, Morgan I G, Smith W, et al. Myopia, lifestyle, and schooling in students of Chinese ethnicity in Singapore and Sydney [J]. Archives Ophthalmol, 2008, 126 (4): 527−530.

[143] Rose K A, Morgan I G, Ip J, et al. Outdoor activity reduces the prevalence of myopia in children [J]. Ophthalmology, 2008, 115 (8): 1279−1285.

[144] Rucker F J, Wallman J. Chicks use changes in luminance and chromatic contrast as indicators of the sign of defocus [J]. J Vis, 2012, 12 (6): 1−13.

[145] Rudnicka A R, Kapetanakis V V, Wathern A K, et al. Global variations and time trends in the prevalence of childhood myopia, a

systematic review and quantitative meta-analysis: implications for aetiology and early prevention [J]. Br J Ophthalmol, 2016, 100 (7): 882-890.

[146] Saw S M, Carkeet A, Chia K S, et al. Component dependent risk factors for ocular parameters in Singapore Chinese children [J]. Ophthalmology, 2002, 109 (11): 2065-2071.

[147] Saw S M, Chua W H, Hong C Y, et al. Height and its relationship to refraction and biometry parameters in Singapore Chinese children [J]. Invest Ophthalmol Vis Sci, 2002, 43 (5): 1408-1413.

[148] Saw S M, Chua W H, Hong C Y, et al. Nearwork in early-onset myopia [J]. Invest Ophthalmol Vis Sci, 2002, 43 (2): 332-339.

[149] Saw S M, Chua W H. Myopia: gene environment interaction [J]. Ann Acad Med Singap, 2000, 29 (3): 290-297.

[150] Saw S M, Nieto F J, Katz J, et al. Familial clustering and myopia progression in Singapore school children [J]. Ophthalmic Epidemiol, 2001, 8 (4): 227-236.

[151] Schaeffel F, Burkhardt E, Howland H C, et al. Measurement of refractive state and deprivation myopia in two strains of mice [J]. Optom Vis Sci, 2004, 81 (2): 99-110.

[152] Yazar S, Hewitt A W, Black L S, et al. Myopia is associated with lower vitamin D status in young adults [J]. Invest Ophthalmol Vis Sci, 2014, 55 (7): 4552-4561.

[153] Sharma A, Congdon N, Gao Y, et al. Height, stunting, and refractive error among rural Chinese schoolchildren: the See Well to Learn Well project [J]. Am J Ophthalmol, 2010, 149 (2): 347-353.

[154] Sherwin J C, Reacher M H, Keogh R H, et al. The association between time spent outdoors and myopiain children and adolescents: a system atic review and meta-analysis [J]. Ophthalmology, 2012, 119 (10): 2141-2151.

[155] Sivan Y, Laudon M, Tauman R, et al. Melatonin production in healthy infants: evidence for seasonal variations [J]. Pediatr Res, 2001, 49 (1): 63-68.

[156] Smith E L, hung L F, Arumugam B, et al. Negative lens induced

myopia in infant monkeys: effects of high ambient lighting [J]. Invest Ophthalmol Vis Sci, 2013, 54 (4): 2959－2969.

[157] Sorsby A, Leary G A, Fraser G R. Family studies on ocular refraction and its components [J]. J Med Genet, 1966, 3 (4): 269－273.

[158] Sorsby A, Leary G A. A longitudinal study of refraction and its components during growth [J]. Spec Rep Ser Med Res Counc (GB), 1969, 309: 1－41.

[159] Stone R A, Lin T, Desai D, et al. Photoperiod, early postnatal eye growth, and visual deprivation [J]. Vision Res, 1995, 35 (9): 1195－1202.

[160] Stone R A, Pardue M T, Iuvone P M, et al. Pharmacology of myopia and potential role for intrinsic retinal circadian rhythms [J]. Exper Eye Res, 2013, 114 (1): 35－47.

[161] Stone R A, Quinn G E, Francis E L, et al. Diurnal axial length fluctuations in human eyes [J]. Invest Ophthalm ol Vis Sci, 2004, 45 (1): 63－70.

[162] Teasdale T W, Goldschmidt E. Myopia and its relationship to education, intelligence and height. Preliminary results from an on－going study of Danish draftees [J]. Acta Ophthalmol Suppl, 1988, 185: 41－43.

[163] Teikari J M, O'Donnell J, Kaprio J, et al. Impact of heredity in myopia [J]. Hum Hered, 1991, 41 (3): 151－156.

[164] Tersaki H, Yanashita T, Yoshihara N, et al. Association of lifestyle and body structure to ocular axial length in Japanese elementary school children [J]. BMC Ophthalmol, 2017, 17 (1): 123.

[165] Thorne H C, Jones K H, Peters S P, et al. Daily and seasonal variations in the spectral composition of light exposure humans [J]. Chronobiol Int, 2009, 26 (5): 854－866.

[166] Tkatchenko T V, Shen Y, Braun R D, et al. Photopic visual input is necessary for emmetropization in mice [J]. Exp Eye Res, 2013, 115 (10): 87－95.

[167] Tse D Y, Lam C S, Guggenheim J A, et al. Simultaneous defocus

integration during refractive development [J]. Invest Ophthalmol Vis Sci, 2007, 48 (12): 5352-5359.

[168] Wang D C, Ding X H, Liu B, et al. Longitudinal changes of axial length and height are associated and concomitant in children [J]. Invest Ophthalmol Vis Sci, 2011, 52 (11): 7949-7953.

[169] Wang Q, Zhao G, Xing S, et al. Role of bone morphogenetic proteins in form-deprivation myopia sclera [J]. Mol Vis, 2011, 17: 647-657.

[170] Weiss S, Schaeffel F. Diurnal growth rhythms in the chicken eye: relation to myopia development and retinal dopamine levels [J]. J Comp Physiol A, 1993, 172 (3): 263-270.

[171] Wojciechowski R, Congdon N, Bowie H, et al. Heritability of refractive error and familial aggregation of myopia in an elderly American population [J]. Invest Ophthalmol Vis Sci, 2005, 46 (5): 1588-1592.

[172] Wong T Y, Foster P J, Hee J, et al. Prevalence and risk factors for refractive errors in adult Chinese in Singapore [J]. Invest Ophthalmol Vis Sci, 2000, 41 (9): 2486-2494.

[173] Wong T Y, Foster P J, Johnson G J, et al. Refractive errors, axial ocular dimensions, and age - related cataracts: the Tanjong Pagar survey [J]. Invest Ophthalmol Vis Sci, 2003, 44 (4): 1479-1485.

[174] Wong T Y, Foster P J, Johnson G J, et al. The relationship between ocular dimensions and refraction with adult stature: the Tanjong Pagar Survey [J]. Invest Ophthalmol Vis Sci, 2001, 42 (6): 1237-1242.

[175] Woodman E C, Read S A, Collins M J, et al. Axial elongation following prolonged near work in myopes and emmetropes [J]. Br J Ophthalmol, 2011, 95 (5): 652-656.

[176] Wu P C, Tsai C L, Wu H L, et al. Outdoor activity during class recess reduces myopia onset and progression in school children [J]. Ophthalmology, 2013, 120 (5): 1080-1085.

[177] Wu P C, Tsai C L, Hu C H, et al. Effects of outdoor activities on myopia among rural school children in Taiwan [J]. Ophthalmic Epidemiol, 2010, 17 (5): 338-342.

[178] Xiang F, He M, Morgan I G. Annual changes in refractive errors and

ocular components before and after the onset of myopia in Chinese children [J]. Ophthalmology, 2012, 119 (7): 1478—1484.

[179] Xiang F, He M, Morgan I G. The impact of parental myopia on myopia in Chinese children: population—based evidence [J]. Optom Vis Sci, 2012, 89 (10): 1487—1496.

[180] Xiang F, He M, Morgan I G. The impact of severity ofparental myopia on myopia in Chinese children [J]. Optom Vis Sci, 2012, 89 (6): 884—891.

[181] Xiang F, He M, Zeng Y, et al. Increases in the prevalence of reduced visual acuity and myopia in Chinese children in Guangzhou over the past 20 years [J]. Eye (London, England), 2013, 27 (12): 1353—1358.

[182] Yap M, Wu M, Liu Z M, et al. Role of heredity in the genesis of myopia [J]. Ophthalmic Physiol Opt, 1993, 13 (3): 316—319.

[183] Yip V C, Pan C W, Lin X Y, et al. The relationship between growth spurts and myopia in Singapore children [J]. Invest Ophthalmol Vis Sci, 2012, 53 (13): 7961—7966.

[184] Young T L. Molecular genetics of hman myopia: an update [J]. Optom Vis Sci, 2009, 86 (1): 822.

[185] You Q S, Wu L J, Duan J L, et al. Factors associated with myopia in school children in China: The Beijing childhood eye study [J]. PLoS One, 2012, 7 (12): e52668.

[186] Zadnik K, Satariano W A, Mutti D O, et al. The effect of parental history of myopia on children's eye size [J]. JAMA, 1994, 271 (17): 1323—1327.

[187] Zhang J, Hur Y M, Huang W Y, et al. Shared genetic determinants of axial length and height in children: the Guangzhou Twin Eye Study [J]. Arch Ophthalmol, 2011, 129 (1): 63—68.

[188] Zhou Z, Morgan I G, Chen Q, et al. Disordered sleep and myopia risk among Chinese children [J]. PLoS One, 2015, 10 (3): e01217963.

[189] Zylbermann R, Landau D, Berson D. The influence of study habits on myopia in jewish teenagers [J]. J Pediatr Ophthalmol Strabismus, 1993, 30 (5): 319—322.

第五章
儿童青少年近视防控的政府部门行动策略

本章导语

  我国是世界上致盲和视觉损伤人数较多的国家之一，政府高度关注国民眼健康并在制定相应的政策中予以了充分体现。2018年以来，我国政府把近视防控工作指定为各级政府要落实的刚性任务，要求全社会行动起来，共同呵护孩子的眼睛。从国家卫生健康委员会、教育部等部门核定的各省份近视率来看，全国儿童青少年总体近视率，由2018年底的53.6％降到2019年底的50.2％，一年下降了3.4个百分点。29个省份2019年近视率较2018年有不同程度下降，26个省份实现了近视率每年下降0.5或1个百分点的防控目标。2020年全国儿童青少年总体近视率较2019年有所上升，但与2018年相比仍有下降，近视防控成效初显。本章对政府部门综合防控儿童青少年近视的职责任务及推行情况进行梳理。

第一节　政府部门综合防控儿童青少年近视的职责任务

2018 年 8 月 30 日，经国务院同意，教育部、国家卫生健康委员会、国家体育总局、财政部、人力资源和社会保障部、国家市场监督管理总局、国家新闻出版署、国家广播电视总局联合印发《综合防控儿童青少年近视实施方案》（以下简称《实施方案》），提出了新时代防控儿童青少年近视的阶段性目标，明确政府有关部门防控儿童青少年近视的职责任务和要求。经国务院授权，教育部、国家卫生健康委员会与各省区市人民政府和新疆生产建设兵团签订《全面加强儿童青少年近视综合防控工作责任书》（以下简称《责任书》），强化对省级人民政府防控儿童青少年近视的考核评议，共同呵护孩子的眼睛，让他们拥有一个光明的未来。

一、明确政府各方职责任务

《责任书》提出，各省份 2019 年到 2023 年，在本省份 2018 年儿童青少年总体近视率的基础上，力争儿童青少年总体近视率每年下降 0.5 个百分点以上，近视率高于全国总体平均水平的省份每年下降 1 个百分点以上，《实施方案》提出，到 2030 年，实现全国儿童青少年新发近视率明显下降，儿童青少年视力健康整体水平显著提升，6 岁儿童近视率控制在 3％左右、小学生近视率下降到 38％以下、初中生近视率下降到 60％以下、高中生近视率下降到 70％以下，国家学生体质健康标准达标优秀率达 25％以上，即 2030 年目标是实现根本扭转，确保儿童青少年视力健康整体水平显著改善。

（一）教育部职责任务

《责任书》明确了教育部为省级人民政府提供政策指导、宣传推动、遴选认定试点地区、协调专家支持、加大人才培养力度、支持科学研究等职责任务。教育部指导省级人民政府研制省级贯彻落实《实施方案》，通过编发简报、加大媒体宣传等方式，大力宣传各地综合防控儿童青少年近视典型经验做法，支持各地遴选和建设全国儿童青少年近视防控试点县（市、区）和改革试验区，协调专家支持和指导地方开展综合防控儿童青少年近视工作，积极引导高校，特别是医学院校开设眼视光、健康管理和健康教育等相关专业，扩大相关专业人才培养规模，支持相关高校积极开展综合防控儿童青少年近视和视力健康管理研究。

《实施方案》提出，教育部要加快修订《学校卫生工作条例》和《中小学健康教育指导纲要》等，成立全国中小学和高校健康教育指导委员会，指导地方教育行政部门和学校科学开展儿童青少年近视防控和视力健康管理等学校卫生与健康教育工作，开展儿童青少年近视综合防控试点工作，强化示范引领。进一步健全学校体育卫生发展制度和体系，不断完善学校体育场地设施，加快体育与健康师资队伍建设，聚焦"教"（教会健康知识和运动技能）、"练"（经常性课余训练和常规性体育作业）、"赛"（广泛开展班级、年级和跨校体育竞赛活动）、"养"（养成健康行为和健康生活方式），深化学校体育、健康教育教学改革，积极推进校园体育项目建设。推动地方教育行政部门加强现有中小学卫生保健机构建设，按照标准和要求强化人员和设备配备。鼓励高校，特别是医学院校、高等师范院校开设眼视光、健康管理、健康教育等相关专业，培养近视防治、视力健康管理专门人才和健康教育教师，积极开展儿童青少年视力健康管理相关研究。会同有关部门开展全国学校校医等专职卫生技术人员配备情况专项督导检查，着力解决专职卫生技术人员数量及相关设备配备数量不足问题。会同有关部门坚决治理并规范校外培训机构，每年对校外培训机构教室采光照明、课桌椅、电子产品等达标情况开展全覆盖专项检查。

（二）国家卫生健康委员会职责任务

《责任书》明确了国家卫生健康委员会为省级人民政府提供专业指导、加强机构建设、强化人才培养、制定并组织实施标准、宣传推广视力健康知识等职责任务。国家卫生健康委员会指导省级人民政府科学核定儿童青少年总体近视率、开展视力筛查及危险因素监测与健康干预，落实0~6岁儿童眼保健和视力检查，建立完善儿童青少年视力健康电子档案，规范眼科医疗服务，为近视筛查和诊治提供规范指南和大纲。加强眼科医疗机构、妇幼保健机构和综合医院眼科建设，开展儿童青少年近视防治科学研究，充分发挥中医药在近视防治中的作用。指导各地加强眼科医生等培训，加强视光师等培养，组建全国儿童青少年近视防治和视力健康专家队伍。推动组织编制视力保护相关国家标准。充分发挥眼科、视光学等领域专家作用，推广视力健康科普知识。

《实施方案》提出，国家卫生健康委员会要培养优秀视力健康专业人才，在有条件的社区设立防控站点。加强基层眼科医生、眼保健医生、儿童保健医生培训，提高视力筛查、常见眼部疾病诊治和急诊处置能力。加强视光师培养，确保每个县（市、区）均有合格的视光专业人员提供规范服务，并根据儿童青少年近视情况，选择科学合理的矫正方法。全面加强全国儿童青少年视力健康及其相关危险因素监测网络、数据收集与信息化建设。会同教育部组建全国儿童青少年近视防治和视力健康专家队伍，充分发挥卫生健康、教育、体育等部门和群团组织、社会组织作用，科学指导儿童青少年近视防治和视力健康管理工作。加快修订《中小学生健康体检管理办法》等文件。2019 年底前，会同相关部门出台相关强制性标准，严格规范儿童青少年的教材、教辅、考试试卷、作业本、报刊及其他印刷品、出版物等的字体、纸张，以及学习用灯具等，使之有利于保护视力。会同相关部门按照采光和照明国家有关标准要求，对学校、托幼机构和校外培训机构教室（教学场所）以"双随机"（随机抽取卫生监督人员，随机抽取学校、托幼机构和校外培训机构）方式进行抽检、记录并公布。

（三）其他相关部门的职责任务

1. 体育总局

《实施方案》提出，体育总局要增加适合儿童青少年户外活动和体育锻炼的场地设施，持续推动各类公共体育设施向儿童青少年开放。积极引导支持社会力量开展各类儿童青少年体育活动，有针对性地开展各类冬夏令营、训练营和体育赛事等，吸引儿童青少年广泛参加体育运动，动员各级社会体育指导员为广大儿童青少年参与体育锻炼提供指导。

2. 财政部

《实施方案》提出，财政部要合理安排投入，积极支持相关部门开展儿童青少年近视综合防控工作。

3. 人力资源和社会保障部

《实施方案》提出，人力资源和社会保障部要会同教育部、国家卫生健康委员会完善中小学和高校校医、保健教师和健康教育教师职称评审政策。

4. 国家市场监督管理总局

《实施方案》提出，国家市场监督管理总局要严格监管验光配镜行业，不断加强眼视光产品监管和计量监管，整顿配镜行业秩序，加大对眼镜和眼镜片的生产、流通和销售等执法检查力度，规范眼镜片市场，杜绝不合格眼镜片流入市场。加强广告监管，依法查处虚假违法近视防控产品广告。

5. 国家新闻出版署

《实施方案》提出，国家新闻出版署要实施网络游戏总量调控，控制新增网络游戏上网运营数量，探索符合国情的适龄提示制度，采取措施限制未成年人使用时间。

6. 国家广播电视总局等部门

《实施方案》提出，国家广播电视总局等部门要充分发挥广播电视、报刊、网络、新媒体等作用，利用公益广告等形式，多层次、多角度宣传推广近视防治知识。

（四）省级人民政府职责任务

《实施方案》和《责任书》都明确提出省级人民政府负责本地区儿童青少年近视防控措施的落实，主要负责同志要亲自抓。国务院授权教育部、国家卫生健康委员会与各省级人民政府签订《责任书》，地方各级人民政府逐级签订责任书。责任书就是军令状，签了就得落实，落实不了就要问责到人。

《责任书》明确了省级人民政府在加强组织领导、出台省级方案、设置专项资金、加强机构建设、逐级签订责任书、强化示范引领、改善学校办学条件、配备设施设备、建立电子档案、加强健康教育、强化户外体育锻炼、加强近视防治监管、倡导家庭和学校控制电子产品使用、加强考核评议、切实降低儿童青少年总体近视率等职责任务。

《责任书》明确提出，省级人民政府成立省级综合防控儿童青少年近视工作领导小组或联席会议机制，定期召开会议研究推进综合防控儿童青少年近视工作。省级人民政府于2019年出台本省份贯彻落实《实施方案》的行动方案，明确省级综合防控儿童青少年近视专门机构。省级财政专门设立综合防控儿童青少年近视专项资金。将学校卫生与健康教育工作作为公共卫生服务体系建设重点，加强本省级行政区域中小学卫生保健机构建设，强化人员和设备配备。

遴选及建设省级综合防控儿童青少年近视示范学校或特色学校。

《责任书》明确提出，省级人民政府应改善教学设施和条件，配备符合标准的可调节课桌椅和坐姿矫正器，为学生提供符合用眼卫生要求的学习环境，严格按照普通中小学校、中等职业学校建设标准，落实教室、宿舍、图书馆（阅览室）等采光和照明要求，使用利于视力健康的照明设备，学校教室照明卫生标准达标率100%。加快消除"大班额"现象。为中小学、幼儿园配备近视防控基础设施和设备，方便日常开展近视监测、筛查等工作。建立并及时更新儿童青少年视力健康电子档案。

《责任书》明确提出，省级人民政府应利用媒体和宣传平台，开展近视防控科普教育，引导家长、家庭和全社会重视近视防控，引导学生养成良好用眼行为和习惯。切实敦促中小学、幼儿园减轻过重学业负担，保障体育锻炼和户外活动时间，确保中小学生在校时每天1小时以上体育活动时间。严格落实国家体育与健康课程标准和课时，有序组织和督促学生在课间到室外活动或远眺，防止学生持续疲劳用眼。全面实施学生体育家庭作业制度，督促检查学生完成情况。引导家长陪伴孩子时减少电子产品使用，主动控制孩子特别是学龄前儿童使用电子产品。

《责任书》明确提出，省级人民政府应加大近视防治行业监管力度，严厉打击虚假宣传、劣质产品和服务，公布本地区合规近视防治单位、企业目录和产品目录。

《责任书》还提出，省级人民政府应建立省级综合防控儿童青少年近视工作评议考核制度，将综合防控儿童青少年近视工作、总体近视率和体质健康状况纳入省级行政区域地方政府绩效考核。将视力健康纳入素质教育，将儿童青少年身心健康、课业负担等纳入义务教育质量监测评估体系。

二、建立评议考核制度

2020年8月，教育部、国家卫生健康委员会、国家体育总局联合印发《全国综合防控儿童青少年近视工作评议考核办法》（以下简称《考核办法》），将儿童青少年近视防控工作、总体近视率和体质健康状况纳入政府绩效考核。严禁地方各级人民政府片面以学生考试成绩和学校升学率考核教育行政部门和学校。将视力健康纳入素质教育，将儿童青少年身心健康、课业负担等纳入国家义务教育质量监测评估体系。《考核办法》明确了评议考核原则、内容、步骤、要求和结果运用。根据重点事项分条目列出评议考核要点，并按权重赋以分值，形成评议考核量化分值表。既考核近视防控整体推进情况，又重点考核加强组织领导、明确专门机构、细化政策、落实人员配备、强化学校体育和健康教育、改善办学条件、合理安排投入、降低近视率等重点事项。强化对省级人民政府特别是主要领导同志防控儿童青少年近视的评议考核，对儿童青少年体质健康水平连续三年下降的地方政府和学校依法依规予以问责，将有力推动和促进各地人民政府强化抓好近视防控工作的责任和使命，保证落实《实施方案》评议考核要求，全面提升儿童青少年视力健康水平。

《考核办法》提出了十三个评议考核重点，重点评议考核省级人民政府对综合防控儿童青少年近视工作的组织领导、重视程度和部署推进等情况；近视防控工作主体责任落实等情况；合理安排投入、支持保障本地区工作等情况；强化近视防控专业保障机制建设等情况；支持全国近视防控试点县（市、区）和改革试验区建设等情况；优化办学条件、改善学校用眼环境、消除中小学校"大班额"等情况；加强中小学医务室、卫生室、保健室建设和区域中小学校卫生保健机构建设，配备校医等卫生专业技术人员等情况；落实教育部等九部门印发的《中小学生减负措施》、减轻学业负担、指导学生参加实践锻炼，增加、保障户外活动，保障体育与健康课程教学等情况；推进近视防控家校联动和规范电子产品使用等情况；加强综合防控儿童青少年近视专家宣讲团建设、加强近视防控科普宣传、落实学校健康教育相关要求等情况；开展近视普查抽查、保障近视率核定、儿童青少年视力健康电子档案建设等情况；出台省级近视防控监管政策、加大近视行业监管力度等情况；完成《实施方案》规定的近视防控目标、出台考核办法、开展近视防控评议考核等情况。

第二节 政府部门综合防控儿童青少年近视推进情况

一、教育部综合防控儿童青少年近视推进情况

教育部强化责任担当，履行主体责任，全力推进儿童青少年近视综合防控工作，完善推进防控格局，联防、联控、联动。

（一）建立联席会议机制

2019年5月，教育部会同中央宣传部、国家卫生健康委员会、国家体育

总局、财政部、人力资源和社会保障部、国家市场监督管理总局、国家广播电视总局、国家中医药管理局八部门，建立全国综合防控儿童青少年近视工作联席会议机制。商请科技部、民政部、医保局、中国科学院、共青团中央、全国妇联加入联席会议机制，成员单位由 9 个增至 15 个。教育部牵头召开贯彻落实《实施方案》座谈会，联合国家卫生健康委召开全国综合防控儿童青少年近视视频会议，强化部署推进。教育部指导各省（区、市）和新疆生产建设兵团出台了近视防控方案。

（二）抓好主体责任落实

2019 年，教育部会同国家卫生健康委员会与各省（区、市）人民政府和新疆生产建设兵团签订《责任书》，进一步强化省级人民政府责任落实，明确职责任务。截至 2019 年 4 月，30 个省份出台了省级近视防控方案，指导督促各地各校抓好、抓实近视防控。

（三）持续部署强化推进

认真贯彻落实《实施方案》，联合国家卫生健康委员会进一步强化新时代综合防控儿童青少年近视和学校卫生与健康教育工作，增加户外活动和体育锻炼、逐步减轻学生学业负担、深化视力健康知识宣传教育、改善学校和家庭照明条件、坚持规范做眼保健操，层层压实责任措施，逐年向前推进。

（四）贯彻主体思路

贯彻"一增一减一保障"主体思路，促进儿童青少年近视防控和健康成长。"一增"指增加体育与健康课和课外锻炼时间，加强体育锻炼和健康教育；"一减"指把不必要的负担减下来；"一保障"指建立健全各项制度，确保体育锻炼时间能够增上去和不必要的课业负担能够减下来。

（五）抓好体育锻炼

深化学校体育教学改革，严格落实国家体育与健康课程标准和课时，保证学生体育活动时间。推动地方和学校严格落实学生每天 1 小时校内体育活动，上好体育与健康课，帮助学生掌握健康知识和一到两项运动技能，做到"教会""勤练""常赛"，引导、督促学生每天放学后进行 1~2 小时户外活动，让广大学生更多地走进阳光下、走向操场，改变不健康的生活方式。在中等职业学校开展践行学生公约活动，强体魄、保健康，引导学生养成爱眼护眼的良好习惯。

（六）减轻义务教育学生过重作业负担

2018 年 12 月 28 日，经国务院同意，教育部、国家发展和改革委员会、公安部、民政部、财政部、人力资源社会保障部、国家市场监管总局、国家广播电视总局、全国妇联等九部门联合印发《中小学生减负措施》（减负三十条），从学习到生活、从课余活动到课外辅导的各个方面对中小学生进行严格要求，引导全社会树立科学教育质量观和人才培养观，彻底排除有损中小学生身心健康的过重学业负担，促进中小学生健康成长。2021 年 7 月 24 日，中共中央办公厅、国务院办公厅印发的《关于进一步减轻义务教育阶段学生作业负担和校外培训负担的意见》提出，要在一年内使学生过重作业负担和校外培训负担、家庭教育支出和家长相应精力负担有效减轻，三年内使各项负担显著减轻，教育质量进一步提高，人民群众教育满意度明显提升。要求各地各校务必高度重视，从把握功能、严控总量、提高质量、强化管理等方面抓好落实，坚决把过重作业负担压减下来。同时严禁给家长布置或变相布置作业，严禁要求家长检查、批改作业，不给家长增加额外负担。

（七）"小学化"专项治理

开展幼儿园"小学化"专项治理，治理幼儿园和校外培训机构提前教授小学课程内容、教育方式和教学环境"小学化"、小学非零起点教学等问题。合理安排和组织幼儿一日生活，保证幼儿每天 2 小时以上户外活动。深入落实《幼儿园教育指导纲要》《3～6 岁儿童学习与发展指南》，坚持以游戏为基本活动，创设丰富的教育环境，提供适宜幼儿的空间和游戏材料，充分保证幼儿游戏活动时间，促进幼儿快乐成长。

（八）支撑健康中国行动

2019 年 7 月 18 日，国务院领导和教育部、国家卫生健康委员会、体育总局等相关部门主要负责人参加了健康中国行动（2019—2030 年）启动仪式，共同启动健康中国行动。教育部发出了《重视近视防控守护儿童青少年健康》的倡议。

（九）强化制度保障

中共中央、国务院印发《关于深化教育教学改革全面提高义务教育质量的意见》，国务院办公厅印发《关于新时代推进普通高中育人方式改革的指导意见》，教育部等八部门联合印发了《综合防控儿童青少年近视实施方案》，教育部等九部门印发《中小学生减负措施》（减负三十条），教育部等四部门印发《关于切实减轻中小学生课外负担开展校外培训机构专项治理行动的通知》，教育部等十五部门联合制定《儿童青少年近视防控光明行动工作方案（2021—2025年)》，教育部印发《普通高中课程方案和语文等学科课程标准（2017年版 2020 年修订)》，以及相关部门印发《大中小学劳动教育指导纲要（试行)》《中小学综合实践活动课程指导纲要》《关于当前加强中小学管理规范办学行为的指导意见》《关于加强"三个课堂"应用的指导意见》《关于做好 2019 年普通中小学招生入学工作的通知》《关于严格规范大中小学招生秩序的紧急通知》《关于规范公办学校举办或者参与举办民办义务教育学校的通知》《关于加强义务教育学校考试管理的通知》等，从源头上落实义务教育阶段学生近视防控举措。

（十）强化视力监测，明确防控目标

将儿童青少年身心健康、课业负担纳入国家义务教育质量监测体系。持续组织实施学生近视和健康影响因素专项监测，对全国义务教育阶段四年级、八年级学生开展体育与健康抽样监测，印发《2018 年国家义务教育质量监测——体育与健康监测结果报告》。实施重点调研，在全国开展新一轮 5 年一次的学生体质健康调研与监测，将学生视力健康状况抽查纳入《国家学生体质健康标准》年度测试抽查复核项目，会同国家卫生健康委员会联合核定 2018年各地近视率，各省份 2019 年到 2023 年，在本省份 2018 年儿童青少年总体近视率的基础上，力争儿童青少年总体近视率每年下降 0.5 个百分点以上，近视率高于全国总体平均水平的省份每年下降 1 个百分点以上。

（十一）规范办学行为，落实免试就近入学

部署做好普通中小学招生入学工作，全面落实义务教育免试就近入学规定，严禁义务教育阶段学校将各类竞赛证书、学科竞赛成绩或考级证明等作为招生依据，严禁自行组织或与社会培训机构联合组织以选拔生源为目的的各类考试。规范校外培训机构，指导各地落实《国务院办公厅关于规范校外培训机构发展的意见》，各省份均制定了包括办学场所等要求在内的校外培训机构设置细化标准。联合有关部门印发关于规范校外线上培训的实施意见，要求校外线上培训平台应具备护眼功能。

（十二）规范培训市场秩序，推进"双减"政策落地落实

《关于进一步减轻义务教育阶段学生作业负担和校外培训负担的意见》印发后，2021 年 6 月，教育部成立"校外教育培训监管司"，专职对校外教育培训监管工作。教育部与中宣部、网信办、国家发展改革委、科技部、工信部、公安部、民政部、财政部、人力资源和社会保障部、文旅部、卫健委、应急部、人民银行、市场监管总局、广电总局、银保监会、证监会等 19 个部门组成"双减"工作专门协调机制。教育部单独或会同多个部门快速密集出台 30 多个配套文件，建立"1+N"政策制度体系。建立巡察制度，通过明察暗访，依法查处隐形变异培训行为，开展寒假非学科类收费专项整治。降低培训价格、监管预收费、打击恶意涨价行为、规范培训市场秩序，阻止社会焦虑传播蔓延。"双减"政策在一系列举措实施后取得显著成效。一是培训市场虚火大幅降温，广告基本绝迹，资本大幅撤离，野蛮生长现象得到有效遏制。二是线下和线上校外培训机构大幅压减。三是"营转非""备改审"完成率达 100%。四是预收费监管基本实现全覆盖。五是所有省份均已出台政府指导价标准，收费较出台之前平均下降四成以上。六是校内普遍实现课后服务"5+2"全覆盖。

（十三）改善教育教学条件

针对重点环节，逐步改善教学设施条件，定期根据学生身高变化实时调整课桌椅高度，抓好教室采光照明改造，努力让所有中小学校教室采光照明达到国家标准，提供符合用眼卫生要求的学习环境。推进义务教育薄弱环节改善和能力提升工作，推动消除城镇学校"大班额"，2019 年全国义务教育"大班额"平均比例为 3.98%、"超大班额"为 0.24%。"十三五"以来我国基本公共服务取得重大成就，全国义务教育学校（包括教学点）办学条件已经全部达到"20 条底线"要求，消除了"大班额"，绝大部分随迁子女进入公办学校就读，或者享受政府购买学位服务。农村学校数字教育资源覆盖面不断扩大，农村孩子也可以通过网络了解外面精彩的世界。

（十四）加强人才队伍建设，强化学科支撑

2018 年印发《普通高等学校本科专业类教学质量国家标准》，明确人才培养目标和课程设置，优化人才培养方案。面向本科临床医学类专业、中西医结合类专业学生开展眼科学相关课程教育，面向公共卫生与预防医学类专业学生

开展健康教育学、儿童少年卫生学等课程教育，提升医学生近视防控相关能力和水平。在"国培计划"示范项目中设置体育与健康培训者、教研员和骨干教师培训项目以及紧缺领域国家级骨干教师培训项目，面向体育骨干教师和教研员开展专项培训，进行多元化的教育理论课程指导和系列化的专业实践指导，带动各地教师提升体育与健康教育教学能力。2018 年，为全国各地培养了1000 余名"种子"教师，积极发挥"种子"教师示范引领效应，辐射带动区域内教师不断提升体育与健康教育教学能力，通过开展体育与健康教学，促进地区做好儿童青少年近视防控工作，辐射带动 3 万多名教师和校医。加强校医人才队伍建设，按照《中共中央　国务院关于全面深化新时代教师队伍建设改革的意见》《关于深化中小学教师职称制度改革的指导意见》《关于做好 2018 年度中小学教师职称评审工作的通知》等的要求，教育部会同人力资源社会保障部部署做好中小学教师职称评审工作。一是加快制定《校医职称晋升考核标准和办法》，进一步研究完善校医职称晋升机制，考虑不同地域、学科特点，以职业属性和岗位要求为基础，区分不同学科特点和教育教学实际，推行分类评价，推动完善不同类别、学科教师的职称评审工作。二是指导各地中小学落实好岗位绩效工资制度，完善内部分配机制，根据校医实绩和贡献，在绩效工资分配时合理确定校医绩效工资水平，体现对他们工作业绩的肯定，合理保障校医待遇。三是完善体现校医特点和岗位要求的方式方法，探索校医定向委培招生培养工作、全科医学教育人才培养、医疗机构派驻、政府购买校医服务等多种渠道和策略，加强高校校医院、中小学卫生室和校医、保健教师队伍建设。四是多种形式培训现有校医、保健教师、体育教师和其他学科教师，提高在岗人员对健康教育教学的工作胜任力，建设一支高素质专业化的校医队伍。

（十五）推进科学研究，做好理论研究

设立"新中国 70 年学校卫生与健康教育"专项研究，围绕近视防控等重点任务，加强新时代学校卫生与健康教育工作。在教育部人文社会科学研究项目中设立"中国儿童青少年久坐行为特征及其与近视的关系研究"等 40 余项，深化儿童青少年视力健康研究。

加强实证研究。加强近视成因研究，支持北京大学承担"学生电子屏教学应用诱发近视的多中心试验研究"，利用科学研究成果指导防控近视。

深化平台建设。进一步推进眼视光学和视觉科学国家重点实验室、眼科学国家重点实验室建设，认定教育部首批省部共建眼视光行业产业协同创新中心，提升协同创新能力。

（十六）落实重点举措，开展改革试验

建设全国儿童青少年近视防控改革试验区和试点县（市、区），完善工作规范和标准、强化示范引领、推介典型经验。遴选高校和中小学健康教育教学指导委员会专家。加强课程建设，注重将用眼常识、视力保护等纳入中小学体育与健康课程。要求小学一、二年级学生掌握基本保健知识和方法，初步了解用眼等个人卫生常识，按要求做眼保健操。三、四年级学生了解近视预防等知识，学会合理用眼，注意用眼卫生，定期检查视力。五、六年级学生了解近视及有关疾病预防的基本知识和方法等。配合国家卫生健康委员会制定中小学教材、教辅及纸张强制性标准。

（十七）加强考核评议

印发《全国综合防控儿童青少年近视工作评议考核办法》《中小学生减负措施》《县域学前教育普及普惠督导评估办法》等。

二、国家卫生健康委员会综合防控儿童青少年近视推进情况

国家卫生健康委员会启动实施健康中国行动（2019—2030 年），将儿童青少年近视防控工作纳入相关卫生、教育发展规划和重要议事日程，进一步加强近视监测与评价工作，规范近视医疗服务，全面推进儿童青少年近视防控等学校卫生工作。

（一）建立健全防控工作责任制

在部门分工基础上，制定了国家卫生健康委员会委内司局分工方案，细化实化职责任务，召开全国卫生健康系统学校卫生工作会议、全国综合防控儿童青少年近视暨推进学校卫生与健康教育工作视频会议，着力推进各地落实综合防控儿童青少年近视责任制和保障政策和措施，以近视防控为突破口全面推进学校卫生工作，配强校医和校医室建设，做好学校传染病防控、健康监测、学校卫生监督和健康教育等工作任务，增强学校卫生工作和综合防控儿童青少年近视工作能力。

（二）建立近视防控评议考核制度

会同教育部与各省级人民政府签订《全面加强儿童青少年近视综合防控工

作责任书》，建立科学有效的监督评估机制，将儿童青少年近视防控工作纳入学校素质教育和基本公共卫生服务的综合考核指标，联合教育部、体育总局对省级人民政府近视防控工作开展评议考核，加强防控措施的落实指导，紧盯年度目标、阶段目标和长远目标，毫不松懈、务实真抓、务求实效。从2019年起，每年开展各省（区、市）人民政府儿童青少年近视防控工作评议考核，为开展综合防控工作奠定了重要基础。

（三）全面摸清全国儿童青少年近视率底数

会同教育部、财政部组织实施中央转移支付项目——全国学生常见病及健康危害因素监测，开展2018年全国儿童青少年近视调查工作，掌握各省儿童青少年的近视率和变化情况，作为评议考核地方政府落实儿童青少年近视防控工作的基础和依据。会同教育部联合核定2018年各地近视率，明确各省份近视率每年下降0.5或1个百分点的目标。经核定，2018年全国儿童青少年总体近视率为53.6％（6岁儿童、小学生、初中生、高中生近视率分别为14.5％、36.0％、71.6％、81.0％），15个省份近视率高于全国平均水平，24个省份近视率超过50％。

（四）规范近视防控技术和诊断治疗

成立国家卫生健康委员会儿童青少年近视防治专家指导组，强化对各级医疗卫生机构近视防治的专业培训和技术指导，提高近视防治服务能力。组织编制修订和推动国家市场监督管理总局和国家标准化管理委员会印发《儿童青少年学习用品近视防控卫生要求》，对教科书、教辅材料、学习用杂志、课业簿册、考试试卷、学习用报纸、学龄前儿童学习读物，以及普通教室照明灯具、读写作业台灯和教学多媒体等儿童青少年学习用品提出了近视防控相关卫生要求，完善和规范相关学习用品市场的管理，促进我国儿童青少年学习用品印刷行业、照明灯具行业和其他相关行业的规范化发展。开发、推广儿童青少年近视防控适宜技术，相继印发了《儿童青少年近视防控适宜技术指南》《儿童青少年近视防治科普100问》《近视防治指南》《弱视诊治指南》《斜视诊治指南》《中小学生屈光不正筛查规范》《儿童青少年近视中西结合综合一体化防治方案（预防控制部分）专家共识》《近视防治中西药一体化综合诊疗方案》，规范儿童青少年屈光不正的诊断和治疗，促进技术成果转化应用。推广线上就诊与专家"一对一"指导，帮助学生在家接受近视干预措施，保障儿童青少年用眼健康。

（五）开展 0～6 岁儿童眼保健和视力检查工作

印发《关于做好 0～6 岁儿童眼保健和视力检查有关工作的通知》，组织召开全国工作会议，举办多期培训班，推动各地落实国家基本公共卫生服务中 0～6 岁儿童眼保健和视力检查工作，2019 年起 0～6 岁儿童每年眼保健和视力检查覆盖率达 90%。逐步推动建立电子档案，并随儿童青少年入学实时转移、动态管理，做好近视早期预防。

（六）加强社会动员和科普宣传

制定《儿童青少年近视防控宣传工作方案》，推进全社会共同行动。全国爱眼日已连续多年聚焦儿童青少年近视防控，关爱孩子眼健康。举办儿童青少年近视防控高峰论坛，聘任公众爱心人物为儿童青少年近视防控宣传大使，带动全社会同防同控。开发近视防控核心信息和宣传教育工具，组建科普小分队，宣传科学防控近视的知识，营造良好的社会氛围。

（七）开展试点示范工作

2020 年在全国 183 个区县启动儿童青少年近视防控适宜技术试点，专业机构对口分区分片指导，为全国探索经验。在《学生健康报》开展"学生健康来了"专栏，每周刊登一版专刊，报道各地先进做法和经验。总结各地儿童青少年近视防控经验，推动建立"政府主导、社会参与、医教结合、医防融合"工作机制，推广儿童青少年近视监测、筛查、诊断、治疗全过程规范化管理模式。

（八）加强基层学校卫生服务能力建设

指导督促地方落实保障政策和措施，要求省级疾病预防控制机构全部设立学校卫生科所，儿童青少年近视防控纳入全国疾控工作评估考核内容。配合教育部门，研究配齐配强校医的政策措施，共同推动校医室建设，督促各级各类学校按相关规定和标准配备必要的药械设备及相关监测检查设备，配备必要的中小学卫生保健机构设备，增强学校卫生工作能力。

（九）加强儿童青少年近视相关监督检查

印发了《关于开展 2019 年托幼机构、校外培训机构、学校采光照明"双随机"抽检工作的通知》，加大近视相关教学环境监督抽检力度。针对儿童青少年近视矫正市场不规范等突出问题，会同国家市场监督管理总局等六部门印发《关于进一步规范儿童青少年近视矫正工作切实加强监管的通知》，规范近视矫正工作。各级卫生健康行政部门加大无证行医打击力度，依法严厉打击无医疗机构执业许可证的机构和无医师执业证书的人员擅自开展眼科医疗服务行为。督促辖区医疗机构切实落实主体责任，严格按照国家卫生健康委员会印发的近视防治相关指南的要求，规范开展儿童青少年近视矫正工作，规范眼视光医疗器械使用行为，严禁医疗机构虚假、夸大宣传，对存在的违法行为依法严肃查处。发现医疗机构使用的眼视光产品、医疗器械存在质量不合格或者夸大宣传等问题，及时通报或移送国家市场监督管理总局、国家药品监督管理总局等部门。各级中医药管理部门加大事中事后监管力度，严肃查处假冒中医医疗机构或医务人员宣传虚假中医近视矫正疗效的非法行为，严厉打击假借中医近视防控技术欺骗群众、损害群众利益的机构和人员，会同国家市场监督管理总局等部门加强对中医医疗广告的监管。督促辖区中医医疗机构切实落实主体责任、规范开展儿童青少年近视矫正工作。牵头召开验光配镜领域专题研讨会，分析我国近视人口现状和相关专业技术技能人才需求情况，研讨眼镜验光员、眼镜定配工等从业人员资质等相关专题。

三、其他职能部门综合防控儿童青少年近视推进情况

（一）中共中央宣传部

中共中央宣传部倡导绿色印刷，适当扩大图书、期刊字号。加强有声读物创作生产，实施全国有声读物精品出版工程，为居家学习的孩子提供优质课外知识补给，用听书解放双眼，减缓视疲劳。严格网络游戏内容审核把关，根据出现的倾向性问题，评议网络游戏作品或相关规则，补充完善网络游戏内容审查标准，提高游戏内容质量。

（二）国家新闻出版署

2019 年，国家新闻出版署印发了《关于防止未成年人沉迷网络游戏的通知》，针对未成年人过度使用甚至沉迷网络游戏的问题，采取一系列举措办法，建成国家新闻出版署网络游戏防沉迷实名验证系统，并实现合规上线运营游戏全部接入，为深入推进防沉迷工作打下了基础。2021 年 8 月印发《关于进一步严格管理 切实防止未成年人沉迷网络游戏的通知》，严格限制向未成年人

提供网络游戏服务的时间，所有网络游戏企业仅可在周五、周六、周日和法定节假日每日20时至21时向未成年人提供1小时服务，其他时间均不得以任何形式向未成年人提供网络游戏服务。并号召家庭、学校、社会等各方面共管共治，依法履行未成年人监护责任，为未成年人健康成长营造良好环境。

（三）中国消费者协会

中国消费者协会积极处理未成年人网络游戏投诉纠纷，印发有关网络游戏消费提示，敦促经营者切实落实未成年人认证、登录、充值等特殊保护要求。共青团中央积极推动未成年人沉迷网络等问题的相关立法工作。

（四）全国各级妇联

全国各级妇联组织引导广大家庭积极开展亲子阅读、亲子健身、亲子才艺展示等文体实践活动，丰富孩子居家生活，引导主动放下电子产品，保持用眼卫生。

（五）共青团中央

共青团中央印发《共青团服务青年发展重点领域和重点群体工作指引》，将开展儿童青少年近视综合防控作为身心健康领域主要工作。

（六）体育总局

体育总局印发《关于在新冠肺炎疫情常态化防控下引导青少年参加体育锻炼促进青少年视力健康的通知》，要求各地广泛开展青少年体育赛事活动，推广普及青少年科学健身方法和知识，引导青少年积极参加体育锻炼。创编青少年近视防控操，通过学习强国、人民网等媒体平台推广。联合共青团中央等部门推出"2020年全国青少年近视防控操线上亲子大赛"，通过"学习＋打卡练习"模式，引导儿童青少年坚持练习近视防控操，调节身体姿态，养成良好用眼习惯。征集各类儿童青少年科学健身方法和体质健康指导内容"健康包"。分年龄段编写《儿童居家科学健身指南》《青少年居家科学健身指南》。组织多项线上体育赛事活动，提供万余场线上比赛及活动。

（七）国家市场监督管理总局

国家市场监督管理总局组织实施读写台灯等健康照明产品、教室健康照明光环境、桌椅人体功效学、眼视光产品、验光配镜场所服务等认证项目，编制

《健康显示屏认证技术规范》，研发电子产品健康显示认证项目，从源头减少使用电子产品对儿童青少年视力的影响。市场监督管理部门加强儿童青少年近视矫正广告监管，依法查处虚假违法广告，对医疗器械名称、说明书或者标签包含"近视治愈"等容易误导的词语以及与实际产品功能不相符的表述，严格予以纠正。强化部门间信息共享和协调联动，加强对眼视光相关医疗器械生产企业及使用单位的监督检查，依法查处市场混淆、虚假宣传等不正当竞争行为，维护公平竞争的市场秩序。加大近视眼镜镜片、镜架等眼镜产品的监督抽查和专项整治力度，会同有关部门严厉打击各类非法生产、经营、使用眼视光医疗器械的违法行为。

（八）科技部

科技部加快推进国家重点研发计划"中医药现代化研究"重点专项，支持研制儿童青少年近视中西医结合"三级监测"和"三级预警"系统，开发可穿戴眼周经皮穴位电刺激仪和用眼行为监测与矫正仪等试用样机，开展中药滴眼剂药学研究。

（九）国家中医药局

国家中医药局加快推广"青少年近视的中医药综合防治研究""青少年视力低下中医外治法防控技术临床评价及规范化研究"的成果转化应用。

四、综合防控儿童青少年近视财政投入情况

近年来，中央财政主要通过实施校舍安全保障长效机制、农村义务教育薄弱学校改造计划和改善普通高中办学条件等工程和项目，支持各地改善中小学校基本办学条件。安排近视防控工作专项资金，以支持儿童青少年近视防控队伍建设和人员培训，开展儿童青少年近视防控宣讲等，宣传《实施方案》中提出的有关工作。支持各地改善中小学基本办学条件、完善学校体育场地设施建设等。科学合理设置乡镇寄宿制学校和乡村小规模学校，基本补齐两类学校短板，使办学条件达到所在省份基本办学标准。实现农村义务教育学校网络教学环境全覆盖，不断提升农村学校教育信息化应用水平。必要的药械设备及相关监测检查设备、学校体育场地设施建设、中小学卫生保健机构设备配备等相关支出可从上述经费中予以解决。从 2019 年起，启动实施义务教育薄弱环节改善与能力提升工作资金。各地可结合实际，统筹使用相关资金，开展儿童眼保

健和视力检查等工作。

第三节　各地综合防控儿童青少年近视推进情况

全国各地按照预防为主、防治结合的原则，以落实责任书任务为工作重点，强化责任意识、出台防控政策、明确工作责任、一级抓一级、一级带一级、层层抓落实，有序推进近视防控工作开展，建立全方位、全过程、全覆盖的近视防控体系，共筑儿童青少年近视防控牢固防线。

一、加强组织领导，出台相关文件

（一）主要负责同志亲自抓，构建联防联控联动机制

"一把手"亲自抓，亲自安排，亲自督促，把儿童青少年近视防控工作放在心里、抓在手里、落在工作里，在儿童青少年近视防控中当好领头人。同时，把儿童青少年近视防控工作和各项工作同谋划、同部署、同落实，构建儿童青少年近视联防联控联动机制，确保儿童青少年近视防控工作的实效。山东省、江西省、江苏省、山西省、浙江省、陕西省、广西壮族自治区等省（自治区）成立儿童青少年近视综合防控工作领导小组或联席会议机制，分管副省长任组长或召集人。湖北省武汉市、河北省石家庄市、北京市密云区、内蒙古自治区呼和浩特市赛罕区等地通过成立近视防控工作领导小组，将近视防控纳入地方发展计划和民生工程，建立儿童青少年近视防控基地和专家委员会，构建多级防治网络等措施，形成"政府主导、部门协同、多方参与"的近视防控工作体系。

（二）逐级签订责任书

2019年，国务院授权教育部、国家卫生健康委员会与各省级人民政府签订《责任书》，明确了各方职责任务。地方各级人民政府逐级签订责任书。天津市教委、卫健委与16个区人民政府签订近视防控工作责任书。宁夏回族自治区人民政府委托教育厅和卫健委与五市主要领导签订近视防控责任书，银川等五市与所辖23个县（市、区）完成签订目标任务责任书。

（三）提供法律依据与政策保障

2018 年 9 月 21 日，山东省十三届人大常委会第五次会议审议通过了《山东省学生体质健康促进条例》，这是新时代全国首部促进学生体质健康工作的省级地方性法规。该条例以地方立法的形式，从体育运动、卫生与营养、保障措施、法律责任等方面，进一步明确了各级政府及其部门、学校、家庭与社会在促进学生体质健康方面的责任与义务，以及全省学生近视防控重点任务和要求。其中规定"严禁学生将个人手机、平板电脑等电子产品带入课堂；发现学生将上述个人电子产品带入学校的，实行统一保管"，这为学校和教师合法处理学生带入课堂的电子产品等提供了法律依据。2020 年 6 月 18 日，济南市十七届人大常委会第十三次会议表决通过了《济南市人大常委会关于综合防控儿童青少年近视的决定》，明确规定，学校、幼儿园应当成立以校（园）长为第一责任人的防控近视领导机构，建立家校合作视力健康管理队伍，明确目标任务和职责分工，将近视防控作为学校卫生健康教育工作的重要内容，按照卫生健康标准优化教学和育人环境。

（四）出台地方规范性文件

全国各地由省人民政府办公厅印发近视防控行动方案。

黑龙江省为加强本省学生近视眼防控工作，落实国家和省委省政府部署要求，先后出台《黑龙江省中小学学生近视眼防控工作实施方案》《关于进一步加强黑龙江省青少年学生近视眼防控工作的指导意见》等，多措并举综合防控儿童青少年近视。

福建省在近视防控行动方案中明确提出学校要建立学生视力健康管理领导小组、将近视防控工作纳入学校与班主任考核体系、实行小学课中"暂停"制度、为留校参加体育锻炼的学生开绿灯等要求。

江苏省实施学生体质健康促进工程，制订近视防控三年行动计划。

云南省出台了《云南省综合防控儿童青少年近视实施方案》，明确提出，2020 年学校教室照明卫生标准达标率达到 100%，确保每所学校至少配备 1 名校医或保健教师，保证每所学校至少有 1 名能胜任卫生管理与健康教育的骨干人员，2023 年全省中小学课桌椅配备卫生标准达标率达到 100%。

河南省印发《河南省综合防控儿童青少年近视行动方案》，明确了政府及相关部门综合防控儿童青少年近视的职责和任务，也对家庭、学校、卫生机构、学生提出了要求。其中明确规定，小学一、二年级不布置书面家庭作业，三至六年级书面家庭作业完成时间不超过 60 分钟，初中不超过 90 分钟，高中阶段作业时间不超过 120 分钟。

北京市先后印发了《关于加强青少年体育　增强青少年体质落实施意见》（2008 年 4 月 8 日）、《北京市加强中小学体育增强学生体质健康二十条措施》（2021 年 1 月 20 日）和《北京市关于进一步减轻义务教育阶段学生作业负担和校外培训负担的措施》（2021 年 8 月 17 日）等文件，其中，《北京市加强中小学体育增强学生体质健康二十条措施》要求，鼓励基础教育阶段学校每天开设 1 节体育课，小学每周至少 5 节体育课、初中每周 4～5 节、高中每周 3～5 节，进一步增加学生课外体育活动时间，确保学生每天在校内外各参加 1 小时以上体育锻炼，增加的课时从地方课程和校本课程中统筹安排。要求义务教育阶段学校控制作业总量，将作业设计纳入教研体系，鼓励布置分层、弹性、个性化作业；提高课后服务水平，提供"菜单式"课后服务项目供学生自愿选择，做强做优免费线上学习服务；促进干部教师区域内流动，小学一年级坚持零起点教学；不得组织任何形式的招生、分班考试，严禁划分重点班、实验班。

上海市相继印发《上海市加强公共卫生体系建设三年行动计划（2015—2017 年）》《上海市加强公共卫生体系建设三年行动计划（2020—2022 年）》《健康上海 2030 规划纲要》《综合防控儿童青少年近视实施方案》《健康上海行动（2019—2030 年）》《上海市关于减轻过重课业负担深入实施中小学素质教育若干意见的通知》《上海市深化高等学校考试招生综合改革实施方案》《上海市关于进一步深化本市高考综合改革试点工作的若干意见》《上海市落实义务教育阶段学生减负增效工作实施意见》《上海市进一步推进高中阶段学校考试招生制度改革实施意见》《关于在本市小学试行"快乐 30 分"拓展活动的通知》《上海市教育委员会关于切实规范中小学课程教学工作深入实施素质教育的若干意见》《上海市小学体育兴趣化、初中体育多样化课程改革指导意见（试行）》《关于进一步减轻义务教育阶段学生作业负担和校外培训负担的实施意见》等文件，对学生的课业减负、户外运动、教室灯光、家庭教育、医学指导等方面提出详细要求。积极倡导增加户外活动，构建基于行为和环境影响因素的"家—校—社区"联动儿童青少年近视综合干预模式。

湖北省武汉市连续出台《关于加强青少年视力低下防治工作的通知》《关于印发武汉市青少年视力低下综合防治实施方案的通知》《关于做好学生近视眼防控工作提高视力健康管理公益服务水平的通知》，提出"政府主导、部门参与、专家指导、项目运作"的工作机制。

浙江省印发《浙江省进一步减轻义务教育阶段学生作业负担和校外培训负担实施方案》，提出了全面压减作业总量和时长、提升学校课后服务水平、大力提升教育教学质量、从严审批校外培训机构、严格规定学科类校外培训时间、从严规范校外培训行为、全面强化校外培训监管、整合用好校内外资源等重点任务，严控资本过度涌入培训机构。

二、落实主体责任，凝聚防控合力

（一）设立专门机构

江西省、广东省、天津市、内蒙古自治区、陕西省等地成立省（自治区）级近视防控专家指导委员会（专家组），推动建立"政府主导、社会参与、防治结合、医教融合"工作模式，建立和完善校医院、基层医疗卫生和眼科机构协作机制。北京市、浙江省、湖北省等地建立省级近视防控专门机构，有序推进近视防控方案制订、政策协调和推进落实等工作开展。

北京市建立教师视力健康教育培训中心、学生视力健康教育活动中心、学生视力健康宣传活动中心、学生视力健康干预中心等专门机构，完善中小学生眼部疾病防控体系，推动和指导全市近视防控，保障经费、人员、办公空间等基本条件。

浙江省建立省级儿童青少年近视防控工作指导中心，专项指导近视防控方案、政策制定和各地市科学近视防控工作开展。

山东省成立省级儿童青少年健康与近视防控研究院，形成儿童青少年近视防控标准、技术、产品为一体的眼科与眼视光医疗健康产业链。

湖北省成立省级青少年视力健康管理技术指导中心，督促各地组建学校卫生与近视防控科室，加强基层眼科医生、眼保健医生、儿童保健医生培训，为儿童青少年视力健康管理提供技术支撑。

黑龙江省建立全省青少年近视眼防控基地，在全省城乡确立上百所学生视力监测点学校，开展视力筛查、宣传教育。

江苏省教育厅依托南京师范大学成立了江苏省学生体质健康促进研究中心，建立了学生体质健康测量与评价、体质健康促进、体育课程改革、学校健康教育、学生营养干预等较完整的学科研究体系。

（二）完善评议考核制度

山东省教育厅等九部门联合制定印发了《山东省儿童青少年近视综合防控推进计划》，明确将儿童青少年防控工作、总体近视率和体质健康状况纳入政府绩效考核。对未实现年度学生防近工作目标或排在后位的市县，将进行通报、约谈；对儿童青少年近视率连续三年不降低的市县级政府和学校依法依规予以问责。《济南市人大常委会关于综合防控儿童青少年近视的决定》（2020年6月18日），儿童青少年近视防控工作、总体近视率和体质健康状况应当纳入政府绩效考核。市、区县人民代表大会常务委员会应当采取专项检查、专题询问等形式，对儿童青少年近视综合防控工作进行监督。北京市政府授权市教委、市卫健委与各区人民政府签订全面加强儿童青少年近视防控工作责任书，建立并严格落实各区、学校、班级每年开展儿童青少年近视防控工作评议考核制度，每年开展各区儿童青少年近视防控工作评议考核，结果向社会公布。

上海市、湖北省等地将近视防控、总体近视率等纳入政府绩效考核，问责儿童青少年体质健康水平连续三年持续下降的市县，通报未实现近视防控目标或排在末位的市县。

甘肃省、福建省等地将维护视力健康作为教师职责，纳入学校、班主任考核，对儿童青少年体质健康水平连续三年下降的学校依法依规予以问责，要求以班为单位，将近视防控责任分解到各代课教师，把维护视力健康作为教师工作基础职责。

山西省长治市将中考体育分值增加到 70 分，把裸眼视力、体重等身体素质指标作为综合素质评价主要指标。

四川省资阳市创新考核方式，建立"立体式"综合目标考评体系，坚持把培养学生正确的读写姿势、预防近视和用眼卫生、改善教学设施设备采光条件、强化体育锻炼等工作分别作为评课、班主任工作、县（区）教育行政部门和学校年终目标考核内容，确保预防青少年学生近视工作落地落实。

（三）加大资金投入

陕西省 2019—2020 年地方财政累计投入资金 77.62 亿元，支持学校用于校舍、灯光等设施建设，改善用眼环境和运动场地。2018 年北京市投入 1.1 亿元，用于全市中小学教室及黑板照明标准化改造。湖北省将学生公用经费中的体检费用与卫生健康部门基本公共卫生服务项目经费捆绑，解决视力检测经费问题。2019 年起，山东省分三年预算投入 3500 万元，探索建立中西医结合近视防控临床协作模式及长效机制。2020 年，济南市拟投入市级近视防控专项资金 1200 万元，分步推进青少年近视综合防控工作。2019 年吉林省投入 1380 万元，为全省中小学和职业学校配备视力检测装备。浙江省温州市投入 1600 多万元，为 1040 所学校配置校园视力检测设备。2019 年，甘肃省增设近视防控工作经费 500 万元，用于近视防控改革试验试点、年度近视率核定、视力健康管理等工作。2019 年，内蒙古自治区投入 410 万元用于支持近视防控改革试点县、试验区建设。2019 年，湖南省为近视防控试点县提供专项经费支持。

（四）改善视觉环境

上海市编制修订《中小学校和幼儿园教室照明设计规范》《中小学校电子教学设备使用卫生规范》，开展课桌椅配置使用情况调查，对学校教室灯光改造、课桌椅配置等开展技术指导和监督检查。逐步更换教室照明灯具，改善照明条件。在新建、改扩建校舍前，由卫生健康部门监督指导校舍选址、设计并参与竣工验收，将视觉环境、课桌椅匹配等纳入卫生监督范围。

截至 2021 年 4 月，湖北省武汉市对 1017 所学校 1017 个班级的灯光照明、桌椅、视觉环境等进行了抽样检测及监测情况反馈与改善指导。

安徽省开展"智慧照明"试点，安徽省芜湖市十二中按照南航飞行班级采光标准配备灯具，在柔和暖光和蓝色教室涂墙环境下，学生近视增长现象得到明显控制。

海南省启动全面配备可升降课桌椅等工作。

重庆市、云南省、河北省石家庄市、广东省广州市、陕西省商洛市商南县、吉林省长春市宽城区、广东省广州市、四川省攀枝花市等地方和学校加大财政投入，升级改造教室采光与照明设施，配备可调节课桌椅，优化学校教学卫生环境，加大学校卫生保健建设和设施设备配备、改善学生学习环境和用眼条件。

（五）消除义务教育学校大班额

郑州市出台了《解决就学难消除大班额三年行动计划（2018—2020 年)》，成立了消除义务教育学校大班额工作领导小组，领导小组与各县（市、区）政府签订目标责任书，细化消除"大班额"工作台账，实行工作月报制度。建立和完善消除"大班额"问责机制，每年秋季开学后进行督导、考核、约谈、整改。严格按照"学生均衡编班、教师均衡搭配、先学生编班后配教师"的原则编班办学，严把入学政策、调整入学区划、合理调控和引导生源流向、均衡生源配置。禁止举办重点班、特长班。郑州市把中小学建设列入年度各级政府民生实事强力推进，加大中小学建设市级财政资金奖补力度，通过整体新建、盘活改建、提质扩建、小区配建等方式，加大中小学建设力度，每年市区新建、改扩建中小学校30所以上，每个县（市）新建、改扩建中小学校4所以上，全市每年净增小学学位约4万个，初中学位约1.5万个，同时足额配置教师资源。通过近3年努力，全市义务教育"大班额"比例逐年降低，从2018年的38.39％下降到2020年的8.88％，"超大班额"已彻底消除。

甘肃省兰州市城关区2020年印发了《兰州市城关区基础教育资源扩容增量专项行动计划（2020—2023年)》，力争通过三年努力实现教育资源总量大规模增长，让孩子们在家门口"有学上""上好学"。

（六）提供智力支撑

江苏省支持高校眼视光学科建设和人才培养，南京医科大学医学技术（眼视光）专业获得一级学科博士点授予权。

山东省先后成立眼视光与青少年视力低下防治中心、山东省儿童青少年健康与近视防控研究院、山东省眼视光质量控制中心等机构，设立山东中医药大学国际眼科与视光医学院，实现我国眼视光医学教育国际合作领域零的突破。山东省支持山东中医药大学、青岛大学、潍坊医学院等医学院校设立眼视光专业并逐步扩大招生规模。山东中医药大学眼科与视光医学院专业教育，完备的本科、硕士、博士、博士后四级人才培养体系，学科建设在全国名列前茅，实现了我国眼视光医学教育国际合作领域零的突破。自2015年起，山东省连续6年举办眼视光发展与近视防控国际论坛，承办全国首届近视防控高峰论坛，开展儿童青少年近视防控高水平学术交流。

（七）强化专业培训

江西省开展全省中小学校卫生保健教师培训班，重点安排了儿童青少年近视防控政策及预防知识讲座，使校医、保健教师了解并掌握儿童青少年视力筛查和儿童青少年近视防控知识，努力做好学校儿童青少年近视预防工作。

重庆市教委举办多期专题培训班，对区县教委相关负责人、专干、学校校医、健康教育教师进行综合防控儿童青少年近视工作专项培训，不断提高工作能力和水平。

2016年6月29日，内蒙古自治区呼和浩特市举办全区学校医务人员和保健教师培训班，12 个盟市 103 个旗县、57 所高校的近 190 名学校医务人员参加培训，系统学习近视防控知识和技能。

2019 年 4 月 24 日，山东省举办全省儿童青少年近视防控工作培训班，各县（市、区）教育局卫生专干和部分中小学校长 380 余人参加培训，培训校医、班主任 3300 名。

2019 年 5 月，河南省连续举办了 5 期综合防控儿童青少年近视教育装备改革创新研讨会，500 余人参加，覆盖到全省 158 个县（市、区）。

三、创新教育载体形式，加强视力健康教育

各地拓展教育载体媒介，拓宽爱眼护眼宣传。山东省、广东省、贵州省、广西壮族自治区等地举办儿童青少年预防近视主题宣传活动启动仪式，持续开展主题宣传活动。

北京市、河北省石家庄市、吉林省长春市宽城区、黑龙江省哈尔滨市、浙江省杭州市等地方开展"儿童青少年预防近视"系列主题宣传活动，组织眼科医疗专家进校园，为儿童青少年送上预防近视科普知识，丰富视力健康教育课程设置形式和活动载体，张贴眼保健操挂图，通过绘画展、知识竞赛等活动，让眼睛健康"动起来"。

2019 年 3 月，北京市在全市发起了以"关爱眼睛，环境达标；防控近视，执法保障——卫生监督在行动"为主题的普法宣传活动，积极向中小学校发放课桌椅型号对照表，普及《学校卫生工作条例》和采光照明等教学环境国家相关标准。

上海市连续多年举办预防近视主题宣传活动，制作传唱全国首支《爱眼歌》，创造"大眼仔"卡通吉祥物，制作健康视频、近视防控读本，组织编制《青少年家庭学习照明环境指导手册》和漫画版《上海市综合防控儿童青少年近视实施方案（学生版）》《上海市综合防控儿童青少年近视实施方案（家庭版）》《疫情期间"宅"在家，收好这份儿童青少年居家用眼卫生指南》，广泛宣传普及近视防控核心知识，引导学生科学用眼。

山东省编印《山东省中小学生近视防控手册》《山东省中小学生爱眼护眼科普挂图》，举办"光明的未来"近视防控科普大讲堂，组建山东省综合防控儿童青少年近视专家宣讲团，赴全省各地开展系列宣讲上百场次。

福建省依托福建医科大学和福建师范大学，制作 6 集近视防控科普宣传三维动漫和《综合防控儿童青少年近视实施方案》政策解读三维动漫，在教育部

门户网站、省级及各地市主要广播电视、网站持续转载、播放，营造预防近视社会氛围。

广东省组织编制《广东省学生家庭用眼监督手册》。

重庆市组织开发制作了《儿童青少年近视防控健康教育标准化课件》。

湖北省组织专家研制《中小学生近视防控十大须知》《中小学校近视防控正面和负面案例100例》《视力健康课堂教学案例指导》，广泛传播爱眼护眼知识。

天津市发布《停课不停学——儿童青少年如何保护好自己的眼睛》，对学生线上学习如何科学护眼提供指导意见。浙江省推广《学习网课时如何科学护眼、防控近视》电子书和30集《眼记一分钟》近视防控科普动漫。

江苏省推出《中小学生线上学习近视防控手册》，同时制作《江苏省儿童青少年近视防控系列短视频——强强近视就诊记》，开通"江苏省儿童青少年近视防控研究中心"微信公众号，宣传科学防控近视知识。

陕西省建设近视防控网络平台，开展近视防控知识问答、爱眼护眼科普等活动。

黑龙江省推出《疫情期间眼睛健康防护科普系列微视频》，引导学生树立眼健康意识。

四川省、山西省太原市、江西省组织省内医疗机构进校开展眼部疾病义诊和科普宣传。

江西省通过盲人体验、眼球模型拆解、视力表认知和趣味视觉图等游戏增强互动，将眼科专业知识融入趣味活动。

宁夏回族自治区组织自治区残疾人康复中心学生亲身讲述失明感受，并进行爱眼护眼现场体验互动教学。

新疆维吾尔自治区录制《如何预防儿童青少年近视专题讲座》短片，在新疆教育电视台连续播放，全区90％以上的学生收看了短片，达到了很好的宣传效果。

四川省、重庆市、广东省、广西壮族自治区、福建省、内蒙古自治区等地制作近视防控公益广告片，举办眼健康专题讲座及咨询活动，引导全社会共同关心、支持、参与儿童青少年近视防控工作。同时各地用好专家科普资源，携手推进近视防控工作。

四、开展视力监测预警，建立视力健康档案

自 2019 年来，浙江省、江西省、福建省、四川省、海南省、辽宁省、湖北省武汉市、江苏省南京市、河北省石家庄市、天津市北辰区、辽宁省鞍山市和沈阳市、吉林省长春市宽城区、北京市西城区等地建立学生视觉环境、视觉行为和视力健康状况监测体系，制定视力不良风险预警分级标准，开展监测、预警、评估和干预，建立学生健康信息数据库和健康档案，完善"医院—学校—家长—学生"视力健康实时监测与预警机制，实现学生视力健康档案随入学、升转学实时转移。

江苏省建立中小学生和 6 岁儿童视力健康档案，电子档案覆盖全省中小学生，2019 年完成 100 万名 6 岁在园儿童建档。

江西省制订了"青少年视力保护行动计划"，建立儿童青少年电子视力健康档案，每学期开展儿童青少年视力健康筛查，及时更新筛查结果，完善"医院—学校—家长—学生"视力健康实时监测与预警的多点互联机制。

浙江省温州市推进中小学生视力普查工作，建立视功能大数据系统，建立"一生一档、档跟人走、不可修改"的视觉健康数字档案，向近视发生早、发展快、高风险的学生推送预警和就医指导。浙江省杭州市上城区定期开展全区普查，建立视功能和近视大数据信息库。

福建省泉州市、晋江市对 14000 余名学生进行近视筛查并建立视觉发育档案，将"中小学生健康体检项目"纳入 2019 年为民办实事项目，为全市中小学生免费健康体检，涉及 130 多万名学生。

海南省将 3~15 岁的眼部疾病筛查纳入 2018 年省委省政府为民办实事事项。

湖北省制定《湖北省中小学生视力不良风险预警分级标准（试行）》，定期开展青少年视力健康监测、预警、评估和干预，倡导使用数字化学生视力健康管理系统，提高学生视力检查效率。湖北省武汉市研发智能化监测与风险预警系统，建立学生视觉环境、视觉行为和视力健康状况"三项监测"体系，运用大数据开展中小学视力健康筛查和数据分析，实施视力健康风险预警。

山东省依托青少年视力低下防治中心，构建由 40 多个分中心组成、118 家理事单位共同参与的"山东省眼科医疗联盟"平台，形成覆盖省、市、县的"查、防、控"三级网络，预计辐射、服务全省 1280 万儿童青少年。

四川省成都市落实"一人一档"视觉健康档案建档，运用视觉健康管理平

台，对视力出现异常的学生及时干预、跟踪指导。

辽宁省教育厅与沈阳眼科医院共同开发辽宁省儿童青少年近视防控监测系统，建立并及时更新视力健康电子档案，科学预判学生近视发生风险概率和近视发展程度。

河北省建立儿童青少年视力健康干预信息服务平台，实现全省城乡学生视力同步监测、数据共享，并随儿童青少年入学、升（转）学等学籍变化实时转移。

五、试点示范引领，创新工作模式

截至 2021 年，陕西省确定 2 个市、16 个县（区）、190 所学校为近视防控改革试验区、试点县（区）、试点校，探索可复制、可推广的近视防控新模式。

河北省石家庄市加强近视防控改革试验区建设，实施视力防控服务体系、家庭视健康样本、学校视觉环境达标、近视防控队伍建设、学生视力档案完善、用眼卫生常规标准化、视光体育健康促进七大工程。

2018 年 8 月 29 日，江苏省决定在南京市雨花台区、徐州市铜山区、昆山市、东台市、宿迁市宿豫区等 5 个区（市）开展儿童青少年近视综合防控试点工作，对试点地区在资金扶持、专家指导、课题研究等方面给予重点支持，明确要求每个县（市、区）上报防控实施方案、建立近视防控体系，时间为 2018—2020 年。

截至 2019 年 10 月，吉林省长春市设立南关区、长春新区 2 个视力健康干预试点区，确定 9 所试点校，建立近视防控小屋。

四川省成都市加强试点示范，推动锦江区等 4 个区（县）整体实施义务教育阶段"每天一节体育课"。充分发挥 405 所全国校园足球特色学校（幼儿园）、680 所省市级阳光体育示范学校引领作用，推广普及各类运动项目，在金牛区开展"国球护眼球"课题研究，将体育运动融入学生近视防治工作，持续推进全区"眼健康工程"。

内蒙古自治区包头市青山区以学生入学为起点，为学生建立屈光发育档案，针对不同学生、不同视力状况，制定个性化方案，长期跟踪、动态观察，及时调整课桌椅高度及座位，培养学生良好用眼卫生习惯。

福建省邵武市在市中小学生社会实践基地增设"儿童青少年近视防控"专题课程，与全市 92 所中小学、幼儿园签订责任状，部署开展儿童青少年近视防控特色学校遴选创建工作，预算投入 280 万元改造特色学校健康光环境。

北京市疾病预防控制中心联合首都医科大学附属北京同仁医院、北京大学人民医院等多家医院开展北京市中小学生近视防控重点人群关爱行动，以北京市学生常见病和健康影响因素监测为平台，遴选出第一批先行先试近视防控示范点学校，建设学生近视前瞻性研究队列，追踪评估学生近视发生发展的主要影响因素及其影响度，建立学生近视预警评价体系。

黑龙江省在全省确立了 300 所学生视力监测点校，形成"一档、二构、三结合"模式，推动区域共防。"一档"指把近视防控与学生体检结合起来，使用同一信息化平台，建立全省学生视力档案。"二构"指建立省级视光专业卫生机构和宣传教育机构，开展业务培训、科普讲座进学校等工作。"三结合"指教医结合、家校结合、防治结合，构建多方发力、共同配合的综合防控工作体系。

广西壮族自治区建立"政府主导、社会参与、防治结合、医教融合"的工作模式。

甘肃省嘉峪关市建立"干预视觉行为、改善视觉环境、管理视觉健康"三级视力保障体系，融合视力健康教育、监测预警、综合干预、跟踪管理，健全长效防控机制。

广东省广州市推进构建"省—市—区—校"四级联动的工作体系。

山东省青岛市实施视觉健康"三大行动"和"十九项重点任务"，探索管理标准，列出"问题清单"、晒出"成绩单"。

四川省成都市以近视普查、试点示范、健康育人、一减一增、选聘健康副校长、建设"健康教室"等"八大行动"为载体，以校为本、多方联动、系统整合，全面推进近视防控。四川省成都市成华区电子科大附小坚持让领导班子"动起来"、让教师队伍"动起来"、让学生"动起来"、让家长社会"动起来"，不断增强近视防控合力。

自 2005 年起，湖北省武汉市政府将学生近视眼防控工作纳入统筹规划，由市政府印发文件直接督办，从组织管理、视力健康管理服务和具体工作方法上，全面推进儿童青少年近视防控工作，形成了儿童青少年近视防控的武汉"4－4－3"工作模式。"4－4－3"工作模式即"政府主导、专家指导、部门协作、项目运作"四位一体的工作机制，"健康教育、监测预警、综合干预、动态管理"四个工作系统，"学校、家庭、市视防中心"三方共管的责任体系。武汉市构建了集健康教育、监测预警、综合干预和动态管理于一体的学生视力健康管理服务模式，其服务链条延伸至健康、亚健康、不健康的中小学生全人群和学生眼屈光发育期的全过程，实现了 3 个前移。一是生命周期的前移，即抓早抓小,从 3 岁起就为孩子建立《视力健康档案》,通过健康教育、监测预警、综合干预、动态管理,维护好孩子的视力健康。二是防控环节的前移,从预防、治疗前移至预测、预警。三是预防意识的前移,不仅关注视力不健康和亚健康的孩子,对视力健康的孩子也及早采取措施,落实"早监测、早预警、早干预",让孩子安全、平稳地度过近视高发期。2018 年武汉市的 92 所重点监测学校的数据显示,学生近视率从 2014 年的 50.83%,下降至 2017 年的45.45%,小学阶段分别下降 0.21 百分点、2.45 百分点、3.31 百分点,实现了"三连降"。2016 年 11 月,武汉市近视防控工作模式作为教育部推荐的唯一样本参加全球健康促进大会交流。2018 年被教育部评为"全国学生视力健康管理示范区"。2019 年,武汉市在全国率先完成百万中小学生近视率摸底建档的基础上,对全市 1006 所学校 95 万余名中小学生进行近视率监测。结果表明,2019 年各学龄阶段近视率均比 2018 年有所下降,其中小学、初中、高中分别下降了 3.31 个百分点、2.50 个百分点、2.26 个百分点。2020 年武汉市中小学生近视新增率,也比教育部 2020 年在全国九省市的调研数据低 4.72 个百分点。久久为功的努力使武汉市学生近视率增长趋势持续得到有效遏制。

山东省将初级眼保健纳入疾控预防体系,医防协同,防治结合,系统深入开展儿童青少年近视防控工作,形成了"政府主导、部门联动、专业机构带动","查、防、控"三级体系,中西医并举等儿童青少年全周期近视防控"山东模式"。特别是依托各级中医医院成立多个山东省儿童青少年近视小儿推拿防控基地,探索中西医结合近视防控技术方法,制定推广以小儿推拿为主的中医防治近视外治方案,可减少近视屈光度和眼轴长度增长、提高大脑视觉中枢功能、解除睫状肌痉挛、提升视力。2019 年 10 月,山东中医推拿外治法防治儿童青少年近视技术在联合国"中医药文化走进联合国万国宫"活动中进行了展示。

上海市将视力健康管理纳入市基本公共卫生服务系统,建立首个覆盖百万名儿童青少年近视筛查、转诊、建档服务体系,建立全市 4~18 岁儿童青少年的屈光发育档案,学校教室灯光改造、课桌椅配置改善和制定实施簿册新标准,增加学生户外活动时间试点,应用"移动互联网+眼健康"明眸 APP 平台提供全程便捷服务,创新开展"目"浴阳光(Go sunning for sight)系列青少年眼健康促进大行动,试点开展高度近视儿童青少年眼健康管理等举措,推进近视防控工作,已初步形成"政府主导、市—区—社区三级眼部疾病防治网络组织、专家指导、医教结合、医防融合、家庭关注、社会参与"的良好工作格局,形成了儿童青少年近视防控的上海模式。

六、加强市场监管，规范行业行为

北京市、上海市、广东省、山东省、浙江省、江西省、湖北省等地采取"双随机、一公开"和"回头看"方式，组织开展眼镜制配场所计量专项监督检查并加强整治力度，加强儿童青少年近视矫正监管，规范验光配镜行业经营秩序，防止不合格眼镜片、学生读写作业台灯等产品流入市场，进一步维护儿童青少年和广大消费者的用眼健康安全。北京市市场监督管理局将眼镜制配场所计量专项检查列入 2020 年扫黑除恶专项斗争工作的"年度治乱工作清单"。浙江省市场监督管理局将开展眼镜制配场所计量监督检查纳入省政府"放心消费"专班工作和省局"50200"重点工作，彻底整治眼镜制配场所的计量秩序。

安徽省淮北市市场监督管理局把眼镜配制场所计量专项检查列为对区县政府质量工作目标考核任务，对监督检查工作每半个月进行一次电话调度，及时掌握工作动态。

江西省在全省范围内组织开展了眼镜制配场所计量专项监督检查，对 2000 余家眼镜制配场所进行了登记建档，对不符合要求的眼镜制配场所进行责令整改，对违反计量法律法规的眼镜制配场所进行查处。

贵州省、江西省等省要求从事近视矫正的机构或个人，不得在宣传中使用"康复""恢复""降低度数""近视治愈""近视克星"等误导性表述。

辽宁省市场监督管理局积极指导和帮助各地区及时建立了相应的社会公用计量标准，实现了全省各地区眼镜制配计量器具强检能力的全覆盖。

上海市市场监督管理局自 2017 年起，持续在辖区内以"眼镜制配"这一重点民生行业领域为范围，连续三年开展了"诚信计量"创建工作，并对网络交易平台企业销售的防蓝光眼镜进行了专项监督抽查，对销售不合格产品的经营者依法进行处理。2020 年上海市眼镜行业协会印发了国内首个眼镜制配行业的诚信计量团体标准《眼镜制配企业诚信计量示范单位创建规范》。

江苏省加强眼视光产品市场和验光配镜行业监管整顿，加大眼视光产品生产、流通和销售领域执法检查力度，对学校、托幼机构、校外培训机构采光照明达标情况进行"双随机"抽检，规范行业秩序，并列支专项经费依托国家眼镜产品质量监督检验中心为 100 家眼镜生产企业和制配场所免费提供计量咨询、指导、培训和检测等服务，精准解决企业计量技术难题。

截至 2019 年 10 月，黑龙江省认定 49 所医疗机构为青少年近视眼防控监测单位，为中小学生开展免费医学验光检查和评估。

山东省市场监督管理局为基层市场监督管理所人员组织专题授课，专门制作了《眼镜制配场所执法培训手册》，将专项检查的法律依据、基本业务知识、实物照片、现场检查材料等内容进行了梳理总结，并就如何服务企业解决检定等问题进行了明确。

天津市市场监督管理委员会制作并通过微信公众号印发了《眼镜配制中的计量与质量》宣传片，指导消费者正确消费，提高自我保护意识。

甘肃省市场监督管理局在白银市举办了"'5·20'世界计量日"大型宣传服务活动，在宣传活动现场为学生免费发放近视眼镜300副，并现场开展免费验光、眼镜清洗等便民服务活动。

湖北省开展"湖北省强检计量器具管理系统"操作培训，2000余眼镜店行业人员接受了培训。

广西壮族自治区市场监督管理局组织广西计量检测研究院编制《眼镜制配场所精准计量服务方案》，印发各市作为工作参考。

新疆维吾尔自治区市场监督管理局积极协调自治区计量院开展现场技术服务。

湖北省武汉市教育部门联合市场监督管理局等部门强化对校外培训机构的监管。无论是公办还是民办性质的中小学、幼儿园教师，均不得组织、推荐和诱导学生参加校内外有偿补课，不得参加校外培训机构或由其他教师、家长、家长委员会等组织的有偿补课，在职中小学教师不得为校外培训机构和他人介绍生源、提供相关信息。

2021年8月辽宁省沈阳市开展为期3个月的校外培训第一轮专项整治，重点治理未经审批开展培训、存在重大安全隐患、内部管理混乱、侵害消费者合法权益、聘用中小学在职教师、开展不正当竞争等重点问题，坚决做到检查到位、督促到位、整改到位、处罚到位。

七、减轻学业负担，强化体育锻炼和户外活动

黑龙江省、北京市、天津市、浙江省、云南省、江苏省、重庆市等地推进阳光体育运动，严格落实国家体育与健康课程标准，强化课外锻炼，中小学校每天安排不少于30分钟大课间体育活动，确保中小学生每天1小时以上体育活动时间。

2017年3月，江苏省扬州市实施健身计划，全市义务教育学校每天至少安排1节体育课或体育活动课和1次体育大课间，开展校园足球、篮球普及行

动，为足球特色学校配备教练员，推动县（市、区）学校开展每天1节足球等社团课。

2018年2月，浙江省出台《关于在小学施行早上推迟上学工作的指导意见》，将体育课、班级体育活动、大课间活动和两次眼保健操时间纳入课表，进一步树立学校教育"健康第一"的导向，着力解决导致学生课业负担过重的突出问题。

2018年9月，山东省规定各级人民政府和教育、体育、人力资源社会保障等部门可以采取政府购买服务的方式，由社会力量提供学校体育教学、训练、竞赛以及学生卫生与营养保障等专业服务。要求公共文化体育设施应当全年向学生免费或者优惠开放，并在公休日、法定节假日和学校寒假暑假期间延长开放时间。公共文化体育设施开放收取费用的，应当每月定期在中小学生课余时间向学生免费开放。

2019年7月，新疆维吾尔自治区印发《中小学生减负实施方案》，开展减负督导检查和幼儿园"小学化"专项治理行动，引导家长、社会树立科学的质量观和人才培养观。

2019年11月，黑龙江省要求全省小学生、初中生早晨到校时间不得早于8:00，高中生早晨到校时间不得早于7:30，保证学生睡眠时间。

2019年11月，西藏自治区坚持开齐开足体育与健康课，中小学生每天上下午各做1次眼保健操，落实阳光体育1小时和全国校园足球特色学校每周1节足球课，开展特色课间操。

2019年11月，山西省长治市将中考体育分值增加到70分，增设综合素质评价，把公民素养、学习能力、身体素质、艺术素养、创新实践作为评价主要内容，其中身体素质分值比例占40%，裸眼视力和体重为主要评价指标。

2020年1月，安徽省全面实施寒暑假学生体育家庭作业制度，大力推进青少年阳光体育运动，结合推进校园篮球、网球、武术、冰雪运动等体育项目特色学校建设，深入推进"教""练""赛"。

2020年11月，上海市在8个区24所小学探索将学生户外活动时间每天增至2小时，学生近视率较对照学校下降近30%。

2021年2月，陕西省在国家标准课程的基础上，每个学段增加体育课时，确保中小学生在校体育活动时间，推进"一校一品""一校多品"，全省创建全国足球、篮球、排球等特色校千余所。

2021年7月，四川省将学校健康纳入素质教育均衡发展体系，将儿童青少年身心健康纳入义务教育质量监测评价体系，确保开足开齐上好体育与健康课，全省中小学校体育与健康课程开课率 100%、眼保健操和大课间活动普及率 100%。同时实施《四川省中小学减负"十严十不准"》，严控考试次数，严格执行课程设置方案，不准侵占课程设置规定的学生文体活动时间。

八、构建家校联动机制，形成防控合力

家庭和学校是青少年的主要生活空间，家长和学校教师是能够对青少年用眼习惯和用眼时长产生影响的主要人员。家校之间的有效联合和持续协作对青少年近视防控工作的推进来说意义重大。因此，在青少年近视防控工作推进过程中，我们应构建一个科学的家校协作机制，明确双方职责和协作方式，从而有序调动家校力量、形成防控合力，从根本上降低青少年的近视率。首先，加强工作宣传，提升家校教育实践人员对青少年近视防控问题的重视程度，让学校教师和家长都能积极主动地融入青少年近视防控工作。其次，每个家庭的情况不同，每个学生的用眼健康情况也不同。在以家校协作的方式解决青少年用眼健康问题的过程中，学校应根据学生家庭情况及视力健康状况制订不同的用眼健康管理方案，真正做到"因人而异"。最后，双向互动，自主自觉，保持家校双方在近视防控协作工作中的自觉性和主动性，提升近视防控工作中的家校协作效率。

河北省督促学校向家长宣讲近视防控措施和预防知识，促进家长参与近视防控工作。

新疆维吾尔自治区落实学生健康体检和每学期 2 次视力监测制度，及时向家长反馈结果，引导家长重视孩子早期视力保护与健康。

山东省青岛市通过"家长大课堂""家长面对面""家校合作网""家庭教育访谈"等活动和平台，宣传近视危害和相关知识技能，提升家长和学生爱眼及科学用眼水平。

浙江省温州市创新开展"妈妈护航公益行动"，家校共建"护眼妈妈团"，开展 1500 多场进乡村进小区公益活动，引导家长严守家庭防控的第一道防线。

重庆市、黑龙江省、天津市、辽宁省鞍山市等地利用家长学校、家长会、致家长的一封信和反馈学生视力检测结果等形式，动员家长参与防近工作，指导家长确立科学防近理念，向学生家长宣传保护视力、预防近视的知识和方法，提高学生家长对近视危害的认识，形成家校共同关注学生视力健康的合力。

主要参考资料

[1] 曹建. 应对疫情影响多方联动施策共同呵护好孩子的眼睛——教育部等15 部门 2020 年上半年扎实推进综合防控儿童青少年近视工作 [EB/OL]. (2020－08－21). http://www. moe. gov. cn/jyb_xwfb/gzdt_gzdt/s5987/202008/t20200821_479384. html.

[2] 常态化防控新冠肺炎疫情前提下学校文明卫生、绿色健康生活方式倡导[EB/OL]. (2020－06－04). http://www. moe. gov. cn/jyb_xwfb/gzdt_gzdt/s5987/202006/t20200604_462549. html.

[3] 儿童青少年新冠肺炎疫情期间近视预防指引（更新版）[EB/OL]. (2020－04－25). http://www. nhc. gov. cn/jkj/s5899tg/202004/8258621038d346659a64c69b06f46405. shtml.

[4] 构建各级人民政府主导的综合治理机制切实减轻中小学生过重学业负担——教育部等九部门印发《关于印发中小学生减负措施的通知》[EB/OL]. (2018－12－29). http://www. moe. gov. cn/jyb_xwfb/gzdt_gzdt/s5987srcsite/A06/s3321/201812/t20181229_365338365360. html.

[5] 国家卫生健康委国家卫健委全力推进儿童青少年近视防控工作 [EB/OL]. (2020－09－25). http://www. nhc. gov. cn/cms－search/xxgk/getManuscriptXxgk. htm?id=67d4f35040904a3ab2107d0d00d2eca0.

[6] 国家卫生健康委国家卫健委员会 2019 年 4 月 29 日例行新闻发布会文字实录 [EB/OL]. (2019－04－29). 中国政府网 http://www. nhc. gov. cn/xcs/s7847/201904/e9117ea8b6b84f48962e84401d305292. shtml.

[7] 教育部简报〔2019〕（第 26 期）全国各省（区、市）扎实推进综合防控儿童青少年近视工作 [EB/OL]. (2019－11－19). http://www. moe. gov. cn/jyb_sjzl/s3165/201911/t20191119_408796. html.

[8] 教育部简报〔2019〕第 26 期全国各省（区、市）扎实推进综合防控儿童青少年近视工作 [EB/OL]. (2019－11－19). http://www. moe. gov. cn/jyb_sjzl/s3165/201911/t20191119_408796. html.

[9] 马帅莎. 教育部：电子产品教学时长不超过总时长 30% [J]. 青春期健康，2021，19（12）：89.

[10] 切实发挥好牵头作用综合施策在持续加强中不断推进——教育部 2019 年综合防控儿童青少年近视工作综述 [EB/OL]. (2020－04－26). http://www. moe. gov. cn/jyb_xwfb/s5147/202004/t20200427_446940. html.

[11] 三部委联合发布《关于切实做好义务教育薄弱环节改善与能力提升工作的

意见》——2020 年底全部消除 66 人以上超大班额［DB/OL］．（2019－07－18）．http://www. moe. gov. cn/jyb _ xwfb/s5147/201907/t20190718 _ 391147. html.

［12］覃子汐，罗家有，李雄伟，等．中小学生用眼行为现况及其影响因素分析［J］．中国公共卫生，2021，37（5）：774－779.

［13］消费品召回管理暂行规定［EB/OL］．（2019－11－21）．http://gkml https://www. samr. gov. cn/nsjg/zw/zfxxgk/fdzdgknr/fgs/201911/t2019 1126 _ 308824art/2023/art _ 39e525ea64cf4b90b8d0c7acd790946d. html♯.

［14］姚振．切实发挥好牵头作用综合施策在持续加强中不断推进——教育部2019 年综合防控儿童青少年近视工作综述［EB/OL］．（2020－04－26）．http://www. moe. gov. jyb. cn/s78/A17/moe _ 797rmtzcg/xwy/wzxw/ 202004/t20200427 _ 446935t20200426 _ 320718. html.

［15］医政医管局近视防治指南［EB/OL］．（2018－06－05）．http://www. nhc. gov. cn/yzygj/s7652/201806/41974899de984947b8faef92a15e9172. shtml.

［16］应对疫情影响多方联动施策共同呵护好孩子的眼睛——教育部等 15 部门2020 年上半年扎实推进综合防控儿童青少年近视工作［EB/OL］．（2020－08－21）．http://www. moe. gov. cn/jyb _ xwfb/gzdt _ gzdt/s5987/202008/ t20200821 _ 479384. html.

［17］俞曼悦．国家卫生健康委国家卫健委全力推进儿童青少年近视防控工作不懈怠，一以贯之促进儿童青少年健康发展［EB/OL］．（2019－08－30）．http://www. nhc. gov. cn/jkj/s5899tg/201908/4f3bf1a852814253bc05ba5e91 57ad23. shtml.

［18］中共中央办公厅国务院办公厅印发《关于进一步减轻义务教育阶段学生作业负担和校外培训负担的意见》［EB/OL］．（2021－07－24）．http:// www. moe. gov. cn/jyb _ xwfb/gzdt _ gzdt/s5987/202107/t20210724 _ 546566. html.

［19］中共中央国务院关于全面深化新时代教师队伍建设改革的意见［EB/OL］．（2018－01－31）．http://www. gov. cn/zhengce/2018－01/31/content _ 5262659. htm.

［20］忠建丰．教育部发文公布 2018 年全国儿童青少年近视防控试点县（市、区）和改革试验区遴选结果名单［EB/OL］．（2019－02－25）．http:// www. moe. gov. cn/jyb _ xwfb/gzdt _ gzdt/s5987/201902/t20190225 _ 371021. html.

［21］着力提升农村学校和薄弱学校办学水平义务教育均衡发展巩固提高［EB/
　　　OL］. （2021－01－27）. http：//www. moe. gov. cn/jyb _ xwfb/s5147/2021
　　　01/t20210127 _ 511247. html.

［22］综合防控合力防控共同呵护好孩子的眼睛——教育部等九部门 2019 年扎
　　　实推进综合防控儿童青少年近视工作［EB/OL］. （2020－06－04）. http：//
　　　www. moe. gov. cn/jyb _ xwfb/gzdt _ gzdt/s5987/202006/t20200604 _
　　　462755. html.

第六章

儿童青少年近视防控的学校行动策略

本章导语

　　学校是儿童青少年学习的主要场所，良好的学习环境直接影响儿童青少年的学习习惯及健康水平。防控近视需要全社会共同重视，学校作为人类传承文明成果的重要途径和近视防控的主阵地，应承担儿童青少年近视防控的主体责任，以完善政策制度为重点，以深化健康教育为龙头，以保障安全健康为底线，把儿童青少年近视防控作为工作的重中之重，持续开展儿童青少年近视防控工作，努力减轻儿童青少年的用眼负担，有效防控儿童青少年近视的发生发展，全面维护和促进儿童青少年健康。尽管学校近视防控研究已成为国内外学术界探讨的热点问题，但目前学校近视防控实践尚缺乏系统的理论指导。因此，本章从学校综合防控儿童青少年近视的原则、构筑儿童青少年视力健康的"防护墙"、学校是履行儿童青少年近视防控的主体责任三个视角对学校健康教育与儿童青少年近视防控等方面加以讨论。

第一节　学校综合防控儿童青少年近视的原则

一、坚持预防为主原则

儿童青少年真性近视发生（即远视力下降）后几乎不可逆，因此，近视防控应抓"小"抓"早"，从源头抓起，坚持预防为主、综合防控，全面加强学校卫生和健康教育，突出抓好儿童青少年近视综合防控，把儿童青少年近视防控的重点放在预防工作上，针对导致近视发生的主要因素（环境因素），严格落实制度规范，实施视力健康教育促进、阳光体育运动促进等综合干预措施，形成学校近视防控的长效机制，消除导致近视发生的后天因素，有效预防和控制儿童青少年近视的发生，降低儿童青少年近视新发率和总发病率，坚决守住学校卫生和健康安全底线，共同呵护好儿童青少年的眼睛。

二、坚持综合防控、全员参与原则

儿童青少年近视综合防控需要发挥学校、家长、社会的联动机制，开展综合防控。通过校园网、健康大讲堂、家长会、家长学校、家长信和家庭健康作业等形式，全方位开展近视防控宣教，增强广大家长的近视防控责任意识，提高防近视知识知晓率，为儿童青少年提供良好的居家视觉环境，督促家长积极开展亲子体育健身主题系列活动，形成支持儿童青少年参与体育锻炼的良好氛围。同时家校双方要及时沟通、反馈学生健康信息，履行保护学生健康的职责。学校每年要将健康体检结果及时反馈家长，使家长及时了解子女的身体现状、在校健康情况。如有健康异常的情况，请及时带孩子到正规医院做进一步详细检查，并将复查结果及时反馈给学校。尤其强调班主任的主导作用，把近视防控工作列入班主任的职责，作为考核班主任的主要指标，切实担当学校环境中的近视防控工作主力军。

三、坚持常抓不懈原则

在儿童青少年成长的各年龄段、学习的各个阶段（包括幼儿园），存在着多种因素可能导致近视发生。近视往往是多种因素长时间反复作用的结果。因此，儿童青少年近视防控是一项长期性的工作，只有进行时、没有完成时，要坚持"常"和"长"，把儿童青少年近视防控工作作为学校日常工作，按照不同年龄、不同学段，把近视防控工作贯穿于整个教育教学的全过程，落实抓常、抓细、抓长的要求，从细节入手，在节点发力，一环紧着一环拧，经常抓、抓经常，长期抓、抓长期，常抓不懈、持之以恒、锲而不舍、持续深化，构建儿童青少年近视防控的常态机制，坚持不懈地推动儿童青少年近视防控工作常态化、规范化、制度化发展。

第二节　构筑儿童青少年视力健康的"防护墙"

对于中小学生来说，大部分的用眼在学校，能否培养科学健康的用眼习惯，跟学校的教育与引导有很大的关系；同时，学校的评价体系是直接的指挥棒，往往能够起到立竿见影的效果。学校应该在这个过程中承担起主体责任，发挥应有的教育、组织管理、健康促进作用，为孩子们的眼健康提供良好的环境，科学防控儿童青少年近视，预防近视发生。

一、减轻学生课业负担

过重的课业负担是造成学生近距离用眼时间过长、近视发生的重要原因，直接损害了学生的身心健康。学校必须把减轻学生过重的课业负担作为当前预防学生近视的首要任务。

（一）严格依照课标教学

学校严格依据国家课程方案和课程标准组织安排教学活动，健全教学管理规程，统筹制订教学计划，科学设置教学科目，合理制定课程表、作息时间表、授课表，严控课程门类和总课时，开齐规定课程、开足规定课时，严格控制学生在校学习时间、晚自习时间，切实做到不拖堂。严格控制周课时总量和周活动总量。加强教研组、备课组建设，提高校本研训质量、改进教师教学方法、优化教学环节、提高课堂教学质量和教学效率，同时结合学生年龄特点及身心发展开设兴趣班、组织社团活动和社会实践活动，促进学生全面发展。强化教学常规管理，严格按照零起点正常教学，严格执行教学计划，严控课程容量和难度，不得随意增减课时、提高教学难度和调整教学进度，严禁超纲教学、提前教学。

（二）均衡编班配置师资

2021年8月30日，教育部印发《关于加强义务教育学校考试管理的通知》，明确规定义务教育学校不得以任何名义设置重点班，即义务教育阶段学校严禁以任何名义设立重点班、快慢班、实验班等，规范实施学生随机均衡编班，义务教育阶段中小学起始年级全部实行电脑均衡编班。要将本校电脑均衡编班名单在校园内公示，做到操作规范、过程透明、结果公开，主动接受学生、家长监督，同时要制定切实可行的实施方案，健全和完善学生均衡编班、教师均衡配置的操作程序及阳光操作办法，根据任课教师的业务水平、个性特长、年龄结构、综合素质等情况，结合计划班级数，合理均衡配置各班师资。

（三）科学合理布置作业

强化学校作业管理主体责任，落实校长负责制。强化年级组和学科组对作业数量、时间和内容的统筹管理，建立作业统筹监控处理机制、作业完成家校沟通机制，加强对作业的统筹管理。依据教材科学设计作业内容、提高作业设计质量、优化作业结构，促进学生完成好基础性作业，强化实践性作业，提倡分层布置作业，少布置机械重复、死记硬背型作业，作业难度水平不得超过课标要求，坚决禁止布置超出学生身心能力承受范围的课余作业。布置作业必须坚持"精选、批改、讲评"原则，禁止布置惩罚性作业和简单重复的作业，做到"少而精"，以切实减轻学生过重的课业负担。作业批改必须由教师完成，不得给家长布置作业或让家长代为批改作业，不得使学生作业演变为家长作业。

（四）严控书面作业总量

以班级为单位，由班主任来控制各学科每日书面作业总量，超量的及时减负，课堂作业一律在课内完成，小学一、二年级不布置书面家庭作业，三至六年级书面家庭作业不超过60分钟，初中书面家庭作业不超过90分钟，高中也要合理安排作业时间。寄宿制学校要缩短学生晚上学习时间，保证学生每天至少有1个小时的阅读时间，为学生的睡眠时间提供充足的保障。

（五）严格控制考试的科目与次数

教育部印发《关于加强义务教育学校考试管理的通知》提出，小学取消期中考试，一、二年级不进行纸笔考试，其他年级由学校每学期组织一次期末考试；初中年级可适当安排一次期中考试。义务教育阶段的考试主要发挥诊断学情教情、改进加强教学、评价教学质量等方面的功能，除初中学业水平考试外，其他考试不具备甄别选拔的功能。坚决制止随意组织学生参加各种统考、联考等现象。

（六）采取等级评价方式

严格依据课程标准和教学基本要求确定考试内容，命题要符合素质教育导向，不出偏怪考题。考试成绩实行等级评价，严禁单纯以考试分数评价学生，严禁以任何形式、方式公布学生考试成绩及排名，严禁按考试成绩对学生排名、重新分班和编排学生座位，严禁单纯以学生考试成绩作为评价和奖惩教师的依据。不得组织学生参加社会上未经教育行政部门审批的评优、推优及竞赛活动。严禁以各类考试、竞赛、培训成绩或证书证明等作为招生依据。

（七）加强课后管理服务

学校课后服务工作要实现校校开展全覆盖、保障时间"5＋2"，安排学生自愿参与各种兴趣小组或音体美劳活动。要为学生提供丰富多彩的课后服务内容，既要为学习有困难的学生答疑辅导、指导完成作业，又要开展丰富多彩的文艺、体育、劳动、阅读、兴趣小组及社团活动，拓展学生学习空间，努力满足学生不同学习需求。不占用节假日、双休日和寒暑假组织学生上课，杜绝节假日补课的现象。切实减轻学生课业负担。另外，对参加课后服务的教师可统筹安排弹性上下班，给予相应的补助，也可以聘任退休教师、具有资质的社会专业人士或志愿者参与，并充分利用好少年宫、青少年活动中心等社会资源。

（八）培养学生良好的学习习惯

以学生为主体，引导学生端正学习态度，增强其学习主动性，努力变"要我学"为"我要学"。以训练为主线，优化学习方法，课前主动预习、上课专心听讲、积极发言、不懂就问、课后主动复习巩固，学习时精力集中，提高学习效率，不做"刷题机器"，使学生形成自主学习的良好习惯。以教师为主导，通过教学示范、榜样示范、学生自讲、小组互讲等方式，加深学生的认识与思考，让学生逐步通晓学习门路，掌握科学的学习方法。

（九）指导学生实践锻炼

组织学生参加文体活动，培养运动兴趣，确保每天锻炼 1 小时，条件允许的情况下尽量安排在户外。教育学生坐、立、行、读写姿势正确，认真做好广播操和眼保健操，确保学生每天上下午各做 1 次眼保健操。加强劳动生活技能教育、组织并指导学生参与社会实践、开展普及性综合实践活动、鼓励组织中小学生开展创新实践活动、丰富中小学生课外生活，使他们乐于科学探索、热心志愿公益服务。

二、引导学生科学合理使用电子产品

随着信息时代的发展和电子产品的普及，教学的方式和途径发生改变，课堂教学模式大多从过去传统的"黑板＋粉笔＋口述＋教材"授课形式，转变为运用电子设备教学（多媒体课件、多媒体软件）的课堂教学模式，通过图形、图像、文本、声音、动画等多种媒体直观、生动展示知识，培养学生的思维能力、提高学生的综合素质、提高教学质量。同时使有限的课堂时间得以充分利用，从而可以加大教学信息量，增加与学生课堂上沟通的时间，增加课堂练习的时间，提高教学效率。当前互联网和电子产品对于学生的吸引力很大，学生拥有的电子产品种类丰富，且使用频率较高，改变了学生的学习与娱乐环境。学生不仅能够方便、及时地和家长、老师的沟通，也能通过手机实现社交、查学习资料、做作业等功能。但是随着学生对电子产品的过早、大量不合理使用和过度依赖成瘾，学生对上课学习失去兴趣，把手机当成娱乐消遣的工具，打游戏、聊天、看视频等，占用了大部分校外时间，这是近视低龄化且高发的重要因素之一，对于孩子的视力和心理健康、学习生活等多方面都造成了严重的负面影响。电脑、手机、平板电脑、液晶电视等基于 LED 技术的电子产品显示屏发出的高能蓝光可导致学生视疲劳、近视、头痛，并给人体的生物钟带来很多负面影响。学生的视觉神经还没有发育完善，感光细胞比成人要脆弱得多，长时间注视电子产品显示屏导致其用眼强度增大、眨眼频率降低，造成远视力下降，严重的甚至会导致视网膜裂孔，甚至失明。因此，学校应落实教育部等部门对学生限制性使用电子产品的规定，加强学生在校期间电子产品使用管理，指导学生科学规范使用电子产品，养成信息化环境下良好的学习和用眼卫生习惯，使电子产品科学、合理、可控，避免学生增加用眼负担。

（一）加强电子产品校园管控

严禁学生将手机、平板电脑等电子产品带入课堂；学校对学生实施以情动人、以理服人的教育引导，限制学生在课上使用电子产品，建立学生手机校园内统一保管制度，对带入学校的手机要进行统一暂时代为保管，或者由家长提前领回等，家中有急事建议家长以联系班主任的方式处理，逐步减少学生携带手机入校的情况，进而从根本上减少和杜绝在课堂使用手机等电子产品的现象发生。手机管控是一个系统工程，问题的根在家庭、解决在课堂，而其难度极大，学校必须发动家长参与管理，可通过家长会、告家长书等方式，让家长认识到学生不当使用手机对孩子的学习与成长产生的诸多不良影响，不鼓励给孩子买手机，已买手机的适度使用，承担起对孩子的监管与保护职责，引导孩子科学理性对待并合理使用手机，形成家校协同育人合力。

（二）科学规范使用电子产品

建议选择屏幕较大、分辨率较高的电子产品，学校应采购高标准的电子白板、投影仪等多媒体教学设备。学校教学应科学使用电子产品但不依赖电子产品，课件的字体、行距、文字数量要规范（确保教室最后一排学生能清晰看到），定期进行课件试讲，检查是否符合要求。使用多种媒体教学，把现代信息教学方式与传统教学方式相结合，使教学的效果最优化。幼儿园要严格落实《3~6岁儿童学习与发展指南》，重视生活和游戏对3~6岁儿童成长的价值，禁止用播放动画片的方式代替正常教育活动。幼儿园教师开展保教工作时要主动控制使用电视、投影等设备的时间，单次不超过30分钟，每天累计不超过2小时，严禁"小学化"教学。

（三）开设有关电子产品和网络使用的课程教育

开设专门的电子产品和网络使用的课程，宣传中小学生过度使用电子产品的危害性和加强管理的必要性，指导学生科学规范使用电子产品和网络，养成信息化环境下良好的学习和用眼卫生习惯。发挥电子产品与网络在学习方面的作用，全面提升信息素养。将有意义的教学网站与同学们分享，引导学生在网络上搜索优秀的学习网站、学习资料和学习APP，去看一些科技类知识讲座、历史纪录片、励志故事、学习辅导类网课及有意义的影音作品。并通过讨论课、活动课或辩论赛来讨论电子产品、网络优劣势以增强学生的自我认知。教育学生树立正确的价值观念，引导学生科学合理使用电子产品，让学生在一些内容丰富有趣且有意义的作品中找到电子产品的价值所在，自觉抵制网络游戏与不良网站。

三、加强体育锻炼

研究指出，近视与儿童青少年户外活动时间严重不足有关。体育锻炼对儿童青少年的屈光发育有重要的影响，对于年龄较小的儿童（基线为 6 岁）视力发展的保护作用尤其显著。有研究表明，户外活动每增加 1 小时，屈光度偏向相对远视 0.17 D，眼轴长度相对减少 0.06 mm。学校体育应该着重于增强儿童青少年的体质、培养儿童青少年的健身理念，以发展个性、提高运动技能和社会适应能力。强化学校体育是实施素质教育、促进学生全面发展和防控近视的重要途径，其可转化为促进个体发展的现实动力，推动以学校为主导的包括教师、家长、学生在内的群体积极参与维护视力健康的治理过程，形成学校、教师、家长、学生共同追求视力健康的良好氛围，有效改善视力。要坚持课堂教学与课外活动相衔接、培养兴趣与提高技能相促进、群体活动与运动竞赛相协调、全面推进与分类指导相结合，充分发挥学校优势和专业特长，组织开展多种形式的体育活动，定期开展校园团体操，举办各种丰富多彩的体育竞赛，创造丰富多彩的体育锻炼环境，鼓励支持学生参加各种形式的体育活动，使其掌握 1~2 项体育运动技能，引导学生养成终身锻炼的习惯，提升身体素质，推动视力健康发展。

（一）严格落实国家体育与健康课程标准

将"视力健康"落实到体育与健康课程目标中，完成课程标准要求的教学任务，保质保量上好体育课。体育教师要积极主动承担先导作用，将有效的干预手段运用于体育课程与体育锻炼之中，发挥可以有效调节睫状肌功能的专业优势，使学生不仅可以学好体育与健康课程内容，还能更好地掌握运动干预措施，科学地锻炼、合理地用眼，提高视力健康水平。在教学内容上，以实施阳光体育运动和校园体育游戏为切入点，简化教学的技术结构，渗进一些既与教材项目有关又能进行游戏或竞赛的内容。在教学方法上，强调教学方法和手段的多样性，不搞简单的"一刀切"和"强制命令"，要充分调动学生的积极性，以学生为主体，从"跟着练"转向"自主练"，使学生从"学会"转变为"会学"，获得主动的发展。在课堂辅教上，可根据体育课程内容，自制一些简单、轻便、针对性强、实效性显著的教具进行课堂辅教，既可让学生短时间内掌握教学技术，又创造性活跃了课堂氛围，充分调动学生学习的积极性，使教学效果取得良好成效。

（二）强化体育课和课外锻炼

认真开展体育课、大课间体育活动和丰富多彩的户外体育活动，引导学生积极参加体育锻炼和户外体育活动，防止学生持续疲劳用眼。着力保障学生每天校内、校外各 1 小时体育活动时间，每周参加 3 次以上中等强度体育活动。鼓励基础教育阶段学校每天开设 1 节体育课。确保小学一、二年级每周 4 节，三至六年级和初中每周 3 节，高中每周 2 节。中小学校每天安排 30 分钟大课间体育活动。寄宿制学校要保证学生每天 1~2 小时户外体育活动和 8 小时休息睡眠。保证幼儿园儿童每天 2 小时以上户外活动，寄宿制幼儿园不得少于 3 小时，其中体育活动时间不少于 1 小时。

（三）认真规范做眼保健操

学校统一组织全体学生每天上下午各做 1 次眼保健操。学校组织相关人员对全体教师进行眼保健操培训，使每位教师能正确掌握指法，以便对学生进行指导。学校成立眼保健操检查小组，每天上下午对各班学生的眼保健操进行检查，每周公示一次结果，对表现不好的班级学校给予批评通报。各教学班必须保证每天两次的眼保健操时间，各班班主任负责监督和指导学生的眼保健操指法，认真执行眼保健操流程，做眼保健操之前提醒学生注意保持手部清洁卫生。保健教师和体育教师随机进班检查学生做眼保健操的情况，发现找不准穴位的学生及时纠正并反馈给班主任。

（四）全面实施寒、暑假学生体育作业制度

引导家长营造良好的家庭体育运动氛围，已经近视的孩子应进一步增加户外活动时间，延缓近视发展。同时将相关内容融入寒、暑假作业指南，并及时督查学生完成情况，做好记录。

四、改善学习视觉环境

不良的学习视觉环境是引起近视的重要因素之一。当用眼时光线过强或过

暗、视角不对时，就可能导致异常的视觉输入，在视网膜上的成像就会很模糊，可能引起巩膜的抑制或者生长因子失去平衡，可能使巩膜过度生长，进而使眼球后段扩张，导致近视。因此，学校必须改善视觉环境，为学生的眼健康创造良好的卫生环境。

（一）改善教学设施和条件

学校要积极改善学校教学卫生条件，配备符合《中小学校教学卫生基本标准》的黑板、窗帘、采光和照明设备，采购符合标准的可调节课桌椅和坐姿矫正器，选用耐磨无光泽材料的黑板，并定期维护，确保黑板表面完整无破损、无眩光、挂笔性能好、便于擦拭，定期检查，保证教室各设施的完好性，及时检查、修理及更换老化的灯管，使用利于视力健康的照明设备，定期安排教室墙壁粉刷，维护教室墙壁清洁，为学生提供符合用眼卫生要求的学习环境。学校严格按照《中小学校教室采光和照明卫生标准》（GB 7793—2010），落实教室、宿舍、图书馆（阅览室）等采光和照明要求，积极改善学校教学卫生条件，使用利于视力健康的照明设备，确保教室采光照明符合国家标准，照度分布均匀，照明卫生标准达标率达 100％。

（二）控制"大额班"

实施"大额班"监测和公示制度，每个班级学生容量应符合中小学标准班额人数要求，教室前排课桌前缘与黑板应有 2 m 以上距离，小学后排课桌后缘与黑板的水平距离不超过 8 m，中学不超过 8.5 m，避免出现教室前排课桌与讲台、黑板过近的情况。对"大额班"现象严重的学校，严格限制其招生人数。

（三）配备合适的课桌椅

严格按《学校课桌椅功能尺寸及技术要求》（GBIT 3976—2014）采购符合标准的可调节课桌椅和坐姿矫正器，每间教室内应预置 1～3 种不同型号的课桌椅（有条件的学校应配置 2 种以上型号的课桌椅），或者配备可调式课桌椅，改善教学设施和条件。根据学生座位视角、教室采光照明状况和学生视力变化情况，每月调整学生座位，每学期对学生课桌椅高度进行个性化调整，使其适应学生生长发育变化，为学生创造一个良好的用眼卫生环境。

五、加强学校健康教育

（一）开展近视防控等相关健康教育课程

把健康教育纳入各级各类学校教学计划，将近视防控知识融入课堂教学、校园文化和学生日常行为规范，向学生宣传保护视力的意义和方法，增强学生对个人健康负责意识，形成个人是自身健康第一责任人的共识，主动学习掌握科学用眼护眼等健康知识，提高学生自我健康管理意识，养成健康用眼习惯和健康生活方式，预防近视的发生和发展。

（二）广泛传播科学健康知识

学校充分发挥闭路电视、广播、校园橱窗、宣传栏、班级板报、主题班队会等多种形式，开展形式多样、内容丰富的近视防控宣传活动，广泛传播健康科学知识和理念，提升学生健康意识和健康素养，促使近视防控宣传教育经常化、制度化。

（三）家校联动

学校通过家长会、家长学校、家访、致家长信等多种形式，对家长开展视力健康教育，将健康知识和预防近视的信息传播给家长，让家长掌握这些信息，提高家长主动保护视力的意识和能力，以身作则为学生爱护眼睛树立榜样。指导和督促家长为学生提供有利于视力保护的学习环境、控制学生近距离用眼时间（看书、写字、看电视、用电脑时间达45分钟，应休息10~15分钟时间）、及时纠正学生不良的用眼卫生习惯、学生视力下降时要及时到正规医院就医。

六、加强学生视力健康日常监测

（一）严格落实学生健康体检制度和视力监测制度

学校要在卫生健康部门指导下，严格落实学生健康体检制度和视力监测制度，每学期对全体学生进行视力监测不得少于2次。配合医疗卫生机构开展视力筛查，做好学生视力不良检出率、新发病率等各类指标的统计分析，建立儿童青少年视力健康监测数据库，做到早监测、早发现、早预警、早干预，0～6岁儿童每年眼保健和视力检查覆盖率达 90%。

（二）建立视力不良学生健康档案

学校依托现有资源建立并及时更新儿童青少年视力健康电子档案。认真开展中小学生视力筛查，对学生视力变化情况进行记录，及时把视力监测和筛查结果更新到视力健康电子档案中。小学要接收医疗卫生机构转来的视力健康电子档案，确保一人一档，并随学籍变化实时转移。

（三）对视力不良的学生进行分类管理

当学生视力发生变化时，及时通知班主任，并提出具体指导意见。对筛查出视力异常或可疑眼部疾病的学生，提供个性化、针对性强的防控方案。对有视力下降趋势和轻度近视的学生，为其开具个人运动处方和保健处方。对视力异常的学生进行提醒教育，及时告知家长带学生到正规医疗机构进行专业检查。日常工作中，教师发现学生出现看不清黑板、经常揉眼睛等迹象时，要了解其视力情况，及时处置。

七、加强学生视力健康日常干预

（一）教师应将培养学生良好的用眼卫生习惯贯穿于整个课堂教学中

提醒学生遵守"一尺、一拳、一寸"要求，加强对学生正确读写姿势的培养，督促学生读写时保持正确的坐姿，帮助他们养成良好的生活方式和用眼卫生习惯。要求学生每次读写作业时间不要超过 40 分钟，要求学生在每次读写作业后，立即做一遍眼保健操或做 10 分钟体育运动，如跳绳、踢毽子、踢球等。减少家庭作业总量和作业时间，减少课外各类学习培训班，减少近距离和持续用眼，远离电子产品，在学生使用电子产品 20 分钟后，需抬头眺望窗外远方至少 20 秒，或者做眼保健操，让眼睛得到一定程度的放松。

（二）按照动静结合、视近与视远交替的原则安排每天课程与活动

课间休息时间适当穿插眼保健操、远眺、广播体操等，教师有序组织和督促学生在课间时到室外活动或远眺，防止学生持续疲劳用眼。

（三）密切关注学生的用眼行为和用眼环境变化

教师发现学生有看不清黑板、经常揉眼睛等现象时，要及时了解其视力情况，重点关注并及时告知家长，必要时须及时到正规医疗机构进一步检查和就医。

八、促进学生饮食健康

国内外不少学者认为，"营养不良、维生素 A 缺乏是引起近视的原因"，"饭量小的儿童近视发展快，特别是少食动物性蛋白质者"，"过多甜食可助近视的发生、发展"，"青少年近视患者体内锌含量偏低"。因此，学校必须重视营养改善，全面提高儿童青少年的体质，保护学生视力，预防儿童青少年近视。

（1）制定科学合理的学校膳食营养健康管理制度，严格执行《中华人民共和国食品安全法》和《学校食品安全与营养健康管理规定》，营造膳食营养健康的食堂环境。

（2）加强对学生的营养教育，通过各种形式向学生传授营养科学知识，培养学生科学的营养观念和良好的饮食习惯，引导学生不挑食、不偏食，均衡膳食。

（3）学校需配备专（兼）职校园营养师或聘请营养专业人员，制作学生营养健康食谱，对膳食营养均衡的带量食谱等进行指导，积极推广科学配餐、膳食营养等理念，促进学生饮食健康。

（4）科学安排膳食营养。学校食堂要结合不同地区、季节、学龄阶段特点科学搭配，为学生提供食物种类多样、营养均衡、有益于视力健康的营养膳食，保证蛋白质及各种营养素的摄入量，满足学生生长发育的营养需求，同时合理控制碳水化合物、脂肪、高盐高糖食品的摄入量。此外，在近视高发的小学高年级及初中阶段，有意识地多提供并引导学生多吃富含维生素 A 的食物，并适当控制甜食的摄入量，促进视力保护。

九、落实"防近"规章制度

（一）建立"防近"工作机制

学校成立近视防控工作领导小组，校长任组长，主管学生近视防控工作。

明确一名校级领导任副组长，主管学生近视防控工作，学校相关部门为成员，明确和细化各有关部门和人员的职责，认真落实《综合防控儿童青少年近视实施方案》，科学开展儿童青少年近视防控和视力健康管理等学校卫生与健康教育工作。学校与各有关部门及各个班级签订全面加强儿童青少年近视防控工作责任书，将学生视力保护工作纳入学校管理、教师管理和班级管理的内容和评价体系，并作为年终考核、班级评优评先的重要考评依据。学校将在每学期初对全校学生进行视力监测，作为各班"防近"的基础底数，建立视力健康电子档案，期末再进行监测，做好患病率、发病率、恢复率等各类情况的统计分析和分档管理，并将检测结果纳入教学管理，对学生近视率连续三年上升的有关部门和教师予以问责，以此形成学校领导、教师、学生人人重视，齐抓共管的"防近"工作机制，切实加强学生视力保护工作。同时学校要加大近视科研的投入和成果转化，积极开展儿童青少年近视防控科学研究，总结和推广适宜技术，深化课程、课堂教学、学业评价制度改革，积极推动儿童青少年近视防控水平的提升。

（二）强化视力健康管理

建立校领导、教师（特别是班主任、体育教师）、校医（保健教师）、家长代表、学生视力保护委员和志愿者等学生代表为一体的视力健康管理队伍，明确和细化职责。开发和拓展健康教育课程资源，定期对教师（特别是班主任、体育教师）、校医（保健教师）、学生进行保护视力、预防近视知识培训，使他们知晓防治近视的知识，熟悉有关制度和措施，指导他们开展"防近"工作，培养学生良好的用眼卫生习惯。同时支持鼓励学生成立健康教育社团，开展视力健康学生同伴教育。

（三）加强中小学校医务室和校医队伍建设

严格按照《学校卫生工作条例》《中小学幼儿园安全管理办法》要求，按标准配备校医和必要的药械设备及相关监测检查设备。学校应将学校医务室（卫生室、校医院、保健室等）纳入属地公共卫生服务体系，加强对学校卫生工作的监督指导，开展眼健康管理、疾病预防、近视防控、心理健康、公共卫生管理和医疗保健服务等工作，为学生提供"防近"知识及加强对学生的干预。

（四）建立并严格执行科学规范的作息制度

依据学生学习和生活规律，严格按照规定的课程计划，安排每周课程和作息时间，保证小学生每天睡眠 10 小时、初中学生 9 小时、高中学生 8 小时。

第三节　学校履行儿童青少年近视防控的主体责任

学校是近视防控的主阵地，应该在这个过程中承担起主体责任。各地各校按照预防为主、防治结合的原则，从优化顶层设计入手，因地制宜、综合施策，加强监测预警、开展体育锻炼、改善硬件环境、坚持家校联动、强化考核激励、凝聚工作合力，建立全方位、全过程、全覆盖的近视防控体系，共筑儿童青少年近视防控牢固防线。

一、加强组织领导，优化顶层设计，构筑防控体系

山东省、黑龙江省、江苏省、海南省、湖北省武汉市、河北省石家庄市、北京市密云区、内蒙古自治区呼和浩特市赛罕区等地通过成立近视防控工作领导小组，将儿童青少年近视防控纳入地方发展计划和民生工程，建立儿童青少年近视眼防控基地和专家委员会，构建多级防治网络等措施，形成"政府主导、部门协同、多方参与"的工作体系。

黑龙江省将青少年学生近视防控工作纳入"健康龙江行动"，建立全省青少年近视眼防控基地，在全省城乡确立多所学生视力监测点学校，开展视力筛查、宣传教育。

江苏省实施学生体质健康促进工程，制订近视防控三年行动计划，联合卫生部门开展儿童青少年近视综合防控试点工作，对试点地区在资金扶持、专家指导、课题研究等方面给予重点支持，明确要求每个县（市、区）上报防控实施方案，建立近视防控体系。

河北省石家庄市建立"政府主导、机构干预、科研支撑、学校参与、家庭配合"的综合干预机制，建立市级干预中心和各区分中心，配置科普保健室，指导近视防控工作。

北京市密云区成立近视防控工作领导小组，强化组织领导，明确中小学生近视眼防控工作岗位职责，统筹推动学生近视防控工作。

内蒙古自治区呼和浩特市赛罕区按照"早期预警、跟踪监测""专家指导、科学预防""加强试点、全面推广"的原则，启动全区中小学生近视防控试点，建立以中小学学生为主体，学校、教师、家长、社区支持配合，多部门参与的学生近视防控工作模式。

二、定期开展视力监测，建立视力健康档案

海南省、山东省、江西省、湖北省武汉市、江苏省南京市、河北省石家庄市、天津市北辰区、辽宁省鞍山市和沈阳市、吉林省长春市宽城区、北京市西城区棉花胡同幼儿园等地方和学校建立学生视觉环境、视觉行为和视力健康状况监测体系，每年定期开展学生体检、视力二次筛查和体质健康监测，建立学生健康信息数据库和健康档案，及时更新筛查结果，完善"医院—学校—家长—学生"视力健康实时监测与预警机制。

湖北省武汉市对近百万学生进行了动态屈光监测，建立了从幼儿园到高中全学段的学生视力健康档案，免费进行眼屈光发育近视预警生物学检测，提供全过程跟踪管理服务。同时发挥科技创新支撑作用，研发智能化监测与风险预警系统，为1000多所中小学配置智能监测与数字化视力健康管理系统，建立学生视觉环境、视觉行为和视力健康状况"三项监测"体系，制定近视三色预警量化指标，实施视力健康风险预警。各个学校可自主完成学生视力自测建档，并对学生的课堂读写姿势、用眼环境、眼保健操执行情况、阳光户外活动等进行监控。同时还将知识融入"系统"，激励学生与家长自我学习，用数字促进视力健康教育。学校的这一系统统一连接到区级管理平台，进而接入市级管理系统，形成了全市、区、校学生视力健康管理的全覆盖。

天津市北辰区开展"儿童眼保健惠民行动——辰光行动"，对4万余名学生进行眼部疾病筛查，筛查结果直接上传到儿童眼保健系统，将结果呈阳性的学生信息及时反馈给学校和家长，切实做到早干预、早治疗。

河北省石家庄市建立多个视力防控基地，面向主城区30余万中小学生，每年开展4次视力筛查；同时建立学生视力健康信息服务平台，运用大数据开展学生视力健康筛查和数据分析。

吉林省长春市宽城区建立学生视力定期监测制度，每年定期开展学生体检、视力二次筛查和体质健康监测，建立学生健康信息数据库和健康档案。

北京市西城区棉花胡同幼儿园建立视力检查、复查、干预、追访机制，每年为各年龄段幼儿进行视力普查，针对视力低下幼儿，向其家长发放矫治单与

健康教育双回执，确保幼儿视力情况得到重视和干预。

三、强化体育课和课外锻炼，增强儿童青少年体质

天津市、云南省、浙江省、黑龙江省、北京市密云区、江苏省扬州市、重庆市南川区、内蒙古自治区通辽市、河北省石家庄市等地结合地域特色，推进阳光体育运动，严格落实国家体育与健康课程标准，强化课外锻炼，中小学校每天安排不少于 30 分钟大课间体育活动，确保中小学生每天 1 小时以上体育活动时间。

天津市实施阳光体育运动促进工程，强化体育课和课外锻炼，确保中小学生在校时每天 1 小时以上体育活动时间。严格落实国家体育与健康课程标准，中小学校每天安排不少于 30 分钟大课间体育活动，认真做好广播操和眼保健操。

云南省强化体育课和课外锻炼，确保落实中小学生每天1 小时体育活动，结合地域特色，自编自导民族舞蹈、民族健身操，切实丰富大课间活动的载体和形式。

浙江省出台《关于在小学施行早上推迟上学工作的指导意见》，将体育课、班级体育活动、大课间活动和两次眼保健操时间纳入课表，进一步树立学校教育"健康第一"的导向，着力解决导致学生课业负担过重的突出问题。

黑龙江省把防近工作与阳光体育运动相结合，全面落实每天锻炼 1 小时要求，组织学生开展户外活动，让学生在运动中明亮双眼。

重庆市南川区在全区 135 所中小学开展体育艺术全员活动，各学校每年举办一次运动会（体育节），并将体育活动开展情况纳入学校综合目标考核，确保学生参与率达 100％。

江苏省扬州市实施健身计划，全市义务教育学校每天至少安排一节体育课或体育活动课和一次体育大课间，开展校园足球、篮球普及行动，为足球特色学校配备教练员，推动县（市、区）学校开展每天一节足球等社团课。

内蒙古自治区通辽市扎鲁特旗教鲁北二校和乌额格其学校坚持合理安排学生作息时间，加强体育锻炼和户外活动，规范学生读写姿势，保证每天两次眼保健操，坚持早锻炼后组织学生进行 5 分钟远眺、在晚自习后进行 5 分钟仰望星空，学生近视防控效果显著。

北京市密云区严格控制作业总量，有效减轻课业负担，大力增加学生体育活动时间，除体育课外坚持每天课间操、集体跑步各半小时，并列入学校课程

表。自 2008 年起在中小学推行大课间集体跑步活动，小学生跑步 400～1000 m、初中生跑步不少于 1500 m、高中生跑步不少于 2000 m，在这一系列举措下，密云区学生身体素质明显提高。

河北省石家庄市通过开展寻找最亮眼睛活动，有序组织和督促学生在课间时到室外活动或远眺，切实保证儿童青少年每天不少于 1 小时校园体育锻炼。全面实施学生体育家庭作业制度、科学间歇家庭作业时间、督促学生保质保量完成体育作业。开展乒乓球、羽毛球、网球、棒垒球等眼视光特色化体育项目，吸引儿童青少年广泛参加特色化体育运动。扩充校外体育锻炼资源，在学校、社区、社会公共场所，增加适合儿童青少年户外活动和体育锻炼的场地设施，方便儿童青少年就近、就便健身，大型体育场馆向儿童青少年免费或低收费开放。

上海市普陀区在 2020 年大胆创新，把每天 1 小时的锻炼从线下转战线上，开设了包括"足球球性练习""花样跳绳""帮妈妈理冰箱"等课程。2020 年暑假，普陀区组织完成了一次由全区中小学生参与的线上全民运动会。8 周的时间里，参赛学校达 49 所，收集到体育视频 1010 条，知识竞答参与 837 人次，累计参与 101668 人次。而对于常规赛事，则根据不同赛事项目的特点进行赛制调整，设置了足球、武术、啦啦操、跳踢拍、广播操、篮球、排球七个线上比赛项目，5000 多人次参与。

四、加强硬件建设，改善视觉环境

重庆市、江西省、海南省、河北省石家庄市、湖北省武汉市、广东省广州市、四川省攀枝花市、陕西省商洛市商南县、吉林省长春市宽城区、北京市史家胡同小学等地方和学校加大财政投入，实施教室和黑板照明标准化改造，合理控制班容，确保各学校教室照明条件符合国家标准要求，配备可调节课桌椅，优化学校教学卫生环境。

重庆市统筹安排"改薄工程"项目资金，推进改教室照明、改课桌椅和加强健康教育工程，优化学校教学卫生环境，加大学校卫生保健室建设和设施设备配备。

海南省统筹资金对全省学校配备可升降课桌椅，在开学后两周内对学生课桌椅高度进行个性化调整，使其适应学生生长发育变化。

广东省广州市由市、区两级财政统一出资进行中小学校教室照明设备改造，开展学校教室照明情况摸查，印发《广州市中小学校教室照明技术指引》，对全市中小学校教室开展设备更新、线路改造、电力增容等，确保各学校教室照明条件符合国家标准要求。

陕西省商洛市商南县要求中小学、幼儿园按规定配备与学生身高相符合的课桌椅，合理摆放课桌凳间距，并按要求安装标准黑板等教学教具、改善教室照明条件等。

四川省攀枝花市实施免费作业本政府采购制度，每年分别按每生 30 元、40 元的标准为小学生和初中生采购"防近视作业本"，2018 年投入各级财政资金 360 万元，为全市近 11 万名义务教育阶段在校生采购"防近视作业本"。

河北省石家庄市结合校舍改造，合理控制班容、科学配置硬件设施、切实改善教室采光与照明、配备人体工程学课桌椅、改善黑板等教学教具，为学生建立良好视觉环境。

吉林省长春市宽城区投入资金完善教学条件，积极创设良好的视觉环境和标准化的硬件设施，聘请第三方专业机构对全区学校设施设备进行检测，确保全区中小学课桌椅、教室采光、教室照明度和标准化黑板配备全部达到或超过国家标准。

北京市史家胡同小学定期对教室的采光、照明、课桌椅配备等情况进行检查，每学期保健室根据学生身高列出学生相应的课桌椅号，班主任定期为学生调换座位，及时调整学生用眼距离。

五、灵活调整上学时间，保障学生充足的睡眠

上海市、北京市石景山区、黑龙江省、浙江省、内蒙古自治区、河北省邯郸市等地出台相关政策，建议根据年段和季节等因素灵活调整上学时间，保证学生的睡眠及身心健康。

2007 年 8 月，上海市印发《关于深化中小学课程改革加强教学工作的若干意见》，明确规定从 2007 学年起调整本市中小学作息时间，小学和初中（寄宿制学校除外）分别实行上午 8:15 以后和 8:00 以后安排集体教育教学活动的作息制度，高中和寄宿制学校在上午 7:45 以后安排集体教育教学活动，旨在推迟学生上学时间，保障学生睡眠，任何学校均不得提前安排集体教育教学活动。

2007 年 8 月，北京市石景山区教委面向全区 30 余所小学正式下发推迟早晨学生到校时间的决定，要求各小学早上 8 点前不得安排集体教育活动，对于 8 点之前到达学校的学生，学校要安排专人负责接管，不得将学生拒之门外。

2008 年，江苏省南京市教育局曾对全市小学初中冬令作息时间提出过建议，从每年 11 月 1 日到第二年 3 月 31 日，南京市区小学和初中学生将早晨到校时间推迟到 8:00，农村学校和寄宿制学校可以参照执行。

2018 年 2 月，浙江省教育厅出台了《关于在小学施行早上推迟上学工作的指导意见》，提出省内各地各小学可根据年段、季节等因素灵活调整上学时间，要求小学一、二年级学生早上到校时间不得早于 8:00，冬季还应适当延迟。严格执行中小学不得早于 8:00 组织学生上课的规定，各地各小学可根据实际情况灵活调整上午上课时间，其中要求小学一、二年级上午上课时间不得早于 8:30。

2018 年 2 月，黑龙江省教育厅印发了《关于推后全省中小学生早晨到校时间的通知》，要求从 3 月 1 日新学期开学起，全省小学生、初中生早晨到校时间不得早于 8:00、高中生早晨到校时间不得早于 7:30。

2018 年 4 月 16 日，内蒙古自治区教育厅通知，即日起，全区中小学生到校时间将调整为小学不得早于 8:00、初中不得早于 7:50、高中不得早于 7:30。高寒地区中小学校可根据季节、气候变化情况适当调整到校、离校时间。

2018 年 4 月，河北省邯郸市教育局下发《关于推迟义务教育阶段中小学早晨上课时间和大力度减轻学生课外作业负担的通知》，要求 2018 年 5 月 1 日起开始，全市小学生到校时间为 8:20，初中生到校时间不早于 8:00，可根据学段、季节等适当再延迟学生到校时间。小学阶段上午第一节课时间不早于 8:30、初中上午第一节课时间不早于 8:10。

六、控制考试次数及作业总量，提高作业质量

山东省、陕西省和福建省福州市等地要求中小学校各年级、各学科统筹布置作业，建立作业公示制度。同时，要进一步创新，适应不同学生学习需要的作业形式，鼓励布置弹性作业、个性化作业，注重设计探究性作业、实践性作业，探索跨学科作业、综合性作业。

山东省印发了《山东省普通中小学办学基本规范》，要严格考试管理，小学一、二年级每学期学校可组织 1 次统一考试，其他年级每学期组织不超过 2 次统一考试。考试成绩实行等级评价，不以任何方式公布学生成绩及排名。要求科学设计作业，学生书面家庭作业实行总量控制，不布置重复性和惩罚性作业。小学一、二年级不留书面家庭作业，其他年级除语文、数学外不留书面家庭作业，语文、数学书面家庭作业每天不超过 1 小时。要保障学生每天睡眠时

间，小学生不少于 10 小时、初中生不少于 9 小时、高中生不少于 8 小时。

2018 年 2 月，浙江省教育厅出台了《关于在小学施行早上推迟上学工作的指导意见》，明确要求提高作业质量、统筹控制作业总量。各中小学制定学校作业管理制度，建立以校长为第一责任人的工作机制。加强对作业来源、设计、布置、批改、反馈、讲评、辅导等各环节的统筹管理。各学科家庭书面作业总量和作业时间由学校年级组统筹调控，根据课标要求，家庭书面作业时长把握以班内中等程度学生为参照。凡布置学生做的作业教师必须精选、先做、分层、全批，促进学生完成基础性作业，强化实践性作业，探索弹性作业和跨学科作业，不得布置惩罚性作业。校内由班级建立面向全体家长的家长群，由班主任统一管理。

2020 年 10 月 23 日，山西省太原市教育局制定的《关于进一步做好中小学生减负工作的实施意见》，明确提出控制书面作业总量，全市小学实行"每周一日无作业"制度。小学一、二年级不布置书面家庭作业，可根据儿童年龄特点，布置课外阅读、口语交际、探究活动、手工制作等阅读、实践体验类作业。三至六年级书面家庭作业时间不超过 60 分钟，初中不超过 90 分钟，高中要合理安排作业时间。

2021 年 2 月，福州市教育局印发《福州市教育局关于加强中小学生减负工作的通知》，对考试次数进行了控制，小学一、二年级每学期学校组织 1 次统一考试，其他年级不超过 2 次统一考试。对考试成绩同样要求实行等级评价，等级允许家长获知，但对学生考试分数和排名严禁以任何方式在校内外公布。小学一、二年级一律不留书面家庭作业，三至六年级书面家庭作业量控制在 1 小时以内，初中各年级不超过 1.5 小时。另外，寒暑假开学后，学校不组织针对学生假期学习情况的各类检查考试，不硬性要求每位学生在假期全面完成学校布置的作业。

2021 年 2 月，陕西省教育厅印发的《陕西省义务教育学校课程与教学管理指南》对中小学生考试次数及作业量的规定与山东省、福州市规定的相同。同时，陕西省教育厅表明，严禁以各类竞赛获奖证书、学科竞赛成绩或考级证明等作为分班依据，严禁以各种名义组织分班考试。

辽宁省沈阳市加强对学生作业总量的监管和作业质量的评价，减轻学生暑期作业负担。一是严控书面作业总量。认真落实国家和省作业管理相关规定，严格控制作业总量、时长和难度，小学一、二年级不布置家庭书面作业，三至六年级书面家庭作业平均完成时间不超过 60 分钟，基本利用校内课后时间完成，初中平均完成时间不超过 90 分钟，大部分利用校内课后时间完成。当日没有课程学科不布置作业。二是提高作业设计质量。制订各学科作业设计意见，鼓励教师设计探究性、实践性作业，布置分层、弹性和个性化作业，坚持"五育并举"，构建多元作业体系。三是加强作业管理与监督。校长要切实履行主体责任，亲自主抓作业管理工作。

山东省青岛市印发了《青岛市中小学规范办学实施方案》，制订了规范办学计分办法，对减轻义务教育阶段学生过重课业负担和学生家庭作业改革提出明确要求，将"双减"纳入对学校规范办学的监管。

福建省三明市向课堂要质量，全面落实"五项管理"要求，完善作业管理办法，合理安排考试，减轻学生课业负担。以"小课堂"破解"大麻烦"，推进课后服务扩面提质。

七、控制电子产品使用，规范在线教育

北京市、上海市、天津市、浙江省杭州市、四川省广安市、宁夏回族自治区银川市、山西省忻州市等地的学校坚持"疏堵结合"，严格控制学生使用电子产品。

北京市教育委员会等十部门联合印发了《北京市儿童青少年近视防控十条措施》，对学生使用电子产品进行了严格控制，其中包括学生个人手机、平板电脑等电子产品严禁带入课堂，带入学校的要进行统一保管；教师使用电子屏幕开展教学时长累计不得超过教学总时长的30％；严禁8岁以下儿童玩电子游戏；孩子每天使用电子屏幕时间不得超过1小时。并要求家长要以身作则，引导孩子特别是学龄前儿童合理有度地使用电子产品。

天津市要求用电子产品进行教学的时间不得超过教学总时长的30％，规范学生使用电子产品，养成信息化环境下良好的学习和用眼卫生习惯。严禁学生将手机带入课堂。

四川省广安市坚持"疏堵结合"，建立中小学生与家人电话联系专用区域、指导中小学校设立学生公用电话等，方便学生与家人沟通联系；安装电子产品存放柜，有效规范学生电子产品使用、存放和保管；制定电子产品管理程序和办法，严格学校纪律，要求由所在班级统一保管学生手机、平板电脑等，严禁学生私自将电子产品带进课堂；用于通话的非智能手机、儿童手表等需学生家长向学校申请后使用，且要求学生在规定时间使用；坚持按需、合理使用电子产品，规定课堂教学使用电子产品时长原则上不超过教学总时长的30％，鼓励教师布置纸质作业；通过暂代保管、取卡退还个人电子产品等方式，不定期

清理、收缴学生电子游戏机等非学习类电子产品，并直接返还学生家长；强化电子产品健康使用指导，联合通信运营商发送正确使用电子产品提醒信息，帮助学生养成正确使用电子产品良好习惯，减少学生连续使用电子产品时间，发放致全市中小学生家长的一封信，通过手机、互联网等方式，畅通学生家长与学校教师即时联系渠道，并通过建立、健全及时发现、制止、矫正电子产品沉迷和不当消费等行为的帮扶机制，及时提醒家长加强与孩子沟通交流，实时引导家长采取有效监管措施，科学管控电子产品使用时间和使用方式。

浙江省杭州市大关小学提出"和电子产品保持适当距离""15分钟歇一歇，一天不超1小时"的假期电子产品使用口号，积极引导家长带动和帮助孩子养成良好用眼习惯，严格监督孩子电子产品使用时间，确保孩子不迷恋网络游戏。

宁夏回族自治区银川市教育局要求自2020年秋季开学起，全面禁止学生将个人手机、平板电脑等电子产品带入校园，学校因教育教学工作需要学生使用平板电脑的应指定专人加强管理。各中小学校幼儿园以班级为单位，定期开展预防沉迷手机、沉迷网络、沉迷游戏主题宣教活动，引导学生认识危害、提高防范意识，增强学生的思想自控和行动自觉。班主任和任课教师在不同时间节点对学生进行管理，对违规将智能手机带入校园的学生，通知家长领回并做好学生的教育。各学校结合实际、免费为学生提供与家长联系的固定电话等通信工具，向家长公布学校有关办公室、班主任和管理人员等的联系方式，方便家长沟通学情、联系学生。

山西省忻州市印发了《关于进一步做好中小学生减负工作的实施意见》，要求合理使用APP，选用APP以"有效服务教育教学、不增加教师工作和学生课业负担"为原则，未经学校和教育行政部门审查同意，教师不得随意向学生推荐使用APP。

河北省石家庄市教育局要求各中小学校规范使用经教育行政部门备案审查通过后的学习类APP。坚决杜绝以远程学习教育服务为借口，要求学生家长购买设备或在线学习产品、提供有偿服务等行为。

上海市教育委员会下发了《在线教育期间中小学生近视防控工作通知》，要求各区和学校要科学制定方案，控制在线教学时长。不得强行要求学生每天上网打卡、上传学习视频；指导学生利用课间20分钟时间穿插眼保健操、望远、室内或其他安全区域体育运动、劳动教育；遇到因网络卡顿等导致视频信号不佳、图像不清时，应当暂停线上教学活动以保护学生视力；学校要指导家长科学设置在线教育的环境和条件，尽可能使用屏幕大、清晰度高、对学生视力影响较小的设备，缓解用眼疲劳。

八、创新教育载体形式，加强视力健康教育

河北省石家庄市、江苏省扬州市、吉林省长春市、黑龙江省哈尔滨市、浙江省杭州市、北京市西城区、北京市东城区等学校开展主题化、活动化视力健康主题教育，丰富视力健康教育课程设置形式和活动载体，张贴眼保健操挂图，通过绘画展、知识竞赛等活动，让眼睛健康"动起来"。

河北省石家庄市充分发挥视力健康教育的主体阵地作用，把视力防控等健康教育内容融入学校教育教学中，开展了健康教育课、学生爱眼课堂、家长近视防控教育科普、学生近视筛查等健康教育和近视防控活动，丰富拓展健康教育载体、形式、途径、内容和方法，引导学生树立正确的健康观、提升健康素养并形成健康的生活方式，培养德智体美劳全面发展的社会主义建设者和接班人。同时强化深入实施"百千万"名师培养工程，新任校长任职资格培训和在职校长提高培训，组织优秀校长赴教育先进地区进行高端研修、挂职学习，加强农村校长赴基地学校作为影子校长挂职锻炼。发挥知名校长示范引领辐射作用，创建名校长工作室，举办名校长讲堂和名校长教育思想研讨会，举办幼小初高分学段校长论坛，提升校长和教师的培训质量，落实儿童青少年近视防控责任。新华区第28中学提出十项具体措施，进行近视防控并将视力健康课纳入体系化课程规范学生读写习惯。采取"健康小天使"计划，利用同伴教育潜移默化地影响孩子，让各个小伙伴之间相互学习和监督，从而督促大家养成良好的习惯。桥西区东马路小学依托艺美文化办学思想，坚持"五育并举"育人方向，为学生创建了良好的视觉环境，将"学生视力健康管理"融入课程体系，全力推进视力防控工作良性发展。

黑龙江省通过课堂教学、"爱眼日"、主题班会等形式，向学生宣传爱眼知识和防近知识。近年来共免费发放防近宣传材料150万余份，宣传手册100万册，发放《国际对数近视表》宣传板1万多套。

天津市设计制作儿童青少年近视防控主题系列宣传资料，发放给全市百万余名中小学生；编写印刷《青少年近视眼科普小知识》画册，发放至全市每一所中小学和幼儿园；著名眼科专家走进学校，与学生面对面交流，示范带动作用明显；市中小学视力健康管理中心推出"睛彩云课堂"，全市各中小学校组织100余场线上线下宣讲，推动近视防控和健康教育深入人心。西青区打造"五个一"（一节主题班队会、一封家校联动家长信、一次手抄报比赛、一场视

力防控童谣或征文演讲比赛、一项特色体育运动）并举、人人参与的近视防控宣传活动。

江苏省扬州市教育局创建了中小学生健康教育资源网，与市卫健委联合举行了首届全市学校健康教育微课大赛，遴选出了一批优秀微课，中小学健康教育资源网上的资源面向全市 60 余万名师生共享。

北京市西城区棉花胡同幼儿园通过讲座、健康宣讲等形式，向幼儿和家长讲解视力保护相关知识；开展课题研究，对视力异常幼儿进行多途径追踪干预，验证和总结多种家园共育改善幼儿视力的有效方法。

北京市东城区史家胡同小学每年开展"送健康"主题教育，连续七年为学生和家长送上健康读本，向家长发放倡议书、宣传资料，促进家校形成合力，全方位维护儿童青少年视力健康。

吉林省长春市宽城区加强"阳光体育大间操"和"多维爱眼体操"管理，丰富健康教育课程设置形式和活动载体，使防近工作入脑、入心、入行。

黑龙江省哈尔滨市虹桥一小、浙江省杭州市大关小学开展主题化、活动化教育活动，推行"bye—bye眼镜"工程，通过张贴眼保健操挂图、"防近健康报"展评、绘画展、防近知识竞赛等活动，让眼睛健康理念深入人心。

九、动员家长参与，形成家校合力

黑龙江省、天津市、河北省石家庄市、上海市、湖北省武汉市等地利用家长学校、家长会、致家长的一封信和反馈视力检测结果等形式，动员家长参与近视防治工作，指导家长确立科学防近理念，向家长宣传保护视力、预防近视的知识和方法，提高家长对近视危害的认识，形成家校共同关注视力健康的局面。

黑龙江省动员家长参与防近工作，通过致家长的一封信、反馈视力检测结果等形式，提高家长对近视危害的认识，做到家校协作无盲点，防控过程无空白。哈尔滨市南岗区虹桥第一小学推行"防近视工作家本化"，以发放致家长的一封信和召开家长会等形式普及科普知识，倡议家长教育和引导孩子读书看报看电视时间不要过长，尤其要控制看电视和上网的时间，合理保护眼睛。教师家访时与家长沟通孩子的视力情况，指导家长及时对孩子进行矫正和治疗。

天津市利用家长学校、家长会等平台，向学生家长宣传保护视力、预防近视的知识和方法，积极引导家长带动和帮助孩子养成良好用眼习惯，减少使用电子产品，监督并随时纠正孩子不良读写姿势，合理安排学习生活，保障睡眠时间，让家长与学校一起努力，使孩子近视眼防控工作形成一个闭环。

河北省石家庄市通过家长学校开展视觉健康家庭教育、评选视健康样本示范家庭、出台家庭用眼操作指南等，明确家庭在孩子视力健康维护中的主体责任，改变"重治轻防"观念，提高家长指导孩子用眼卫生的能力，如营造利于孩子视力健康发展的居家视觉环境、保障儿童睡眠和营养健康、控制电子产品使用、减少课外学习负担、正面管教孩子用眼卫生。

湖北省武汉市东西湖区凌云小学积极与家长联动，对孩子的学习时间进行合理安排，使其学业负担减轻。教师经常在家长群发消息，要求家长合理控制孩子看电子产品的距离和时间。一般来说，孩子看电视时与电视的距离应在3 m以上，孩子持续观看电视30分钟后需向远眺望或做眼保健操。家校共同引导学生多进行户外体育锻炼，让眼睛得到放松。

上海市金山区朱泾小学开展"一张地图、两个宣传、四个指导"的家校合作活动，共同保障校外锻炼1小时的有效实施。"一张地图"，在社区支持下，收集社区公共体育场所和可开放的体育场所，标注社区体育锻炼地图，方便孩子及家长就近锻炼。"两个宣传"，向孩子及其家长宣传校外锻炼1小时的必要性。"四个指导"，指导家长学习"运动小贴士"，督促孩子校外锻炼；指导家长登录"我们的孩子网站"微信号和朱泾小学服务号，进行体育锻炼申报，并在成长圈分享学生的运动状态；通过体育教师线上/线下指导学生正确开展校外1小时锻炼；同时重视课内外结合，适量布置一些体育作业，指导孩子在家也能利用业余时间动起来，增进家庭亲子及成员之间的关系。

主要参考资料

［1］教育部办公厅关于印发《学前、小学、中学等不同学段近视防控指引》的通知：教体艺厅函〔2021〕24号［EB/OL］.（2021-5-26）. http://www.moe.gov.cn/srcsite/A17/moe_943/s3285/202106/t20210602_535117.html.

［2］教育部等八部门关于印发《综合防控儿童青少年近视实施方案》的通知：教体艺〔2018〕3号［EB/OL］.（2018-08-30）. http://www.moe.gov.cn/srcsite/A17/moe_943/s3285/201808/t20180830_346672.html.

［3］教育部等九部门关于印发中小学生减负措施的通知：教基〔2018〕26号［EB/OL］.（2018-12-28）. http://www.moe.gov.cn/srcsite/A06/s3321/201812/t20181229_365360.html.

［4］教育部关于印发《中小学学生近视眼防控工作方案》的通知：教体艺

〔2008〕7号〔EB/OL〕. (2008-09-04). http：//www. moe. gov. cn/
srcsite/A17/moe_943/s3285/200809/t20080904_81037. html.

［5］廖文科. 青少年近视综合防控的基本原则与对策〔J〕. 中国学校卫生,
2008, 29 (5)：385-387.

［6］刘勇琴. 浅谈小学生课业负担过重的原因及解决对策〔J〕. 课程教育研究
(学法教法研究), 2018 (4)：76.

［7］覃绍媚, 吴西西, 劳明凤, 等. 户外活动与儿童、青少年近视发生发展关
系的研究进展〔J〕. 广西医学, 2021, 43 (6)：754-756.

［8］王智勇, 戚淑惠, 袁玉, 等. 学生近视眼的防控原则〔J〕. 中国学校卫
生, 2011, 32 (3)：353-354.

［9］于滢, 巨雷, 王丹丹. 等. 未成年人近视眼成因和防控研究〔C〕. 2019
中国生理学会运动生理学专业委员会会议暨"运动与慢性病防控"学术研
讨会, 2019.

［10］张鑫华. 学校体育现代化价值取向及其实现路径研究〔J〕. 武汉体育学
院学报, 2018 (12)：86-89.

［11］Dirani M, Tong L, Gazzard G, et al. Outdoor activity and myopia in
Singapore teenage children〔J〕. Br J Ophthalmol, 2009, 93 (8)：
997-1000.

第七章

儿童青少年近视防控的医疗卫生机构行动策略

本章导语

　　《综合防控儿童青少年近视实施方案》提出了各方面应做出的行动和具体措施，尤其强调医疗卫生机构应该配合家庭、学校等方面一起努力，降低近视率。医疗卫生机构在儿童青少年视力健康管理和近视防控工作中具有独特的医疗专业优势，专业性强、可信度高。医疗卫生机构应按照政府主导、医疗专业驱动、专业服务、医教联动的原则，坚持预防为主、防治结合，从监测监管、规范诊疗、防治能力、宣传教育等方面积极推进儿童青少年视力健康管理和近视防控工作，探索建立融合健康教育、监测预警、综合干预、健康管理等内容的长效近视防控机制，以早监测、早发现、早预警、早干预为工作目标，推进医防融合，实施近视综合干预。本章从全面加强视力不良监测与评价、精准指导开展近视干预、多地医疗卫生机构推进儿童青少年近视防控情况三个维度介绍医疗卫生机构推进儿童青少年视力健康管理和近视防控工作的行动策略。

第一节　全面加强视力不良监测与评价

近年来，我国儿童青少年近视的发生和进展已经成为严重的社会公共卫生问题。医疗卫生机构应承担儿童青少年视力不良及近视治疗、护理、康复、健康教育与健康促进等职责，以早监测、早发现、早预警、早干预为工作目标，推进医防融合，实施综合干预。医疗卫生机构应推进落实《综合防控儿童青少年近视实施方案》《"健康中国 2030"规划纲要》《国家卫生健康委办公厅关于印发 2020 年全国学生常见病和健康影响因素监测与干预工作方案的通知》等要求，依托资质、人员、技术、设备、资源等专业优势，开展儿童青少年近视筛查、常见病和健康影响因素监测工作，筛查视力不良与近视，建立儿童青少年视力健康档案，科学监测和评估其健康及生长发育水平，掌握儿童青少年近视、肥胖等主要常见病情况和影响健康的主要因素，并进一步采取针对性干预措施，同时将视力健康教育与健康促进融入医疗就诊环节，向家长及儿童青少年传授近视防控知识。

一、儿童青少年近视防控的意义及方法

保护视力，从儿童青少年做起。儿童青少年的视觉发育从出生到成熟要经过一个相当长的过程。人出生时视力很弱，只对光有感觉，还没有建立双眼视觉功能。此后，在外界环境的不断刺激和眼睛自身组织结构正常发育的基础上，视力和双眼视觉功能逐渐发育起来。儿童青少年时期是视觉发育关键阶段，只有处于良好的视觉环境下视觉功能才可能发育正常。0～6 岁是眼球结构和视觉功能发育的关键时期，影响一生的视觉质量。儿童青少年视力筛查有利于及早发现病情，促进近视防控的关口前移。

儿童青少年屈光状态在不同年龄段有不同的特点，整个过程是由远视到正视再到近视动态变化的，是一个不可逆的过程。近视度数不可能自然降低，近视目前只能进行控制，减缓加深速度。屈光不正包括近视、远视和散光，与斜视、弱视之间存在相互关联，是儿童青少年视觉发育过程中导致视力下降的常见眼部疾病，它的发生发展直接影响儿童青少年的身心健康，使儿童青少年视

觉质量明显下降。屈光不正的原因非常复杂，遗传、双眼视功能异常、用眼负荷过重等因素都是造成儿童青少年屈光不正的原因，且随着手机、电脑以及各种其他电子产品的广泛应用，儿童青少年接触电子产品的机会频繁，近视率逐年上升，低龄化趋势明显。

由于儿童青少年年幼，有时不能准确地表达自己的感觉，部分眼部疾病又无特殊症状，很多时候发现视力下降时，近视度数已经很高了。另外，儿童青少年视觉发育尚未成熟，有很大的可塑性，而且年龄越小可塑性就越大，一旦等到视觉发育成熟后再进行干预就不可逆转了。随着年龄渐长，患上各种眼部疾病的机会亦增加，近视出现越早、进展越快，发展成为高度近视的可能性越大。发生在儿童青少年早期的一些先天性眼部疾病、屈光不正、弱视等如早期不被发现，往往影响儿童青少年的视觉发育，表现出视力低下。检查视力是眼科医生的常规诊断依据，只有通过详细检查及定期检查，才能发现问题，从而可以及早矫正和跟进。定期对儿童青少年视力进行健康监测，建立视力健康监测数据库是很好的近视防控手段。一切影响视力和双眼视觉发育的不良因素都应在视觉发育尚未成熟前得到纠正，才有可能得到最佳的矫正效果。

目前各地学校、幼儿园体检筛查存在很多问题：①一般只有视力筛查，不够全面。②对儿童青少年视力不良原因及近视程度缺乏明确诊断，也不能及时与家长沟通。③部分学校、幼儿园由非眼科医疗专业人员进行体检，缺乏科学性。④没有科学客观的科普宣传，造成很多家长忽视眼健康问题，或者被一些错误的信息误导。⑤针对普查结果异常者没有专业医疗卫生机构与之有效对接。⑥很多以商业营销为目的的机构以进校体检筛查的名义，推销所谓"降度镜、理疗镜、治疗仪"及近视治疗养护等伪科学的设备、方法，以此欺骗学生和家长，造成不可恢复的眼损伤。

因此，近视防控应由专业医疗卫生机构规范开展，及时发现近视潜在的风险，并提早加以预警和防范，这比近视形成之后的控制及治疗更为重要。从这个意义上，建立规范、系统、全面的眼健康筛查制度实属必要且刻不容缓。医疗卫生机构必须严格落实国家基本公共卫生服务中关于儿童眼保健和视力检查工作要求，形成儿童青少年视力筛查和诊断制度，根据眼健康数据（内容涵盖个人基本信息和视力检查技术参数，包括屈光度、眼轴长度、角膜曲率、眼压等参数），分析他们屈光状态的发展趋势及近视形成原因，及时发现屈光不正、弱视、斜视等影响视觉发育的眼部疾病，做到早监测、早发现、早预警、早干预。在检查的基础上，制订最优矫正方案，同时依托现有资源建立和及时更新儿童青少年视力健康档案，并随儿童青少年入学实时转移。

出生 6 个月左右应到医院进行屈光筛查，如果屈光状态正常，之后每隔 6 个月做 1 次定期检查。3 岁进行初次眼健康筛查，人眼在 3 岁左右就完成了 70％的发育，双眼视已经形成，眼睛各功能也开始完善，可从眼球发育、生活方式、遗传基因等各方面做出近视风险评估，其评估内容应包括视力、屈光度、远视储备、眼轴长度、角膜曲率及系统眼科检查。还需要同时检查儿童青少年的视功能，了解这个时期儿童青少年的眼位、调节、集合功能、融合能力和立体视等。另外，从 3 岁左右，家长应该开始教儿童青少年认识视力表，每 6~12 个月定期检查视力和屈光度。戴眼镜者每 6~12 个月进行一次散瞳验光。筛查可疑屈光异常者，眼轴比同龄人长、远视储备低、角膜曲率过大，同时存在遗传基因等因素者均属于近视高危人群，应及时到专业医疗卫生机构进行复查与确诊。在确诊近视后，要提供个性化、针对性强的防控方案，开展分级近视综合干预，做到最有效的近视防控。同时建立和完善儿童青少年视力健康档案，可以从幼儿园开始。还要提醒家长改善儿童青少年的不良生活方式、坚持视功能训练、应用预防药物、密切随诊监测。

二、儿童青少年近视调查工作

为掌握各地儿童青少年近视率基数，切实做好近视防控工作，国家卫生健康委办公厅、教育部办公厅、财政部办公厅联合印发了《关于开展 2018 年儿童青少年近视调查工作的通知》，组织全国各地开展了儿童青少年视力检查和屈光检测工作。调查时间为 2018 年 10 月至 12 月，是我国近年来覆盖范围最广、学段分层最全、调查人数最多的一次学生近视调查，共覆盖全国 1033 所幼儿园和 3810 所中小学校，总筛查人数 111.74 万，基本摸清了我国各年龄段学生近视发生状况，为准确把握近视防控形势、针对性开展综合防控工作奠定了重要基础。

（一）调查方案

各省（区、市）和新疆生产建设兵团原则上依托中央财政转移支付项目"全国学生常见病和健康影响因素监测"，开展本地 2018 年儿童青少年近视调查工作。如本地已有儿童青少年近视相关调查专项，也可依托开展。针对 6 岁群体近视情况的调查，可结合基本公共卫生服务项目开展。

调查方案由省级卫生健康行政部门会同教育、财政部门研究提出，报省级人民政府和新疆生产建设兵团同意后实施。调查方案应当注意科学性、可行性和抽样代表性，确保调查结果真实、有效。

（二）调查范围

1. 市县数量

每个省份在2018年"全国学生常见病和健康影响因素监测"3个监测城市基础上，应扩大调查范围，要求至少覆盖40％地级市，每个地级市至少覆盖1个城区和1个县。鼓励有条件的省份增加调查城市数量，力争逐步实现全覆盖。

2. 学校数量

每个地级市在"全国学生常见病和健康影响因素监测"调查12所学校基础上，至少增加4所幼儿园，其中城区至少7所学校（2所小学、2所初中、2所高中、1所职高）和2所幼儿园，县至少5所学校（2所小学、2所初中、1所高中）和2所幼儿园。选择开展调查工作的学校和幼儿园应当能够代表当地整体情况。

3. 学生数量

要求小学、初中、高中全年级覆盖，幼儿园在大班抽取6周岁学生开展调查，要求以整班为单位开展。每个学校每个年级抽取至少80名学生开展视力调查。

（三）调查方法

各地儿童青少年近视调查工作须按照《儿童青少年近视筛查规范》（简称《规范》）进行。前期已开展了相关工作，如不符合《规范》要求的，须重新开展。《规范》适用于对学龄前大班和小学、初中、高中生进行近视筛查。筛查结果不具有临床诊断意义，确诊需到眼科医疗卫生机构进行进一步检查。筛查内容包括视力检查和屈光检测。屈光检测应采用客观检查法，在非睫状肌麻痹状态下，使用台式自动电脑验光仪进行检测。近视筛查标准是裸眼视力<5.0且非睫状肌麻痹状态下自动电脑验光等效球镜度数<—0.50 D。规范开展儿童青少年近视筛查，以获得准确数据、建立视力健康档案分级分类管理，完善闭环管理，通过大数据指导科学预防干预和矫治近视，提升近视防控效率和质量。

（四）调查要求

1. 建立儿童青少年视力健康档案

及时登记视力监测结果，完善儿童青少年视力健康档案。统计学校各年级视力不良和筛查性近视率，并与上年度同期比较。向家长反馈视力健康信息并指导家长开展近视防控工作。

2. 检查场地的要求

应尽可能在露天操场或大体育场馆等场所进行，保持空气流通。

3. 检查人员要求

应熟悉感染防控用品的规范使用和相关要求，佩戴一次性工作帽、一次性医用外科口罩、一次性手套，穿着工作服，严格注意手卫生。

4. 检查设备的要求

视力检查时所用遮眼板应"一人一消"，或者采用一次性纸质遮眼板并做到"一人一个"。屈光检测时应做好屈光检查仪设备表面消毒，与人体接触的部分要确保"一人一消"。确保检查设备之间的安全距离在 1.5 m 以上。

5. 被检者的要求

被检者检查过程应戴好一次性口罩，不用手接触眼睛及周围，检查结束后（交完检查单）应按"七步洗手法"洗净双手。合理安排检查时间，分批次、分时段进行，确保被检者之间有 1.5 m 以上安全距离，尽可能减少等待检查的时间。

（五）调查原则

1. 高度重视、认真组织

儿童青少年近视率应作为各省级人民政府儿童青少年近视防控工作评议考核基线数据，各地要在人民政府统一领导下，高度重视、精心组织，确保如期高质量完成调查工作。国家卫生健康委员会负责协调组织、制订调查方案、专业指导和质量控制等工作；教育部门负责协调入校现场调查、学生组织等工作；财政部门负责协调落实经费保障等工作。

2. 加大政策和资金保障力度

各地在"全国学生常见病和健康影响因素监测"工作基础上，要加大人员和设备保障，确保本次调查工作顺利开展。要结合中央财政公共卫生服务补助资金，加大地方财政资金投入。新增地市调查所需工作经费由地方统筹安排。

3. 加强质量控制和考核评估

国家卫生健康委员会、教育部门要组织或依托有资质的机构开展调查工作，对入校专业机构进行审核，加强对近视筛查人员的专业培训、指导和技术考核，开展全过程质量控制，保证结果的真实性、准确性。加强监督检查，每个省份要选取至少5%的学生进行现场复核。国家卫生健康委员会、教育部将对各省份调查工作进行抽查，一旦发现弄虚作假情况，将予以全国通报。

4. 调查结果审核与报送

各省份儿童青少年近视调查数据，于每年12月31日前报送国家卫生健康委员会，调查分析报告由各级卫生行政部门通报给同级教育部门。

三、0~6 岁儿童眼保健及视力检查服务规范（试行）

为进一步规范0~6岁儿童眼保健及视力检查服务，国家卫生健康委员会办公厅印发了《0~6岁儿童眼保健及视力检查服务规范（试行）》（以下简称《服务规范》），旨在早期发现儿童常见眼部疾病、视力不良及远视储备量不足，及时转诊干预，控制和减少儿童可控性眼部疾病及视力不良的发展，预防近视发生。

（一）主要内容

《服务规范》主要由8个部分组成。

1. 关于服务对象

明确服务对象界定为辖区内常住的0~6岁儿童，与《国家基本公共卫生服务规范（第三版）》保持一致。

2. 关于服务时间及频次

结合国家基本公共卫生服务项目 0~6 岁儿童健康管理服务的时间和频次，明确为 0~6 岁儿童提供 13 次眼保健和视力检查服务。

3. 关于服务内容

明确提出由乡镇卫生院、社区卫生服务中心等基层医疗卫生机构或县级妇幼保健机构及其他具备条件的县级医疗卫生机构提供，内容包括健康教育与健康促进、眼部疾病筛查及视力评估、健康指导、转诊服务和登记儿童眼健康档案信息等。县级妇幼保健机构或其他具备条件的县级医疗卫生机构接收转诊儿童，开展专项检查、视力复筛和复查、眼部疾病诊疗、进一步转诊服务，完善儿童眼健康档案信息等。

4. 关于服务机构和人员技术要求

针对承担 0~6 岁儿童眼保健和视力检查服务的乡镇卫生院、社区卫生服务中心、县级妇幼保健机构等单位，从人员、房屋、设备等方面提出明确要求。

5. 关于机构服务职能

明确乡镇卫生院、社区卫生服务中心、县级妇幼保健机构或其他具备条件的县级及以上医疗卫生机构的分工和职能。

6. 关于工作要求

主要对各级卫生健康行政部门推动和保障 0~6 岁儿童眼保健和视力检查工作落实提出要求。

7. 关于工作指标

提出 0~6 岁儿童眼保健和视力检查覆盖率、0~6 岁儿童眼保健和视力检查异常率、0~6 岁儿童眼保健和视力检查异常转诊率、6 岁儿童视力不良检出率、0~6 岁儿童眼健康档案建档率 5 个指标，推动各地加强工作评估。

8. 关于名词解释

考虑到眼保健和视力检查服务专业性非常强，为了帮助基层卫生技术人员和管理人员更好地理解，专门列出 8 个名词解释。

（二）主要特点

1. 增强针对性和操作性

在国家基本公共卫生服务项目基础上，进一步细化 0~6 岁儿童眼保健和视力检查服务内容和要求。《服务规范》聚焦新生儿期、婴儿期、幼儿期和学龄前期，明确要求针对不同时期开展不同检查，主要包括眼外观检查、眼部疾病高危因素询问、视物行为观察及其他眼科适宜技术检查，目的是筛查儿童常见眼部疾病和视力不良。一是筛查早产儿视网膜病变、先天性白内障、先天性青光眼等致盲性眼部疾病；二是筛查屈光不正（远视、近视、散光和屈光参差）、斜视、弱视、上睑下垂等引起儿童视力低下、视觉发育异常的常见眼部疾病；三是筛查儿童远视储备量，即生理性远视状态，对可能发生的近视早期监测和预警。

2. 推进儿童近视预防关口前移

《服务规范》强调健康教育与健康促进，明确要求指导家长树立近视防控意识，从小从早抓好预防。引导家长重视保护 0~6 岁儿童远视储备量，强调远视储备量不足可能会发展为近视。对于 6 岁之前的儿童，防控近视的重点是形成良好的用眼习惯，积极参加户外活动和体育运动，防止远视储备量过早、过快消耗。

3. 完善服务链条

明确社区卫生服务中心、乡镇卫生院等基层医疗卫生机构，与县级妇幼保健院和其他具备条件的县级及以上医疗卫生机构的分工协作，强化转诊要求，构建上下分工、各有侧重、密切合作的儿童眼保健服务网络，推动儿童眼部疾病和视力不良筛查、诊治、康复服务有效衔接。

4. 促进基层提升能力

以引导基层医疗卫生机构提升服务能力为重点，以促进眼保健服务更加可及为目标，在基本服务内容基础上，将红光反射、眼位检查、单眼遮盖厌恶试验、屈光筛查列为推荐项目，由基层医疗卫生机构结合自身实际开展。

第二节　精准指导开展近视干预

健康管理的核心是干预，目的是调动管理对象的主动性、自觉性，有效利用有限的资源达到对健康的最大改善效果。针对人们缺乏近视防治知识、对近视危害健康的严重性认识不足的问题，医疗卫生机构应发挥在学校卫生与健康教育工作暨综合防控儿童青少年近视全周期过程中独特的医疗专业优势和医学专家的指导作用，主动进学校、进社区、进家庭，积极宣传推广预防儿童青少年近视的视力健康科普知识，引导学生形成自主自律的健康生活方式；同时以健康管理为抓手开展眼科医疗服务，持续加强儿童青少年眼保健和视力检查服务，建立视力健康档案，指导开展近视综合干预。

一、建立视力健康档案

近视防控中，视力筛查只是起点工作。在此基础上，只有开展近视预警、转诊、复诊管理、预防、规范矫正干预等全程的视觉健康服务，实现闭环管理，才能有效发挥视力筛查在近视防控中的价值。随着现代医院信息化迅速发展，目前较多医疗卫生机构实行电子化病历管理。医疗卫生机构（县级及以上综合医院及有条件的妇幼保健机构）应开展近视全周期管理及眼科医疗服务，对每个学龄期儿童青少年定期开展视力筛查，参照《儿童青少年近视筛查结果记录表》，有条件的地区可根据情况，增加眼外观、眼位、眼球运动以及屈光发育（眼轴长度、角膜曲率）等内容，检查内容规范记录在册，形成视力健康档案。一份规范完整的视力健康档案，应涵盖个人基本信息和视力检查技术参数，包括儿童青少年多次就诊情况和眼睛检查的各个数据，以及近视发生的危险因素，还应尽可能收集早期因素、身高、体重、父母近视等相关情况。在建档过程中，要充分应用信息化手段，建立连续的、动态的视力健康档案。要给每份档案设定唯一的编码，便于横、纵向整合健康体检数据和居民健康档案数据。医疗卫生机构要动态观察儿童青少年不同时期屈光状态发展变化，及时分析儿童青少年视力健康状况，早发现、早预警、早干预，对早期筛查出近视及其他屈光不正的儿童青少年，可利用视力健康档案记录的眼部基础参数，包括屈光度、眼轴长度、角膜曲率、眼压等眼健康参数和多次就诊检查情况，以及儿童青少年的用眼习惯和父母的屈光状态等进行综合分析判断屈光变化趋势，对调节异常、集合功能异常、眼位异常等较为隐蔽性的视力健康问题做出判断，找出导致近视发生发展的眼生理功能异常指标，提出针对性、个性化的近视防控方案，进行科学的干预和近视矫治，努力减少近视，特别是高度近视的发生发展。同时将检查和矫治情况及时记入儿童青少年视力健康档案，并跟随其入学转学实时转移。中小学要接收医疗卫生机构转来的各年度《儿童青少年视力检查记录表》等视力健康档案，确保一人一档，随学籍变化实时转移。

二、规范近视诊疗与矫治

面对儿童青少年近视问题，做好前期预防是关键。医疗卫生机构（县级及以上综合医院和有条件的妇幼保健机构）应进一步规范近视诊断治疗，普遍开展眼科医疗服务，并通过各种途径传播视觉健康理念。落实《近视防治指南》《弱视诊治指南》《斜视诊治指南》，按照规范路径提供视功能检查、预防、诊断、矫治和矫正服务，提高眼科、儿科等领域医疗服务能力和近视矫治水平，加强就医指导、规范配镜和后期随访治疗，为儿童青少年提供视力筛查、健康检查和矫正，按照诊疗规范制订科学有效的近视防控方案，并充分发挥中医药在儿童青少年近视防控中的作用，推广应用中医药特色技术和方法。检查和矫治情况及时记入儿童青少年视力健康档案。近视患者除了佩戴眼镜，8岁以上、眼部条件适宜者还可佩戴角膜塑形镜进行干预。在此基础上，定期检查眼轴长度、角膜曲率、身高、眼压，改进防控方案，以有效缓解近视加深。对于高度近视或病理性近视者，应充分告知疾病的危害，提醒其采取预防措施避免并发症的发生或降低危害。有条件的医疗卫生机构应积极开展近视防控的研究与新技术的运用与临床观察，加强防治近视科研成果与技术的应用。要发挥专家作用和专业优势，协助学校开展近视防控和视力健康管理，为医疗卫生机构科学规范矫治近视提供指导。同时要完善监管制度，强化近视矫正监管工作，并为执法检查提供专业支持，规范近视防控市场行为。执法部门应严厉打击虚假宣传，打击商业性近视"治疗和矫正"，坚决遏制儿童青少年近视矫正医疗市场乱象，切实维护儿童青少年健康合法权益。

三、实施健康知识普及行动

近年来，我国儿童青少年的近视呈高发病率、低龄化，已经成为重大社会公共卫生问题。学生近视的发生和发展，除遗传因素之外，主要是学生预防知识掌握不够，学校和家长重视程度不够。健康教育与健康促进被世界卫生组织确定为21世纪疾病预防与控制的三大战略措施之一，是提高公众健康水平根本、经济、有效的措施。医疗卫生机构是健康教育与健康促进的重要阵地，大力开展健康教育与健康促进，是落实《综合防控儿童青少年近视实施方案》、普及文明健康生活方式的有效手段，也是医疗卫生机构实现从"以治病为中心"向"以人民健康为中心"转变的有效路径。医疗卫生机构应肩负起正确理念科学普及的带头任务，发挥医学专业优势和健康管理、公共卫生、眼科、视光学、疾病防控、中医药相关领域专家的指导作用，围绕"合理用眼，关注孩子眼健康""科学防控近视，拥有光明未来"等宣传主题，主动开展健康促进与教育，积极宣传推广预防儿童青少年近视的视力健康科普知识和科学的防控手段，着力提高儿童青少年用眼行为改进率和近视防控知识知晓率，做到早期筛查、有效宣教、科学防控。借助新媒体、传统媒体、网络公开课、社区科普栏、学校讲座等多种形式，开办优质健康科普节目，开展社会公益科普活动。充分发挥健康科普专家的智力支持和技术支撑作用，建立并完善健康科普专家库，开发儿童青少年近视防治科普读物和宣传册，构建健康科普知识印发和传播机制，把正确、科学的近视防控知识普及大众，塑造良好社会氛围。号召全社会都要关注儿童青少年的眼健康，树立近视难可逆但可防、可控的信念，消除近视防控的误区和错误认识，并呼吁社会各界关注、支持儿童青少年近视防控工作。

四、加强眼视光学专业建设和眼视光人才队伍建设

我国眼视光学的临床水平在不同地区的不同医疗卫生机构间差距明显。眼视光学是一门以保护人眼视觉健康为主要内容的医学领域学科，是眼科的重要分支学科，是以眼科学和视光学为主，结合现代医学、生理光学、应用光学、生物医学工程等知识所构成的一门专业性强、涉及面广的交叉学科。眼视光学的学科特征是进行与人眼视觉有关的生理、病理和光学方面的临床、科研和教学等，主要针对视觉方面，如近视、弱视、低视力、屈光手术及其他视觉方面矫正的基础、临床研究等。与发达国家相比，我国眼视光学发展起步较晚，眼视光学的教学体系还有待完善，原创性的眼视光产品多由国外的眼视光学科研机构研发并转化。而且由于我国尚未建立眼视光师医疗职业资格制度，在眼科医疗体系中没有明确的职业发展定位，导致眼视光学行业人才流失严重，严重制约行业发展。因此，要完善眼视光学人才培养体系，继续推进眼科专业住院

医师规范化培训，加强培训基地和师资队伍建设，规范和提高眼视光专业的临床、教学、科研水平，提升医疗卫生机构眼视光服务能力和近视防控能力。组织近视诊疗专业机构的从业人员接受系统规范的专业技术培训和研修深造，重点加强眼科医生在儿童青少年近视预防和矫治等方面的培养，进一步加大眼科专业继续医学教育力度，保证近视诊疗得以科学、有效、规范和稳定地开展下去。同时引导、鼓励有条件的眼科医疗卫生机构、科研院所积极开展近视防控领域的科学研究、技术研究与适宜应用技术研究，推进科技成果的转化应用。

1997 年，华西临床医学院创办眼视光学专业，2000 年开设四年制本科，培养以眼视光师为发展方向的毕业生。目前已形成本科教育、研究生培养、博士后流动站、毕业后教育完善的教育体系。2012 年教育部印发新学科目录，在《专业学位授予和人才培养目录》中眼视光学正式成为医学技术下的二级学科。2019 年 5 月，上海市第一人民医院获批成为"国家眼部疾病临床医学研究中心"的依托单位，成为临床研究"国家队"的一员。该中心整合了研究型病房、眼病临床研究大数据中心、国际临床研究评价中心、上海市儿童青少年近视防治技术中心、上海市眼底病重点实验室、上海市眼视觉与光学工程研究中心、眼部疾病生物样本库、眼角膜库等，促进学科交叉和产学研转化，组建了儿童青少年近视防控研究、糖尿病视网膜病变综合防治研究、复杂性白内障诊治研究、眼表角膜病治疗研究、难治性青光眼诊疗研究、眼眶病眼肿瘤发病机制和精准治疗研究六大团队。以健康为中心、以疾病为纽带、以项目为抓手、以应用为导向，主要锚定生物医药、人工智能、精准诊断等领域，通过发挥特色优势、打造融合团队、精准对接供需等一系列举措，构建衔接紧密、协同整合、服务临床、转化顺畅的医学科技创新体系。

五、统筹推进学校卫生工作

做好学校卫生特别是近视防控工作，是提升全民族健康素质的必然要求，是推进健康中国和教育强国的重要内容。各医疗卫生机构要把学校卫生作为公共卫生服务体系建设的重点，落实好保障政策和措施，全面加强学校卫生各项工作，重点做好学校传染病防控、儿童青少年近视防控、健康监测、学校卫生监督和健康教育与健康促进等工作任务，增强学校卫生健康工作能力，全面推进儿童青少年健康各项工作。要把儿童青少年近视防控作为学校卫生工作的重中之重，落实儿童青少年近视综合防控工作责任。要配合教育部门，共同推动校医室建设，增强学校卫生健康工作能力，将学校建设成为学生近视防治的主阵地。进一步加强学生近视等常见病和健康影响因素监测与干预工作，对学生群体健康及生长发育水平进行评估。更加有针对性地开展近视干预工作，要突出问题导向，以高发地区和低年龄段学生为重点，以增加户外活动、控制电子产品使用、减轻学业负担等为主要措施，指导学校和家长对学生实施有针对性的近视综合干预。进一步加强和规范近视医疗服务，强化近视筛查和早期发现，规范诊断治疗，提高近视矫正医疗服务水平，全面维护和促进儿童青少年健康。

福建省三明市疾病预防控制中心以儿童青少年近视防控为抓手，通过医防协同融合平台，全面推进学校卫生工作。一是多样科普宣传，提升健康素养。通过医防协同融合线上直播平台，开展儿童青少年近视防控线上直播活动；录播系列儿童青少年近视防控宣传视频，向全市中小学校（托幼机构）师生及学生家长进行推广；制作并发放系列儿童青少年近视、龋齿、肥胖等学生常见病防控宣传海报、展板、宣传册，并通过医防融合讲师团进校园开设健康讲堂。二是监测教学环境，营造良好的读写环境。对市区中小学校（托幼机构）的学生课桌椅、黑板、采光、照明等，开展教学环境监测。三是动态体检监测，了解儿童青少年身体素质。组织医疗卫生机构在中小学校（托幼机构）开展学生常见病监测，对儿童青少年身高、体重、血压、视力、脊柱侧弯异常等进行体检。

湘潭市疾病预防控制中心开展基线调查，强化综合防控，以儿童青少年近视防控为重点，同时做好儿童青少年龋齿、肥胖、脊柱侧弯等常见病，流感、麻疹、腮腺炎、水痘、结核病等重点传染病防控工作，保障和促进儿童青少年健康。

第三节　多地医疗卫生机构推进儿童青少年近视防控情况

一、设立儿童青少年视力监测点校

黑龙江省深入推动"健康龙江行动"，推进儿童青少年近视防控。在全省城乡确立几百所儿童青少年视力监测点校，依托医疗卫生机构义务开展视力筛查、宣传教育等活动，加强常见病及危害因素监测，建立了全省信息化管理平台，实现学生体检数据省、市、县三级联网，把眼视光档案与健康档案统一管理，通过视力监测和数据分析，掌握学生近视的发病规律，有针对性地做好预防和矫治工作。针对不同的群体加强精准技术指导，教会低年级学生正确的读写姿势、培养学生良好的用眼卫生行为习惯；对高年级，尤其是小学四、五年级和中学生减轻课业负担、减少作业量，控制近视率上升。对于轻度、中度、重度近视的学生采取不同的方法进行矫治，密切关注临界视力的学生，重点矫治轻度近视，力争轻度近视早恢复、中度近视要好转、重度近视不发展。

二、建立视力健康管理体系

上海市自 2014 年起设立近视防控专项，将视力健康管理纳入市基本公共卫生服务系统，建立首个覆盖百万名儿童近视筛查、转诊、建档服务体系和覆盖"市—区—社区"三级的视觉健康预防干预网络和规范诊治网络。依托覆盖全市服务管理体系和"移动互联网＋眼健康"明眸 APP 平台，有序有效推进视觉健康分级服务与管理，深入开展儿童青少年健康宣教、近视筛查、高危预警、转诊、规范矫治、随访干预等全程视觉健康综合服务，为全市上百万名 0～18 岁的儿童青少年建立了屈光发育档案，依托儿童屈光发育档案和"上海健康云平台"为全市儿童青少年提供便捷的个性化的视觉健康服务和指导。

上海市首创了适用于大规模人群筛查的视力联合非散瞳验光方法，被国家卫生健康委员会和教育部应用于 2018 年首次全国儿童青少年近视调查。上海市加强卫生保健机构力量，按照标准和要求配备卫生保健人员、必要的药械设备及相关监测检查设备，整合公共卫生和临床眼科专业技术等力量，成立"上海市视觉健康中心"（暨上海市儿童青少年近视防治技术中心）。建立校领导、班主任、卫生保健人员、家长代表、学生视力保护委员和志愿者等学生代表为一体的视力健康管理队伍，明确和细化职责。将近视防控知识融入课堂教学、校园文化和学生日常行为规范。上海市闵行区充分整合区域的教育、卫生、体育和医疗卫生机构等资源，建立职责明确、衔接有序、协同合作的儿童青少年近视防控体系。区卫健委、教育局、体育局与复旦大学附属耳鼻喉科医院四方签署"儿童青少年近视防控体系建设合作框架协议"，构建闵行儿童青少年近视防控教、医、家、社联动平台，以复旦大学附属耳鼻喉科医院为技术支撑，建设闵行区儿童青少年近视防控指导中心，从专业化标准推进各项近防举措的落实；启动《闵行眼视光康联体近视防控新模式》区级重点研究项目，构建"学校—医院—家庭—社区＋互联网＋"0～18 岁近视防控新模式。

2017 年 6 月，上海市闵行区华漕镇与上海美视美景眼科中心开展合作启动了"6+6眼健康普惠行动",为学生建立屈光发育档案,并创新开展了多项近视防控工作,形成了政府主导、多部门协作、数据赋能、专业支撑、家校互动的近防模式。共推出眼健康及近视防控科普讲座 12 场,覆盖人群超 2535人。同时,还成立了"点亮视界"社区视觉健康服务站,进行了科普宣讲活动16 场,参与人数 361 人。闵行区专业眼科机构通过微信公众号印发的形式,向家长们连续推送了 7 期"近视防控小妙招"。

上海市徐汇区眼部疾病防治专家将儿童青少年"宅家"近视防控话题搬上了超级家长会直播节目,直面家长的疑惑与焦虑,畅谈儿童青少年保护视力、预防近视、近视治疗等问题。

2009 年,湖北省武汉市被教育部确定为全国青少年学生近视眼防控工作实验区,开展视力健康管理试点工作。近年来,武汉市的儿童青少年近视防控工作经历了从"查病治病"到"综合防治"再到"视力健康管理",从"以治病为中心"全面转向"以健康为中心",坚持预防为主的大健康理念,创新机制成立非营利性专业技术服务机构,变"治"为"制"。以教育为主体、以学校为平台,依托武汉市青少年视力低下防治中心的专业力量,建立全市、区、校学生视力健康管理基本公共服务网络。实施学生视力健康管理战略前移:防控周期前移,抓早抓小;防控环节前移,从以治疗为主前移至健康教育与健康促进;预防意识前移,从视力健康的学生开始进行早期监测、预警干预。构建了"以促进学生视力健康为目标,以科研为先导,以学校为平台,以中小学生全人群为对象,集健康教育、监测预警、综合干预和动态管理于一体"全过程的视力健康管理服务模式,形成了视力健康保护的"四道防线",即以教育提升素养,建立学生视力健康教育"前线";以监测促进自我健康行为,守住监测预警"底线";以综合干预提供保障,筑建综合干预"保障线";以动态管理来持续维护健康,形成动态管理"监控线"。实现了防控成本降低、科学性增强、工作效率提升"一降、一增、一升"的三重效应。武汉市青少年视力低下防治中心通过"智能监测数字化学生视力健康管理系统"全程管控学生视力健康状况,对干预执行情况与干预效果进行评估,为学校提供技术指导,共同管控学生视力健康,为全面推广学生视力健康管理提供全过程服务,建立起保护学生视力健康的"防护墙"。

三、成立近视防控中心

2019 年 3 月,天津市儿童青少年近视防控中心在天津眼科医院成立,充分利用现有资源，整合利用各方资源，组建近视防控专家团队、中心工作团队，立足自身并引领和带动全市医疗卫生机构力量，加强对医务人员、教师、校医、学生、家长等各类人员的能力培训和科普宣教，加强近视防控合作交流和课题研究。同时将联合医疗卫生机构和社区，对幼儿园孩子、中小学生进行眼健康筛查并建立眼健康档案，包括学生在校时间、对于视力表的选择、环境问题对于眼睛的影响，以及屈光度等进行真实有效客观的评价，摸清 0~18 岁儿童青少年的近视情况，有针对性地制订预防方案，做好儿童青少年近视综合防控。

2014 年 10 月，天津市北辰区教育局、北辰区妇儿保健中心与天津医科大学眼科医院联合开展"北辰区儿童眼保健惠民行动——辰光行动"，截至 2017 年底，全区有 6 万余名儿童青少年从中受益。全区 38 所幼儿园、42 所学校和 1 所特殊教育学校的 4 万余名儿童青少年接受了眼部疾病筛查，结果异常的儿童青少年的信息将及时反馈给学校和家长，数据库的统计数据分析为儿童青少年眼部疾病防护工作提供了基础依据。家长可通过扫描系统二维码的方式，实时了解自己孩子眼睛的健康情况及变化趋势。结果异常的儿童青少年均在妇儿保健中心的指导下进行治疗，有效控制眼部疾病的发生发展。同时妇儿保健中心与天津医科大学眼科医院还开通了绿色就诊转诊通道，受查的儿童青少年根据实际条件还将同步享受眼科医院的"瞳心儿童眼病救助基金"，获得了来自社会各层面的认可与欢迎。天津电视台新闻频道和《第一观察》栏目分别对"辰光行动"进行了专题报道。

2006 年，江苏省常州市第三人民医院就开始走进校园开展近视防控的科普教育和视力筛查，足迹遍布常州市各区近百所学校，超过 5 万人次的儿童青少年接受了专业的眼健康服务。2017 年 9 月，编印了全省首本《视力健康管理手册》，并创建了"亮晶晶"眼课堂品牌，荣获了江苏省青年公益项目大赛"优秀奖"、常州市窗口行业"十佳服务品牌"、常州市医疗系统"优秀天使志愿服务项目"，在 2018 年获得了"中国医疗品牌建设十强"荣誉。

2019 年 6 月，以常州市第三人民医院为基础，整合常州市各大医院眼科资源和技术，成立了常州市儿童青少年近视防控中心，建成 1 个中心、2 个专家团队、3 个近视防控门诊+信息化大平台的近视防控新模式，并利用现有医疗卫生资源或吸收社会资源加入，建设各辖县（市）、区级儿童青少年近视防控分中心，共同推进开展视力筛查、视觉档案建立、个性化近视防控方案制订、近视防控科普宣教、近视防控干预计划制订等工作，把 3 岁以上儿童青少年的视觉健康问题（包括近视、斜视弱视等）管理起来，定期干预、科学防治，形成以眼科专业机构为支撑的常州市儿童青少年近视防控大格局。

湖南省湘潭市中心医院作为全市儿童青少年近视防控指导中心，研发了湘潭近视防控预测系统，严格落实学校一人一档、每学期2次视力监测制度，筛查湘潭地区近视前期儿童青少年，对湘潭地区儿童青少年近视做到早防早控。协助市卫生健康相关部门遴选了19家符合标准的眼科医疗卫生机构作为近视防控基地，对重点人群提前采取预防性干预措施。

2017年6月，辽宁省沈阳市沈河区政府投资建设的"沈河区儿童青少年近视防控中心"启动运行，建筑面积1500平方米，并配备了200余万元的专业设备，招聘了专业人员，针对屈光不正、弱视、斜视等视力健康问题，开展宣教咨询和监测评估，为儿童青少年提供全面的视力健康管理服务；运用数字化手段，强化基础数据的管理、分析和运用，提高近视防控工作的科学化水平。

2019年11月，安徽省儿童青少年近视防控中心成立，依托安徽省儿童医院（复旦大学附属儿科医院安徽医院），承担安徽省近视防控领域的技术指导、督导、专业培训、行业标准制定等关于近视防控的具体职责。该中心整合了全省各级符合资质的医疗及近视防控机构数据，接入安徽省近视防控AI大数据平台，搭建了覆盖全省的近视防控监测和分级诊疗网络。各监测点主要承担当地近视防控相关数据上报、复查、复诊、近视有效控制率数据上报、近视相关疾病定点诊断、治疗、分级诊疗等工作。该中心已牵头组建并成立了安徽省儿童青少年近视防控专业委员会，在全省范围内初步遴选了140余名省、市、县各级眼科专家担任委员，进一步发挥省级近视防控中心平台及专业优势，扎实推进近视防控常态化工作。

四、强化学校卫生保健工作

山东省威海市坚持"健康第一"，以配备校医为抓手，创新工作思路，拓展工作模式深入开展学校卫生与健康教育工作，提升学校卫生管理水平，保障儿童青少年身心健康发展。2014年威海市教育局印发《关于进一步加强中小学体育卫生与艺术教育工作的意见》，明确学校卫生与艺术教育工作总要求、主要任务和保障措施。市教育局联合财政部等五部门印发《关于进一步加强和改进学校卫生保健工作的意见》，细化学校卫生保健工作要求，对卫生室建设、校医配备等予以具体部署。2016年起，积极与医院合作，通过政府财政购买服务等举措，有力化解编制、待遇等问题，推动校医配备全覆盖。2018年启动"健康学校"创建工作。经过努力，各级各类学校基本卫生条件得到明显改善，实现了学校卫生保健机构全覆盖、卫生保健人员全覆盖。在全市 196 所中小学中，154 所 600 人以上的学校（含 7 所寄宿制学校）共配备校医 192 人，其他人数低于 600 人的 42 所非寄宿制学校全部配备了专职或者兼职保健教师。卫生健康相关部门前期负责从医疗卫生机构选派专业技术人员到市直学校担任校医，再通过招聘不断补充和优化人员配置。选派人员基本工资、基础性绩效工资、奖励性绩效工资由派出医疗卫生机构发放，所需资金由市财政承担；选派人员不转移人事关系，实行双重管理，以学校管理为主。教育部门加强对学校卫生与健康教育的常规管理，督促学校设置医务室、保健室，配备卫生保健人员，将卫生保健工作纳入学校工作计划和学校工作考核。卫生健康相关部门对学校医务室进行卫生机构资质审批，面向校医进行执业资格注册、组织开展继续教育和岗位培训，组织专业人员每年至少 4 次进学校指导。人力资源和社会保障部门将符合条件的学校医务室纳入医疗保险定点范围。随着校医全覆盖目标的实现，各级各类学校的基本卫生条件得到了显著改善，实现了学校卫生保健机构全面覆盖，设立医务室、保健室的学校卫生保健人员配备率达到 100%。充分发挥校医专业特长，建立健全公共卫生事件管理制度、公共事件报告制度、公共卫生事件应急预案、通风消毒制度等，确保工作有力推进。丰富学校健康教育课程，使儿童青少年掌握常见病防治和卫生保健知识，增强自我保健意识，养成科学、文明、健康的生活方式和行为习惯。学校健康教育开课率、学生健康知识普及率和体检率均达到 100%，学生近视率、龋齿率、肥胖率等逐步降低，卫生意识和保健水平明显提高。

五、加强健康教育与健康促进工作

2020 年 12 月 28 日，上海市卫生健康委员会印发了《关于加强本市医疗卫生机构健康教育与健康促进工作的指导意见》，要求医疗卫生机构强化组织领导、健全组织体系、实施健康促进医院策略，把健康教育与健康促进工作纳入医院发展战略和规划，完善管理体制与运行机制，建立激励考核机制，将健康科普工作纳入医务人员日常业务考核、评先评优、职称晋升的考核内容，全方位推动医疗卫生机构健康教育与健康促进工作，加快从"以治病为中心"向"以人民健康为中心"转变，努力营造健康支持性环境和社会氛围。健康科普工作主要涉及以下几方面：医疗卫生机构要将健康促进理念融入诊疗和业务工作全过程，建立完善候诊、门诊、住院、随访健康教育工作流程，提供安全、私密、无烟就诊环境，建立绿色通道、优先服务窗口。门诊应设立健康咨询室（点），通过宣传栏、资料架、电子屏、健康讲座、病友会、同伴教育、健康咨询等多种形式，为服务对象开展健康教育，将健康促进理念融入诊疗中。充分发挥中医整体治疗和"治未病"理念优势，积极运用中医药技术和方法，开展多种形式的中医健康教育活动。医疗卫生机构要将健康教育延伸到所在社区，通过讲座、义诊、健康咨询等公益性活动向社区居民普及健康知识，并根据不同类别的健康问题提供有针对性的健康管理和行为干预指导。上海市卫生健康委员会官微牵头 110 多家医疗卫生机构组成新媒体矩阵，38 家市级医院推出1200 多个科普栏目，充分发挥了医疗卫生机构科普"主力军"作用。

2021 年 7 月 19 日，湖北省卫生健康委员会印发了《关于加强医疗卫生机构健康教育与健康促进工作的通知》，指出医疗卫生机构要以创建健康促进医院为契机，加大健康教育与健康促进工作经费投入，提供必需的场所、设施、设备等。通过制订实施有利于健康的政策、创造有益于医患身心健康的环境、强化社区健康行动、开展健康科普活动等举措，进一步提高医务人员、患者及其家属、社区居民的疾病防治、健康管理等知识与技能。该文件还明确提出各级卫生健康行政主管部门要将健康教育与健康促进工作纳入各级医疗卫生机构绩效考核。医疗卫生机构要成立主要负责同志牵头的健康促进工作领导小组，下设办公室负责组织协调工作。各业务科室要成立健康教育小组，科主任为第一责任人，下设健康教育助理，具体负责组织开展科室的健康教育与健康促进工作。同时医疗卫生机构要将健康教育与健康促进工作纳入医务人员日常业务考核、评先评优、职称晋升的考核内容，充分调动医务人员参与积极性。培育健康教育与健康促进队伍和人才，使医务人员掌握与岗位相适应的健康科普知识以及传播技巧，发挥医务人员在健康促进中的引领示范作用。

2021 年 5 月 10 日，江苏省苏州市卫生健康委员会印发了《关于加强全市医疗卫生机构健康教育与健康促进工作的意见》，提出医疗卫生机构要坚持医防结合、坚持分类指导、坚持统筹推进原则，要将健康教育与健康促进工作纳入机构发展规划统筹推进，强化组织领导，成立爱国卫生运动与健康促进委员会，由主要负责人担任委员会主任，下设办公室，有明确的依托科室，相关职能部门作为委员会的组成部门，将健康教育与健康促进工作与各单位宣传文明创建、爱国卫生、社会服务、人文关怀等有机结合，充分发挥医疗卫生机构内健康管理师、运动处方师、心理咨询师、营养师等作用，形成工作合力；各临床业务科室要成立健康教育小组，科主任为第一责任人，下设健康教育助理，负责组织开展科室的健康教育与健康促进工作，形成院、科两级组织管理模式，构建全院覆盖、全员参与、全程管理的健康教育与健康促进组织管理体系。加强患者及其家属健康教育、强化社会健康教育、营造健康支持性环境，推进健康促进医院建设。医疗卫生机构要加大对健康教育与健康促进工作的经费投入，提供必需的场所、设施、设备等。同时整合资源，大力支持学（协）会、媒体和社会力量积极参与健康教育和健康促进，鼓励招募社会资金，探索建立健康教育与健康促进工作的多元筹资机制。各地要将健康教育和健康促进工作纳入公立医院绩效考核。医疗卫生机构要将健康教育和健康促进工作纳入医务人员日常业务考核、评先评优、职称晋升的考核内容，并纳入新员工入职培训内容，加强交流培训，培育健康教育与健康促进人才和队伍，使医务人员掌握相应的健康促进知识与技能。加强健康教育与健康促进学科建设，鼓励跨学科合作开展相关课题研究和项目建设，同时充分发挥以市疾病预防控制中心为龙头的专业健康教育与健康促进机构的技术指导作用。

主要参考资料

[1] 方旺，杨贤增，张莉，等. 少年儿童近视的临床特点及相关环境因素研究 [J]. 山东大学耳鼻喉眼学报，2012，26（3）：75−78.

[2] 冯晶晶，陈巍，王立华，等. 学龄前视力低常儿童屈光状况分析 [J]. 中国儿童保健杂志，2020，28（5）：590−593.

[3] 龚明亮. 试论儿童青少年脊柱弯曲异常的预防 [J]. 医学信息，2016，29（27）：252−253.

[4] 何炯. Suresight 视力筛查仪检查学龄前儿童屈光标准 [J]. 中国妇幼保健，2017，32（13）：2930−2932.

[5] 何鲜桂，张欣，许迅. 有序推进儿童青少年近视筛查建档和防控闭环管理 [J]. 中华预防医学杂志，2021，55（4）：551−555.

[6] 洪兰，李立. 儿童近视防控方法研究进展 [J]. 现代医药卫生，2020，36（13）：2018−2021.

[7] 洪霞，王涛，王春丽，等. 儿童近视影响因素及其预防保健对策 [J]. 医学与社会，2012，25（7）：27−30.

[8] 侯光辉，朱斌. 健康教育相关概念与学校卫生工作新思路 [J]. 中国学校卫生，2010，31（9）：1117−1119.

[9] 黄坤，李秀红. 青少年近视的影响因素研究进展 [J]. 预防医学，2020，322（6）：44−48.

[10] 黄晓旭. 请为青少年建立眼健康档案 [J]. 特别健康，2020（20）：

162，164.

[11] 瞿佳. 我国屈光不正矫治的现状和发展趋势 [J]. 中华眼科杂志，2000，36（3）：205−207.

[12] 瞿小妹，陈露. 儿童青少年屈光度及眼轴年增长值及相关因素 [J]. 中国眼耳鼻喉科杂志，2012，12（z1）：451−454.

[13] 孔惠. 基层幼儿眼健康检查的意义和方法 [J/OL]. 世界最新医学信息文摘（电子版），2013（11）：349，346.

[14] 李宏，丁俊杰，顾鑫，等. 青少年近视与生活饮食习惯的调查 [J]. 黑龙江医药科学，2020，43（6）：175−176，178.

[15] 马军. 注重措施落地促进近视防控 [J]. 中华预防医学杂志，2021，55（4）：440−445.

[16] 马瑞雪，都建英. 6 岁以下学龄前儿童视力发育调查、视力异常影响因素及相关预防干预措施的研究 [J]. 中国妇幼保健，2019，34（3）：660−662.

[17] 彭翠波，刘肇清，万萍. 健康教育对儿童近视影响的观察 [J]. 实用中西医结合临床，2008，8（4）：81−82.

[18] 邱晓云，梁淑贞，余凤慈. 学龄前儿童近视危险因素分析及其干预措施探讨 [J]. 海南医学，2016，27（3）：499−501.

[19] 石荣先，方亚飞，张建华，等. 综合治疗儿童屈光不正性弱视远期疗效分析 [J]. 中国斜视与小儿眼科杂志，2013（3）：19−21.

[20] 石一宁. 中国儿童青少年近视形成机制以及预测与防控 [M]. 西安：陕西科学技术出版社，2012.

[21] 孙娜，思广慧，郭亚收，等. 学龄期儿童肥胖现况及影响因素分析 [J]. 蚌埠医学院学报，2019，44（1）：79−80，85.

[22] 孙清廉. 儿童近视发病率高加强预防最重要 [J]. 家庭医学（下），2019（6）：36−37.

[23] 唐国栋，宋继科，解孝锋，等. 光照对屈光发育的影响研究 [J]. 国际眼科杂志，2021，21（4）：636−639.

[24] 王宁利，李仕明，魏士飞. 我国儿童青少年近视眼防控工作中的重点和难点 [J]. 中华眼科杂志，2021，57（4）：241−244.

[25] 王阳，皮练鸿. 儿童青少年近视的治疗进展 [J]. 名医，2019，71（4）：5−6.

[26] 夏江胜. 儿童青少年近视成因及防治指南 [J]. 福建教育，2019（18）：

21，31.

[27] 谢红莉，谢作揩，叶景，等. 我国青少年近视现患率及相关因素分析 [J]. 中华医学信息导报，2010，25（7）：15.

[28] 杨积文，范春雷，卜立敏. 假性近视、真性近视、混合近视正相对调节研究 [J]. 国际眼科杂志，2009，9（11）：2224－2225.

[29] 杨振宇，段一凡，马冠生，等. 中国与 WHO 生长标准评价儿童营养不良的比较 [J]. 英国医学杂志（中文版），2015，18（7）：382－388.

[30] 于俊丽. 学龄前儿童视力影响因素及预防措施 [J]. 中国保健营养，2020，30（26）：291.

[31] 臧美荣，于霞. 儿童近视发生风险及防控措施 [J]. 医学美学美容，2018，27（11）：141.

[32] 张桂英. 学龄前儿童视觉发育影响因素分析 [J]. 中国儿童保健杂志，2005，13（2）：174－176.

[33] Ku P W, Steptoe A, Lai Y J, et al. The associations between near visual activity and incident myopia in children [J]. Ophthalmology, 2019, 126（2）：214－220.

第八章

儿童青少年近视防控的家庭行动策略

本章导语

　　家庭是儿童青少年社会化的重要场所，家庭教育伴随人的一生、影响人的一生，对儿童青少年的健康成长和全面发展具有奠基的作用。近年来，我国儿童青少年近视率居高不下、不断攀升，近视低龄化、重度化日益严重，而家庭对儿童青少年近视的发生发展发挥着关键的作用。医学研究显示，如果儿童青少年"宅"在家中，缺少户外运动，长时间近距离使用电子产品等，极易导致近视。

　　儿童青少年是祖国的未来和民族的希望，综合防控儿童青少年近视已成为体现国家意志的政治问题、事关民族复兴和国家前途的命运问题。《综合防控儿童青少年近视实施方案》明确了家庭的重要作用，强调家庭对于保护儿童青少年视力的重大影响和决定性意义。近视的发生发展是循序渐进的过程，因此儿童青少年近视的防治工作也是一个长期的过程。家庭尤其需要扎好近视防控的"篱笆"，筑起儿童青少年近视防控的第一道防线。本章从家庭教育的意义和影响近视的因素、儿童青少年的成长特点及家庭预防近视策略、营造良好家庭支持性环境三个维度讨论儿童青少年近视防控的家庭行动策略。

第一节 家庭教育的意义和影响近视的因素

一、近视防控中家庭教育的重要意义

家庭是社会生活的基本单位，是由婚姻关系、血缘关系或收养关系维系在一起的一种制度和生活形式。同时家庭也是孩子最早接触的社会文化环境，对一个人的成长乃至社会的发展都有着特别重要的作用，教育家蔡元培先生在《中国人的修养》中提出"家庭者，人生最初之学校也"。家庭教育是人类社会全部教育活动的重要组成部分，是学校教育、社会教育和家庭教育三种教育的基本形式之一，三者相互融入、相互影响，构成了教育的有机整体。而且家庭教育是开展最早、范围最广泛、方法最为灵活的教育，是以亲子关系为中心的伴随生活而进行的教育，伴有情感性特征，在培养孩子的思想品德、情感兴趣、生活习惯、行为规范等方面有着特殊的作用，是人生教育的重要组成部分，能够给孩子以长远而深刻的影响，并将伴随一生、影响一生，对孩子的健康成长和全面发展至关重要。某种程度上，家庭对儿童青少年近视的发生发展发挥着极为关键的作用。

（一）教育子女是家庭的基本社会职能

家庭是孩子的第一个课堂，父母是孩子的第一任教师。众所周知，家庭环境是孩子健康成长的摇篮，孩子都是在环境的影响下成长起来的，所以说，孩子性格的形成、品质的培养都与家庭环境密切相关。家庭教育是儿童青少年健康成长的基本条件，对儿童和青少年的成长发育、知识的获得、能力的培养、品德的陶冶、个性的形成都是至关重要的。汉代许慎编撰的《说文解字》云："教，上所施，下所孝也。育，养子使其作善也。"宋代王应麟编著的《三字经》云："养不教，父之过，幼不学，老何为。"还有"孟母三迁""曾子杀猪""岳母刺字"等妇孺皆知的佳话，流传至今的《孔子家语》《曾子家训》《颜氏家训》《朱子家训》等优秀传统家教文化，如修身、立德、劝学、勤俭、诚信、仁义等，对后世产生深远的影响。

现如今，家庭教育的内容和方法都发生了很多变化，家长对孩子将要承担更多的教育责任。国家从法律层面上明确规定了父母有养育和教育子女的责任，强调充分发挥家庭的教育职能。《中华人民共和国宪法》第四十九条规定："父母有抚养教育未成年子女的义务。"《中华人民共和国民法典》第二十六条规定："父母对未成年子女负有抚养、教育和保护的权利和义务。"习近平总书记强调："无论时代如何变化，无论经济社会如何发展，对一个社会来说，家庭的生活依托都不可替代，家庭的社会功能都不可替代，家庭的文明作用都不可替代。"因此，家庭教育无论是对子女的成长、家庭的幸福，还是对社会的发展、民族的进步都具有不可替代的作用。

（二）发挥近视防控家庭教育的主力军作用

儿童青少年时期是视觉发育关键的时期，该时期视力的保护与健康对视觉发育尤为关键。体育活动能有效地促进儿童青少年生长发育，在提高各项身体素质的基础上促进视觉发育，对视力发展有促进作用，同时又是一种积极的休息方式，可以起到防治近视的作用。有研究显示，体育活动家庭支持性环境对孩子的身体素质有促进作用，在该环境下的孩子的力量、速度、耐力和柔韧性均优于家庭不支持性环境下的孩子。家庭是孩子近视防控的主战场之一，作为家庭教育主体的家长是保护孩子视力健康的关键责任人，近视防控的家庭支持性环境营造和家长的以身作则、监督教育不可或缺。由于孩子年幼，自制力也比较弱，父母除了监督其不要过度用眼，自身也要起到表率作用，言传身教永远是教育孩子最好的方式，这需要父母能够对自己进行严格的自我约束以及审视，因为一个没有自控力的父母注定无法培养出一个有自控能力的孩子。为了孩子健康快乐成长，身为父母要严于律己、言传身教，从自身做起，与孩子一起读书交流，带动和帮助孩子养成科学用眼的好习惯，并经常带着孩子去大自然寻觅美好，进行户外活动和体育锻炼，统筹推进手机、睡眠、作业、读物、体质"五项管理"，切实减轻过重课业负担，为孩子营造良好的成长环境。同时家长应积极参与的近视防控光明行动，包括视力普查行动、健康教育行动、阳光体育行动、减负提质行动、健康教室行动、综合干预行动、科研引领行动、家校联动行动等，与学校、政府和社会共同担负起近视防控的责任，共同呵护好孩子明亮的眼睛。

二、家长在近视防控中的定位与角色

近视防控，"防"大于"控"。家庭近视防控的基础是家长重视、及早发现、科学干预，家长应当了解孩子各年龄段视力情况，学习科学用眼护眼知识，尤其重视孩子早期视力保护与健康，以身作则，带动和帮助孩子养成良好用眼习惯，尽可能提供良好的居家视觉环境，科学有效预防近视。

（一）了解近视的"生长"史

1. "正视化"

人出生时，眼球的发育已大体完成。但是，无论是在解剖层面，还是在生理功能层面，都还没有完全发育完善，在出生后的相当长的时间内还在继续发育。正常情况下，绝大部分新生儿的屈光状态都处于远视的状态。随着生长发育，眼睛与其他器官相同，逐渐由小向大增长，眼轴逐渐增长，眼屈光度数从远视逐渐趋向于正视（既不远视也不近视的状态），该过程被称为"正视化"。然而部分新生儿的眼睛从远视发育到正视后并没有停止，而是继续"生长"。随着远视贮备逐渐减小，当平行光线通过眼的屈光系统无法成像在视网膜上，而只能成像在视网膜之前时，即发展为近视。但也有少部分新生儿生下来远视度数大，那么他在青春发育期后，眼轴与其角膜和晶体屈光度无法匹配为正视，所以还保留远视状态。

所以，人眼的视力也是逐渐改善的，并不是一出生视力就达到 5.0。家长在判断孩子视力是否正常时，一定要考虑孩子的年龄因素。正常情况下可以参考以下标准（见表 8−1）：

表 8−1　0~6 岁儿童视力标准表

年龄	2~3 岁	3~4 岁	4~5 岁	6 岁及以上
视力度数	0.4 左右	0.5~0.7	0.8~1.0	1.0 及以上

家长可简单记忆为：正常视力标准大约为年龄乘以 0.2（在 6 岁之前）。如果孩子视力低于这个标准，建议到专业眼科医院进行详细检查。

2. 正视"生长"成近视

儿童青少年学习压力大，近距离用眼时间长、负荷重，容易导致睫状肌持续收缩痉挛，晶状体不能放松，引起睫状肌调节失衡。睫状肌的调节就像"弹簧"，如果用眼过度使睫状肌这个"弹簧"绷得太紧，使其一直处于高度紧张和持续的收缩状态，"弹簧"的弹性就会变差，看远的时候也无法放松（见图8-1）。长期如此，眼睛便从正视转变为近视。

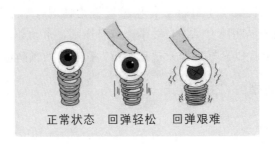

图8-1　正常和近视眼球对比示意图

3. 近视度数加深为高度近视

在真性近视发生后，各种使眼睛疲劳的因素得不到缓解，睫状肌持续收缩痉挛造成调节滞后，形成周边视网膜的远视性离焦（这种离焦状态被认为是促使近视度数不断增加的重要原因）。视网膜为了清晰成像，就会朝着物像聚焦的位置生长，使孩子眼轴长度持续增长，近视度数逐渐加深，进而转变为高度近视（见图8-2）。

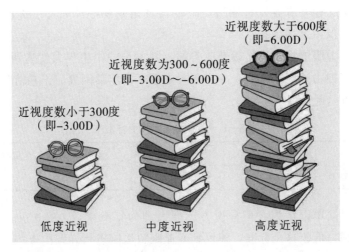

图8-2　近视程度分类图

4. 高度近视发展为病理性近视

在近视的发展过程中，如果是轴性近视，眼轴的延长得不到有效的控制，随着眼轴的不断延长，视网膜和脉络膜逐渐变薄，从而诱发各种眼底并发症，成为病理性近视（见图8-3）。患者可表现为脉络膜新生血管、黄斑萎缩、黄斑裂孔、视网膜下出血、视网膜变性和孔源性视网膜脱离等眼底病变，造成严重的、不可逆性的视力损害。

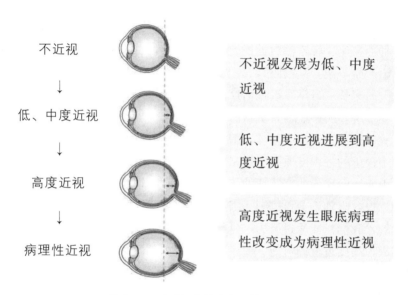

图8-3　不近视发展为病理性近视的过程

（二）早发现、早干预

儿童青少年学习压力大，睡眠时间被不断压缩，原本就是近视易发群体。为了孩子的身心健康，家长应重视孩子近视问题，经常观察孩子是否出现常见的近视早期症状，并及时带孩子去专业医疗机构进一步检查，遵从医生建议进行科学的近视干预和矫正，做到早发现、早预防、早干预、早治疗。

孩子常见的近视早期症状：第一，看远模糊。孩子反映看不清黑板上的字迹，或者抱怨屋子里的光线太暗。第二，看远处眯眼。这是因为眯眼时上下眼皮可以遮挡部分瞳孔，形成"小孔效应"，暂时提高视力。第三，读书写字时，眼睛贴很近。孩子写作业或看东西时眼睛贴得很近；在看远处后低头看近，或者看近处后抬头看远时，出现短暂的视物不清症状。第四，频繁眨眼。频繁眨眼在一定程度上可以缓解视物不清的症状，暂时提高视力。第五，经常皱眉。一些近视的孩子有皱眉的习惯，这是他们试图改善视力的一种方式。第六，经常歪头看物体。当发现孩子经常歪着头看物体时，有可能是斜视、眼球震颤等引起的。因为歪着头看物体可以减少散射光线对其视力的影响。第七，看东西时眼睛斜。部分患近视的孩子常会合并有外斜（即当孩子一只眼睛向前看时，另外一只眼睛会不自主地向外侧看）的习惯，也应引起注意。

（三）谨防虚假宣传

孩子近视高发的背后是极度焦虑的家长。孩子视力下降后，不少家长希望能找到一种能快速、轻松治愈近视的方法或药物，看到市场上涌现出五花八门的近视防治产品，便"乱投医"，甚至求助偏方。现在是资讯爆炸的时代，一些"用功"的家长"自学"近视治疗、防控的书籍、教材，网上收集近视防控资料，一知半解，照搬照抄，拿自己家孩子做实验"小白鼠"，一样样地在孩子身上试验，但许多治疗方法是有适应证的，所以在家长的选择、犹豫、纠结、实验中孩子的近视度数只会越来越高。事实上，已确诊为近视的孩子，除小部分是由屈光间质的曲率造成的，大多数是由眼轴增长造成的。以眼轴增长为特点的近视，眼轴不会再缩短。因此，由眼轴增长引起的轴性近视一旦发生是不可逆的，我们只能通过努力，延缓近视度数的进展和眼轴的进一步增长，降低发展成为高度近视的可能。所以，家长应主动学习近视防控知识，全面提升近视防控知识知晓率，掌握"近视低危""近视易感""进展性近视"的科学管理技能和方法，千万不要迷信"近视康复""近视治愈""近视克星"等虚假宣传。迄今为止，还没有一种药物或器械被证实能治愈近视，最多只能起到缓解眼疲劳的作用。一旦发现孩子视力异常，应当及时带孩子去医院咨询检查，经专科医生明确诊断分类后制订个体化对症治疗方案，并遵从医嘱进行科学矫正（见图8-4）。

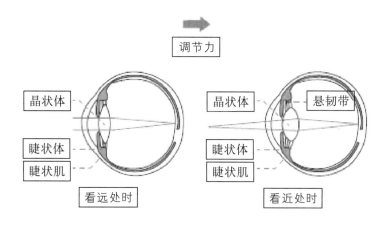

看近处时，睫状肌收缩，晶状体增厚，从而改变其曲折率，使外界光线聚集在视网膜上

图8—4　正常眼睛调节示意图

（四）了解戴眼镜基本常识

发现近视后，一些家长抵触戴眼镜，除考虑影响外观外，主要担心戴眼镜会使近视度数加深，一旦戴上眼镜，就再也摘不下来了，能不戴尽量不戴，从而导致已经近视了却不戴眼镜，不断地往前换座位，迫不得已才戴眼镜。这种想法和做法是不可取的。如果近视的孩子长期不戴眼镜，可能会造成几种结果：①视网膜一直都成模糊像，大脑中枢会通过一定的补偿机制（例如动眼调节、眯眼、歪头等）来改善这种模糊的像从而提高视力，容易出现视疲劳，影响学习。②患者为了让视力更清晰，眼睛进行调节时，上下眼睑长期压迫眼球，加上眼外肌的过度牵拉，会拉长眼轴。③调节疲劳会使眼内睫状肌长期处于紧张痉挛状态，促使近视度数过快增加。④两只眼睛近视度数差别大，长时间可能会影响大脑的双眼融像功能，抑制视力不好的眼睛看东西，影响双眼的立体视觉，从而使视力不好变成弱视。

而有时候，有些不该戴眼镜的孩子却戴上了眼镜。例如学龄前的孩子正常情况下都会存在一定的生理性远视，随着年龄的增加，眼轴逐渐加长，屈光状态逐渐向正视眼方向发展，这时不需要戴眼镜。然而有些家长及眼镜店缺乏这些知识，一旦发现孩子是远视眼，便盲目给孩子配上远视眼镜，这是不可取的。

事实上，多数孩子之所以会在配镜后出现近视度数加深现象，除了孩子身体生长发育期随着眼球发育近视度数必然会有所加深，还与其不注意用眼卫生、阅读习惯不良，或者佩戴的眼镜不合格有关。一般来说，对于近视的孩子，如果近视度数不超过 100 度、看远时不受影响，可以暂缓戴眼镜，定期复查即可；如果近视度数已超过 100 度，导致远视力明显下降、学习生活受影响时，应当戴眼镜，度数可稍低一些，主要为看远时佩戴，看近时可以少戴或不戴。目前，近视者戴眼镜依然是最为简单可靠的方法，佩戴一副度数合适和质量合格的眼镜对于改善近视孩子的远视力，恢复双眼的正常功能，防止斜视、弱视等具有重要的意义。

（五）了解做近视矫正手术的条件

近视患者进行近视矫正手术，主要包括飞秒激光手术、角膜屈光手术、眼内屈光手术等，通过手术治疗能够有效缓解病情。但不是人人都适合做近视矫正手术，家长应了解做近视矫正手术需要符合的条件。

一是年龄太小不能做近视矫正手术。一般情况下，在 18 岁成年以后再做相关的近视矫正手术比较合适，因为成年以后，眼睛基本处于稳定状态。但是 18 岁并不是一个硬性的要求，如果眼睛已经处于稳定状态，也是适合做手术的。如果眼睛没有处于稳定状态，即使成年人也不适合做手术。未成年人近视绝大多数情况下不适合做手术，也不推荐做手术。因为未成年人眼球还没有发育完全，随着年龄的增长，近视度数还会出现不同程度的增高，如果这时做了手术，患者的屈光状态不稳定，术后眼轴进一步延长，视力可能会再次发生下降。另外未成年人做手术的话有可能术后出现不良症状。在儿童阶段，如果发现轻度的远视、散光或者近视，框架眼镜是最适合的选择。家长可以带孩子去医院做一个精准的验光，配一个合适的框架眼镜，矫正视力不足的问题。

二是平均加深的度数不稳定不能做近视手术。如果一个患者每年加深的度数超过 50 度，屈光度数还没有稳定，是不适合做近视手术的。虽然手术后可以恢复到理想的视力，但是如果用眼不规范，一段时间后视力还是会出现明显的下降。一般医生都会建议在屈光度数稳定后再做近视手术。

三是眼睛患有其他疾病的不适合做手术。术前应进行眼睛检查，患有严重的眼干燥症、青光眼及无活动性眼部疾病者，如急性结膜炎、睑缘炎、角膜炎、角膜溃疡、泪囊炎、虹睫炎等疾病者不适合做近视手术。因为术后不能保证眼部疾病不恶化。有全身限制性疾病者，如瘢痕体质、糖尿病、结缔组织病、自身免疫性疾病等，也不适合做此类手术。另外，如果术前检查发现有视网膜的变性区和裂孔，需要先行视网膜光凝治疗，两周后复查，正常后才可以施行手术。

四是角膜太薄的不可以做手术。近视矫正手术是一项位于眼球表面的手术，主要是通过削薄角膜治疗，角膜厚度要足够，一般角膜厚度应大于 $450~\mu m$。同时也要考虑度数，应近视在 1200 度以下、远视 600 度以下、散光在 500 度以下。如果角膜过薄，肯定是不适合再进行切割。这种情况一般考虑晶体植入，不建议通过手术治疗近视。

五是家长需要了解佩戴角膜接触镜者接受手术的注意事项。了解戴角膜接触镜者在接受手术检查之前的停戴时间。一般软性隐形眼镜应停戴 2 周以上，而硬性透氧角膜接触镜（RGP 镜）应该停戴 1 个月以上，角膜塑形镜（OK镜）应该停戴 3 个月以上，至角膜恢复原有形态，才可以接受术前检查，进行手术。另外，对于轻、中度近视青少年应选用角膜塑形镜进行矫治。专家建议，10~16 岁、近视度数在 600 度以下的青少年可佩戴角膜塑形镜进行矫正和控制。不过，角膜塑形镜并不能"治愈"近视，保护视力仍需讲究用眼卫生。

六是家长需要了解眼内镜植入手术的要求。眼内镜植入手术又称为 ICL手术，指通过手术把眼内镜植入到眼球内，以此来矫治屈光不正。眼内镜植入手术是一个微创手术，当角膜不足以承受激光手术时，眼内空间前房深度合适且角膜内皮细胞密度在可接受的范围内、不伴有高眼压因素的高度近视者，原则上适合做眼内镜植入手术。眼内镜植入手术的适应证规范非常重要，必须在专科医生的严格评估后实施。

第二节 儿童青少年的成长特点及家庭预防近视策略

儿童青少年身心发展需要遵循一定规律，既有连续性，又有阶段性。从0 到18 岁年龄跨度大，不同年龄段有其特点，近视防控侧重点不同。家庭教育应遵循教育部印发的《学前、小学、中学等不同学段近视防控指引》，通过观察、分析不同年龄段特点，了解他们身心发展的状况，针对不同年龄段特点，精准防控近视。

一、学前阶段（0～6 岁）：呵护引导，快乐成长

新生儿刚出生时是远视状态。0～6 岁阶段，幼儿视觉系统处于从"远视眼"向"正视眼"快速发展的关键阶段，呵护视力健康应以让他们快乐成长为目标，科学引导。

（一）户外活动很重要，沐浴阳光防近视

0～6 岁是早期近视防控的关键期。户外活动能有效预防和控制近视。家长应鼓励并带领幼儿多参加以玩乐为主的户外活动或简单的体育运动，保证每日户外活动时间 2 小时以上。注意在户外活动中预防晒伤和其他意外伤害的发生。

（二）电子屏幕要严控，过早使用眼损伤

在幼儿眼睛发育的关键期，过多接触电子屏幕会造成不可逆眼部损伤。家长要严格控制 0～3 岁幼儿使用手机、电脑等电子产品，3～6 岁幼儿也应尽量避免接触和使用。

（三）避免幼儿小学化，注重体验快乐成长

学龄前幼儿不宜读写，家长要避免过早施加学习压力，让幼儿快乐成长，充分使用各种感官探索和体验。近距离注视场景下，距离应保持 50 cm 以上。对于学习钢琴等乐器的孩子，家长要保证练习时环境光照亮度，琴谱字体要尽量大，每次连续练习时间不超过 20 分钟。

（四）睡眠确保 10 小时，膳食营养要多样

幼儿的营养水平和睡眠质量与成年后身体素质息息相关，家长应注意让幼儿保持规律、健康的生活方式，每天应保证睡眠时间 10 小时以上。另外家长要注意膳食营养均衡，引导幼儿多吃水果蔬菜，少吃甜食和油炸食品。

（五）密切关注眼健康，从小就要建立屈光发育档案

家长要时刻关注幼儿的眼健康，在健康体检时要主动进行视力筛查。及时为幼儿建立屈光发育档案，3 岁后每 3～6 个月定期监测视力和屈光发育情况，发现异常应及时就诊。家长应重视入园眼健康检查，在家可教会幼儿通过视力

表进行视力检测，做到早监测、早发现、早预警、早干预。

二、小学阶段（6～12 岁）：习惯养成，积极预防

小学低年级阶段，孩子需要适应环境和角色的转变，近视防控应以养成良好习惯为主，家长要定期密切关注孩子视力与屈光发育情况，预防近视发生。小学高年级阶段，家长要把近视防控与素质教育结合，引导孩子注意用眼卫生，科学防控近视发生发展。

（一）户外活动要保障，体育爱好宜广泛

家长和学校应共同营造良好的体育运动氛围，创造条件让孩子多参加户外活动，鼓励课间休息时间和体育课到室外活动。家长应多带孩子到户外活动，每日户外活动时间累计应达到 2 小时以上。家长要注重培养孩子从小养成锻炼好习惯，低年级小学生养成锻炼习惯，把体育运动作为兴趣爱好。高年级小学生可适当增加有氧运动。家长还要注意在户外活动中预防晒伤和其他意外伤害的发生。

（二）正确姿势不能忘，用眼环境要敞亮

学习时，阅读和书写的环境非常重要。家庭环境的采光照明要科学，家庭学习场所要保证充足的光照亮度。光线不足时，家长应配备台灯辅助进行双光源照明，台灯应摆放在写字手的对侧前方，避免眩光。家长要观察桌椅高度与孩子身高和坐高的匹配情况并及时调整。低年级小学阶段是培养阅读和书写姿势的关键时期，家长要培养孩子养成标准读写姿势与习惯，做到书本离眼睛一尺、胸口离桌一拳、握笔手指离笔尖一寸。家长应严格姿势训练，及时纠正错误姿势。家长要教导孩子不要躺在床上或沙发上看书，不要在摇晃的车厢内看书。

（三）屏幕时间不要长，课外不要增负担

家长要加强对孩子使用手机的督促管理，确保手机有限带入校园、禁止带入课堂。家长应严格控制电子产品使用时长。配合学校切实减轻孩子作业负担，减少校外培训尤其是线上校外培训，切勿忽视孩子兴趣和视力健康盲目报班。

（四）阅读材料要优选，纸质读物不反光

家长要帮助孩子选择阅读材料，选择哑光纸质读物，小学低年级段的阅读材料应以大字体图文为主，小学高年级段的阅读材料字体不宜过小。

（五）读写间隔多休息，劳逸结合眼舒适

家长要帮助孩子控制持续阅读和书写的时间。低年级小学生每次连续读写不超过 20 分钟，高年级小学生每次连续读写不超过 30 分钟。休息时应走出教室进行户外活动或远眺。

（六）均衡膳食有营养，规律作息更健康

家长要督促孩子保持规律、健康的生活方式。每天保证充足睡眠时间。家长要保证孩子的营养均衡，强调食物多样性，多吃水果蔬菜，少吃甜食和油炸食品。

（七）积极定期查视力，及时干预降风险

孩子每年应进行 2~4 次视力检查。家长和学校均应及时查阅检查结果。若发现孩子的视力出现异常现象，家长应及时带孩子前往正规的医疗机构进一步检查确认。

（八）近视不可乱投医，正规机构去就诊

目前暂未出现证实有效的近视治疗药物或保健产品，孩子近视后，家长不可病急乱投医，不要迷信近视可治愈等虚假广告，应带孩子到正规的医疗机构就诊，并遵从医嘱进行科学干预和矫正。

三、中学阶段（12~18 岁）：主动参与，科学防控

中学阶段，孩子进入青春期，有了独立自主意识，家长要注意与孩子交流的方式方法，引导鼓励孩子主动参与和配合近视防控。初中阶段仍应以防为主，加强体育锻炼，防止近视发生发展。高中阶段身体发育逐渐接近成年，学业压力增加，应在学习与生活上实现平衡，坚持防控近视。已经近视的要避免发展成高度近视，已发展成为高度近视的要重视防控并发症。

（一）主动学好眼知识，科学把握眼健康

家长要引导孩子树立"每个人是自身健康的第一责任人"意识，主动学习掌握科学用眼护眼等健康知识，积极关注自身视力状况，自我感觉视力发生明显变化时，及时告知家长和教师，尽早到眼科医疗机构检查和治疗，做到早发现、早干预、早治疗。

（二）劳逸结合很关键，三个"20"多提倡

中学生学业压力递增，家长应引导孩子注意劳逸结合，保持心情舒畅。在校期间，应把握好课间休息时间和体育课活动时间，多远眺或到户外活动。家长应鼓励支持孩子参加各种形式的体育活动，引导孩子养成终身锻炼习惯。在课余、周末和寒暑假，家长应多陪同孩子一起进行户外运动，及时调解压力。着力保障孩子每天校内、校外各 1 个小时体育活动时间。牢记"20－20－20"原则，近距离用眼 20 分钟，要注意看 20 英尺（约 6 m）外的远处物体 20 秒钟放松眼睛。

（三）采光照明莫大意，学习环境严把关

阅读书写时环境很重要，家庭学习环境要保证充足的光照亮度。光线不足时，家长应配备台灯辅助照明，台灯要摆放在写字手的对侧前方。为保证孩子正确的读写姿势，家长要给孩子选择高度合适的课桌椅。

（四）阅读书写有讲究，连续时间勿过长

家长应帮助孩子控制持续阅读和书写的时间，每次连续读写尽量不超过40 分钟。平常阅读时尽量选择字体大小合适的纸质读物，字体不宜过小，材质尽量不要有反光。

（五）电子产品控时长，视屏距离要保持

家长和学校应共同确保手机有限带入校园、禁止带入课堂。家长要加强对孩子使用手机的督促管理，引导孩子科学理性对待并合理使用手机。督促孩子自觉控制视屏类电子产品使用时长，减少非学习目的的视屏类电子产品使用，对有需求的应按需合理使用。使用视屏类电子产品时，尽量选择大尺寸的屏幕，保持 50 cm 以上的注视距离。

（六）饮食营养要均衡，充足睡眠需保障

家长要引导孩子养成规律、健康的生活方式。每天保证 8～9 小时睡眠时间。家长要保证注意营养均衡，强调食物多样性，多吃水果蔬菜，少吃甜食和油炸食品。

（七）近视普查应重视，高度近视要防范

家长和学校均应重视学校开展的近视普查，及时查阅检查结果。若发现孩子的视力出现异常现象，家长应及时带孩子前往正规的医疗机构进一步检查确认。初中生每年应进行 2～4 次视力筛查。高中生近视率明显增加，近视戴镜矫正后应定期复查，尽量每半年复查一次，控制近视发展，避免成为高度近视。

（八）矫正方法要科学，虚假广告莫相信

可参照小学阶段的措施。

第三节　营造良好家庭支持性环境

家庭支持性环境对于每个人的成长发展、社会主义物质文明及精神文明的建设，都有着重大意义。《中华人民共和国家庭教育促进法》将家庭教育由旧时期的传统"家事"上升为新时代的重要"国事"，要求父母或者其他监护人树立家庭是第一个课堂、家长是第一任教师的责任意识，承担实施家庭教育的主体责任，用正确的思想、方法和行为教育未成年人养成良好思想、品行和习惯。近视防控是一件关系家庭幸福、社会和谐的大事，近视防控家庭教育工作开展得如何，关系孩子终身发展、关系千家万户的切身利益、关系国家和民族的未来。

良好的身体素质是孩子德智体美劳全面发展的基础，家长在引导孩子进行体育锻炼的同时，可以使他们养成良好的行为习惯。家庭体育是影响孩子体育意识形成的主要因素，家庭体育在"组织形式"上比较机动、灵活、多变，是"体育生活化，生活体育化"的具体实现形式。家庭体育这种特殊的"组织形式"不仅可以充分调动孩子体育积极性，培养其个性，而且能够让孩子在潜移默化中形成对于体育的正确理解和认识，从而影响孩子体育意识的形成。家庭，尤其是父母本人参与体育的态度对孩子参与体育的态度影响最大。

目前众多家长对孩子进行体育锻炼持有不同的态度，有的家长认为孩子应该以学习为主，不应该进行过多的体育锻炼；另外一些家长认为孩子应该进行体育锻炼，适当的体育锻炼会促进学生的学习成绩。家长对于孩子进行体育锻炼的态度对孩子的各个方面均会产生影响。家长不支持孩子进行体育锻炼，孩子进行体育锻炼的频率会明显降低，各项身体素质均会低于同年龄同性别的孩子，长期如此会导致多种疾病的发生。有研究显示，家庭体育是孩子体育意识形成重要的一部分。

加强家庭体育对孩子体育意识的培养可以促进孩子各个方面的健康成长。国内外研究均显示，体育锻炼可降低儿童青少年阶段甚至全生命周期慢性病的发病风险，如肥胖、心血管疾病、癌症和 2 型糖尿病等。体育锻炼对儿童青少年近视防控具有重要作用。随着学段升高，孩子近距离工作负荷增大、体育锻炼时间减少是视力下降的主要原因。加强体育锻炼可有效地改善视力，是最安全无害的"绿色"方法。比如，体育锻炼多在室外，有利于防控近视；体育锻炼促进全身血液循环，有利于身体各器官供血、供氧、供营养；体育锻炼有强身健体的功能，既快捷又方便，而且成本低，可多人共同参与，是改变近视状况最快捷高效的途径。因此，家长应充分认识到体育锻炼的重要性，营造良好的家庭体育环境，大力支持和积极参与、引导孩子进行户外活动和体育锻炼，让孩子到户外阳光下度过更多时间，使其每天接触户外自然光的时间不少于 2 小时，有效预防和控制近视。家长要善于发掘孩子的体育爱好和运动潜能，鼓励支持孩子参加各种形式的体育锻炼，根据兴趣掌握一定的体育运动技能。同时家长在与孩子的共同体育锻炼中，不仅可增加感情交流，而且会激发他们参加体育锻炼的热情，引导孩子养成终身体育锻炼的习惯。

主要参考资料

［1］好家长编辑部. 儿童经常晒太阳有助于预防近视［J］. 好家长，2009（8）：22.

［2］陈华. 谈环境对孩子成长的影响［J］. 读与写（教育教学刊），2015（8）：229.

［3］程铭，田福军. 我国青少年学生体质健康水平下降的原因及提升策略研究［J］. 教育理论与实践，2018，659（24）：21－23.

［4］董彦会，杨招庚，王西婕，等. 体育锻炼家庭支持性环境对中小学生身体素质的影响［J］. 中国学校卫生，2018，39（9）：1297－1300.

［5］ 杜世军，莫扬. 马卡连柯家庭教育思想及其启示 ［J］. 淮北职业技术学院 学报，2014，13（3）：35－37.

［6］ 巩倩文，刘陇黔. 近视的流行病学调查 ［J］. 泸州医学院学报，2016，39 （3）：203－207.

［7］ 孟育群. 亲子关系：家庭教育研究的逻辑起点 ［J］. 中国德育，2007，2 （2）：40－43.

［8］ 冉敏，冯光强. 近视与遗传和环境因素的相关研究进展 ［J］. 广州医药， 2012，43（5）：53－56.

［9］ 沈建华，肖焕禹，龚文浩. 论学校体育、家庭体育、社会体育三位一体实 施素质教育 ［J］. 上海体育学院学报，2000，24（1）：6－8.

［10］ 孙丽丽，齐丽丽，季拓. 电子产品对学龄前及学龄初期儿童近视的相关 性分析 ［J］. 国际眼科杂志，2016（2）：382－385.

［11］ 王长兴. 儿童青少年近视防控刻不容缓 ［J］. 黄河·黄土·黄种人， 2019（6）：50.

［12］ 王平，陶利娟，杨俊芳，等. 婴儿眼球发育及屈光状态变化 ［J］. 中国 斜视与小儿眼科杂志，2009，17（1）：11－14.

［13］ 许迅，何鲜桂. 加强对近视眼病理性演变规律的认识 ［J］. 中华眼科杂 志，2019，55（10）：721－725.

［14］ 杨建文，鲍务新，姜洪方. 父母有无近视中小学生近视情况及影响因素 比较 ［J］. 中国学校卫生，2011，32（3）：349－351.

［15］ 曾彩琼，周炼红，张鹏，等. 湖北省一至三年级小学生近视眼现况调查 ［J］. 中华眼科杂志，2018，54（10）：756－761.

［16］ 周翔天. 近视研究新热点：户外活动、光照和多巴胺 ［J］. 中华眼视光 学与视觉科学杂志，2015，17（6）：323－325.

［17］ Golan M. Parents as agents of change in childhood obesity：from research to practice ［J］. Int J Pediatr Obes，2006，1（2）：66－76.

［18］ Warburton D E，Nicol C W，Bredin S S. Health benefits of physical activity：the evidence ［J］. CMAJ，2006，174（6）：801－809.

第九章
儿童青少年近视防控的学生行动策略

本章导语

健康,是美好生活的重要基础,是人类长久以来追求的目标。每位儿童青少年是国家的未来、民族的希望,其健康成长事关国家前途和民族命运。每个人都是自己健康的第一责任人,儿童青少年都应做好自己的健康管理,这样不仅可以拥有健康的身体、提高生命质量,同时也为国家实施"健康中国"做出自己的贡献。本章从每个人是自己健康第一责任人、儿童青少年眼健康管理策略两个维度讨论儿童青少年近视防控的学生行动策略。

第一节 每个人是自己健康第一责任人

世界卫生组织发现，健康影响因素中，生物学因素占 15％，环境影响占 17％，行为和生活方式占 60％，医疗服务仅占 8％。可见，个人行为与生活方式是影响健康的主要因素，预防是最经济、最有效的健康策略，个人健康管理是获得健康最日常、最简单、最有效的方法。

少年强则国强。少年强是多方面的，既包括思想品德、学习成绩、创新能力、动手能力，也包括身体健康、体魄强壮、精神坚韧。儿童青少年热爱体育运动、保持身体强健是其他方面强的基石。想要实现健康中国梦，就要把健康的责任落实到每个人、把运动的任务落实到每一天、把健康生活方式融入生活的方方面面。

党和政府高度关注儿童青少年的健康成长。习近平总书记指出："要从小抓起，以中小学为重点，建立健全健康教育体系，普及健康科学知识，加大各级各类学校健康教育力度，教育引导人民群众树立正确健康观，倡导'每个人是自己健康第一责任人'的理念，促进全社会关注健康、重视健康，提升全民健康素养，促进人民群众形成健康的行为和生活方式。"教育部、国家卫生健康委员会等八部门印发的《综合防控儿童青少年近视实施方案》提出，每个学生都要强化"每个人是自身健康的第一责任人"意识，主动学习掌握科学用眼护眼等健康知识，养成健康习惯。到 2030 年，实现儿童青少年新发近视率明显下降、视力健康整体水平显著提升，6 岁儿童近视率控制在 3％左右，小学生近视率下降到 38％，初中生近视率下降到 60％，高中生近视率下降到 70％的目标。

一、健康生活方式能提高人体的免疫力

人体的免疫功能一方面能抵抗外来病毒细菌的感染和入侵；另一方面则体现为一种"免疫监视"作用，能够及时清除那些衰老或变异的细胞。不良生活方式最大的危害就在于对人体免疫力的损伤，从而增加了人体感染、患病甚至发生肿瘤的概率。儿童青少年正处于成长发育的关键阶段，但是现代社会的物

质生活极大丰富，在带来诸多便利的同时，也增加了不良生活方式的诱惑。不良生活方式指人们长期形成的一系列有害身体健康的生活习惯、生活制度和生活意识。比如，过度陷入"宅"生活、长期熬夜、沉迷虚拟世界、在桌前久坐不起、极度缺乏体育锻炼等，会降低人体对疾病的抵抗能力，直接或间接地损害人体健康。从小就缺乏运动会提高成年期患上一些疾病的概率，如肥胖症、高血脂、糖尿病、近视等。另外，如果缺少足够的户外运动，造成的不仅是形体、性格和心理等方面的缺陷，更可能导致身体器官发育异常，当然这也包括眼球的发育。因为眼球如果没有在体育运动中得到快速运转、视线远近交替的锻炼，只是在近距离范围内工作，眼球的发育就会出现异常，如眼轴长度增加、睫状肌痉挛收缩等，从而导致眼睛近视。

二、体育运动是健康促进的有效干预手段

我们在享受现代生活便利之时，更要时时与自己的身体"对话"，让身体在自然伸展和运动锻炼中保持唤醒状态。现实生活中，很多人都曾尝试养成健康生活习惯，但常常半途而废，这与缺少健康知识不无关系。比如说运动习惯，2019 年 11 月，世界卫生组织印发了全球首份"青少年身体活动研究报告"。报告显示，全球 80％以上在校青少年没有达到世界卫生组织的建议身体活动量，也就是每天至少 1 小时的身体活动。身体活动不足对健康十分不利，究其原因：一是学习压力越来越大，没有时间运动、放松。二是电子设备的普及，孩子很小就开始接触各种电子产品，天天网上"冲浪"、打游戏等，沉迷于电子产品，每天都把大量的时间花在电子产品上，连学习的时间都减少了，更保证不了运动的时间。再比如说睡眠，夜里 11 点到凌晨 2 点保持深睡眠才能保证生长激素的正常分泌，否则不仅影响生长发育，也会造成代谢紊乱、肥胖等。生活方式不健康，长此以往就难有好身体，抵抗力就会下降，各种慢性疾病就容易"找上门"，生病不仅自身痛苦，也会给整个家庭和社会带来重重压力。只有以健康知识来支撑养成健康习惯，才能够走出很多生活方式误区，才能激发健康自觉。随着健康知识的普及和个人健康素养的提升，体育运动在促进健康的作用越来越被人们认识，体育运动是健康促进的有效干预手段，通过科学的体育运动干预能促进个体的身体健康和心理健康，能达到健康促进的目的。

三、养成健康的生活方式需要提高个人的健康素养

健康素养，指一个人有能力获取和理解基本的健康信息和服务，并做出正确的判断和决定，以主动维护和促进自身健康的能力。提升健康素养是增进全民健康的前提，是提高健康水平最根本、最经济、最有效的措施。但是一个人的健康素养不是与生俱来的，而是需要涵养培育的。提升健康素养，知识是基础、信念是动力、行动是目标。持之以恒地开展儿童青少年健康促进活动，让每个儿童青少年都重视培育自己的健康素养，是提升儿童青少年健康素养的有力抓手。比如，围绕儿童青少年近视预防、心理健康、预防接种等重点主题深入开展主题健康教育活动，多措并举，推进儿童青少年健康理念与知识传播，全面提升儿童青少年健康素养，加强自我健康管理，积极参与健康生活方式。

四、养成健康的生活方式还需保持心理健康

从大健康的视野来看，健康不仅包括身体健康，还包括心理健康。心理健康指心理的各个方面及活动过程处于一种良好或正常的状态。人类的一切活动都与我们的心理有着密切的关系，其理想状态是保持性格完美、智力正常、认知正确、情感适当、意志合理、态度积极、行为恰当、适应良好的状态。心理健康与人类疾病有着密切的关系。近年来，随着学业的加重和竞争日益激烈，儿童青少年面临的精神压力越来越大，由此产生的种种问题也成为困扰儿童青少年成长的主要心理问题，这些都可能造成他们的自我认识失调、人际关系障碍、情绪情感不稳、感情适应不良等心理危机或心理障碍，长久之下，这些负面情绪对人体免疫系统功能可造成严重干扰，导致免疫系统严重失衡甚至崩溃，从而诱发生理性的疾病的发生。因此，儿童青少年心理健康已成为关系未来的重要公共卫生问题之一，是开展健康中国行动，推进心理健康促进行动、中小学健康促进行动的重要任务。为此，国家卫生健康委员会、教育部等十二部委联合印发《健康中国行动——儿童青少年心理健康行动方案（2019—2022年）》，提出了通过宣传教育、环境营造、健康促进、健康关爱、能力提升、完善体系六大行动，基本建成有利于儿童青少年心理健康的社会环境。

五、健康中国应该由每一个健康的中国人组成

每个人都能养成健康的生活方式，才能提升我们这个社会的健康水平，才能支撑起朝气蓬勃的健康中国。儿童青少年应树立每个人是自己健康的第一责任人意识，把健康作为一种生活习惯、一种生活理念，掌握基本健康知识和技能，让健康知识、行为和技能成为自身基本的素质和能力，养成健康文明的生活方式。学习和生活要按作息规律进行，注意劳逸结合，保证充足睡眠，自觉减少电子产品使用，减少持续久坐时间，每日应进行至少累计 60 分钟的中高强度身体活动，在课间休息时应进行适当的活动，有效控制健康影响因素。同时在坚持不懈的体育锻炼中，增强体质体能、锤炼坚强意志、塑造健全人格、磨砺奋斗精神。

第二节　儿童青少年眼健康管理策略

眼健康是人成长过程中必不可少的基础，关系着儿童青少年的学术成就、心理健康和社会发展。眼健康管理指通过科学的政策、专业的方法、有效的配合对眼健康危险因素进行干预及个性化指导，从而达到维持眼健康状态的目的。儿童青少年可从参与户外活动、养成健康习惯、控制长时间近距离用眼等方面进行眼健康管理。

一、养成健康用眼习惯

（一）保持正确的坐姿

对于学生而言，其在学校生活中的大部分时间都需要坐在椅子上学习、读书、写字，而在这一过程中，保持正确的读写姿势不仅能保证读写自如、减轻疲劳、提高读写水平，而且还能促进身体的正常生长发育，预防近视、斜视、脊椎侧弯等多种疾病的发生。而歪头看书、写作业往往是双眼视觉发育不均衡的重要原因。为了保证眼睛的健康，学生一定要端正坐姿，养成良好的读写习惯。

第一，坚持做到"六个不"：不要躺在床上看书，不歪头或俯在桌子上看

书，不在太弱或太强的光线下看书，不看字体太小、字迹不清楚的书，不连续长时间看书，不在行走或乘车时看书。

第二，要坚持做到"三个一"：身体与桌沿保持一拳左右的距离，双眼与书本保持一尺（33 cm）左右的距离，握笔处与笔尖距离在一寸（约为1个拇指宽度）左右。

第三，要保持正确的坐姿：头摆正、肩放平、身体直、稍前倾、两腿并排脚放平，上半身要直，头不要过度前倾，更不要伏在桌上，只有在上半身保持较直时，才能保持正常的呼吸和血液循环，并保护心脏、肺和脊柱不受损害。

第四，看书时应把书拿起来斜放在桌面上，写字时拇指和示指捏笔、中指在下托笔、笔杆与桌面成50°角，这样的书写姿势可以保证眼睛能看到笔尖。

第五，选合适的学习桌椅。读书写字姿势与学习桌椅的构造和高度有密切关系，高度合适的学习桌椅才能保证维持正确的读写姿势，使眼睛和书本或作业本的距离达到正常要求。因此，学校要按学生身高配备相应的课桌椅，并根据教室采光照明情况和学生视力变化情况及时调整座位。家庭中也应配置合适的学习桌椅，如果使用成人的桌椅，应该在椅面上垫适当厚度的垫子或木板等；如果双脚悬空，脚下应放一小凳。

（二）减少近距离用眼时间

一般来说，长时间用眼往往会对眼睛产生较为严重的伤害，增加发生近视的概率。现阶段学生的一堂课时间均在40~45分钟（小学每课时40分钟，初中每课时45分钟）。这一时间的设置是具有一定科学道理的。教育心理学里有个重要观点是，一般学生的注意力持续集中时间只有10~30分钟，成人注意力持续集中时间只有30~50分钟。科学研究显示，颈部疲劳极限为45分钟，人在持续坐立45分钟后都应该站起身活动一番。对处于生长发育期的学生来说，这样做尤为重要。学生在课堂上从事的是脑力劳动，很辛苦，超过这个时间，大部分学生就不能集中精力了，需要在课间10分钟进行生理、心理的调整，这对预防脊柱侧弯、眼睛近视大有益处，同时也有利于上好下堂课。因此，课间10分钟休息对学生的身体健康来说非常有必要。在日常生活中，也需要注意合理用眼，连续读写时间不宜过长，小学生最好不要超过20分钟，中学生最好不要超过40分钟，每读写40分钟后要休息10分钟，在操作电脑时则需在30分钟左右就休息一会。休息期间可以远眺、闭上眼睛休息、进行适当的活动、做眼保健操等，从而确保眼睛能够得到及时的休息，使全身的肌肉放松，以便消除肌肉的疲劳，使眼睛得到休息，以较好地起到保护眼睛的作用。

（三）正确使用电子产品

（1）适当使用电子产品。如今科技发达，电子产品早已经普及千家万户，学生也过早地接触新奇的电子产品，往往对电子产品的新奇内容有着浓厚的兴趣，一玩电子产品就停不下来，甚至有时还会半夜蒙在被子里偷偷玩手机。而电子产品的显示屏往往由于灯光刺激而对学生的眼睛造成一定的伤害，引发眼部干涩疲劳，影响视力。对此，需要尽可能减少和降低使用电子产品的时间及频率，尤其针对学龄前儿童，更需要注意控制其电子产品使用时间及频率。针对非学习情况下电子产品的使用，建议单次时间控制在 15 分钟左右，每日累计在 1 小时之内。而在应用电子产品进行学习的情况下，应根据"20－20－20"口诀，建议看屏幕 20 分钟后，要抬头眺望 6 m 外（约 20 英尺）至少 20 秒钟以上，放松眼睛，保护视力，防止近视的发生。

（2）保持眼睛湿润。①在使用电子产品时，尽量有意识地提醒自己多眨眼，每分钟眨眼 12～16 次，并且要完全闭上再睁开，保证泪液充分湿润眼睛。②通过热敷法缓解眼睛干涩和疲劳。热敷法是把 60℃ 左右的热毛巾放在闭着的眼睛上，利用简单的眼睑热敷可以刺激泪腺体分泌，促进眼的血液循环，减少干眼等不适症状的发生。③如果干眼症状比较严重，可以考虑滴用不含防腐剂的人工泪液缓解干眼症状。④如果是接触镜佩戴者，建议适时地交替使用框架眼镜，即接触镜与框架眼镜轮换使用，最好多戴框架眼镜。

（3）保证室内合适的温度和湿度。空气温度和湿度不合适也容易引起眼睛不舒服，尤其是室温较高和湿度较低会更容易导致干眼和眼疲劳。建议室内温度最好控制在 18～20℃，并在房间内放置一些水，使空气内的湿度增大。也可适量摆放一些绿色植物，一方面既能促进空气质量改善，保持空气湿润；另一方面，眼睛在疲劳时注视绿色植物能得到一定的休息。

二、参与户外活动

户外的阳光亮度远远大于室内灯光亮度，户外阴天状态或者在树荫下，它的亮度值都能达到 10000 流明，而一般的室内灯光亮度却也只有 500 流明，无论是功能多么强大的护眼灯，都赶不上太阳带来的亮度。从人类本身来讲，相对室内光谱，人体能更加适应在户外有阳光照射的环境。每天进行充足的户外活动能够增强体质和耐力、提高机体各部位的柔韧性和协调性、保持健康体重、预防和控制肥胖，对某些慢性病也有一定的预防作用。户外活动时人体还能接受一定量的紫外线照射，有利于体内维生素 D 的合成，促进钙吸收，保证骨骼的健康发展。户外活动中对近视预防真正起作用的更多是"户外"的光照，白天一整天持续的较高水平的光照比起密集的短时间（2 小时）同等量的光照，对近视发生的预防更加有效。户外活动时间减少是患近视的主要原因。孩子在室内活动的时间太长，眼睛得不到足够的太阳光刺激，即使是孩子不喜欢看电视、玩游戏，也依旧会处于眼睛近视的高风险中。相关研究显示，日常生活中如果能够保证每日户外活动 2 小时左右，一般能够较好地预防近视的发生。这主要是由于在户外活动的过程中，人们有效地远离了电子显示屏、书本等需要视线集中的物品。同时，在户外活动中也能够更好地接触自然与阳光。所以在日常生活中，儿童青少年既要合理分配时间用于学习，同时也要抽出一定的时间开展户外活动，从而更多地接触大自然、接触阳光，起到预防近视的效果。

三、加强中小学生体质健康管理

《关于进一步加强中小学学生体质健康管理工作的通知》要求保证体育活动时间。合理安排学生校内、校外体育活动时间，着力保障学生每天校内、校外各 1 小时体育活动时间。全面落实大课间体育活动制度，中小学校每天统一安排 30 分钟的大课间体育活动，每节课间应安排学生走出教室适量活动和放松。大力推广家庭体育锻炼活动，有锻炼内容、锻炼强度和时长等方面的要求，不提倡安排大强度练习。学生要通过体育与健康课程、大课间、课外体育锻炼、体育竞赛、班团队活动等多种形式，科学认识体质健康的影响因素，了解运动在增强体质、促进健康、预防肥胖与近视、锤炼意志、健全人格等方面的重要作用，提高自身体育与健康素养，增强体质健康管理的意识和能力。

（一）落实体育与健康课程

体育与健康课程是一门以身体练习为主要手段、以增进中小学生健康为主要目的的必修课程，是学校课程体系的重要组成部分，是实施素质教育和培养德、智、体、美、劳全面发展人才不可缺少的重要途径。要坚持"健康第一"的指导思想，严格落实国家规定的体育与健康课程刚性要求，上齐上足体育与健康课程，掌握体育与健康的知识＋基本运动技能＋专项运动技能，增强体能；利用课余和节假日时间积极参加足球、篮球、排球等项目的训练，参加各类中小学体育竞赛和"全员运动会""全员体育竞赛"等多种形式的活动，发展体育与健康实践和创新能力；体验运动的乐趣和成功，激发运动兴趣，养成体育锻炼的意识和习惯；发展良好的心理品质、提高合作与交往能力；提高自觉维护健康的意识，基本形成健康的生活方式和积极进取、乐观开朗的人生态度。

（二）落实大课间体育活动制度

大课间体育活动是在原来课间操基础上发展起来的一种新的学校体育活动形式，是利用课与课之间的间隔时间组织的体育活动，是落实学生每天锻炼1小时的重要保障，是开展"阳光体育活动"的重要组成部分。现阶段大课间体育活动内容丰富，主要包括眼保健操、广播体操和体育活动三个部分，在作息时间表规定的 30 分钟内进行。与传统的课间操相比，体育大课间充分利用和开发课外体育资源，发挥课外体育资源的教育优势，活动时间更长、内容更多、组织形式更灵活、练习强度更适合学生群体。

1. 眼保健操

眼保健操是我国为了保护学生视力而特别设定的一种锻炼方式，其根据我国医学推拿、经络理论，结合体育医疗综合而成。它通过对眼部周围穴位的按摩，使眼内气血通畅，改善神经营养，以达到消除睫状肌紧张或痉挛的目的。实践表明，眼保健操同用眼卫生相结合，在保护视力和预防近视方面具有一定的作用。

2016 年国家卫生和计划生育委员会、教育部、国家体育总局联合印发的《关于加强儿童青少年近视防控工作的指导意见》和 2018 年教育部等八部门联合印发的《综合防控儿童青少年近视实施方案》都明确要求坚持眼保健操等护眼措施。中小学校要严格组织全体学生每天上下午各做 1 次眼保健操，认真执行眼保健操流程。学生应注意：①正确掌握穴位。做到动作准确，揉搓手法不宜过重，一般以感觉有些酸胀为宜。②双眼轻闭。做操过程中应全程闭目，保持平静轻松的心态，保持正确的坐姿，将注意力完全集中在手法和穴位上，认真操练，以保证做操的效果。③做操前用清水将双手彻底冲洗干净，并剪短指甲。④坚持经常化，保持每天做操，并持之以恒。一般每天可做两次，上下午各一次。⑤增加自己的自觉性。要认真、正确地去做眼保健操，防止敷衍了事。⑥平时也要注意用眼卫生，保养和预防相结合才能使眼睛更健康。

2. 广播体操

广播体操是一种徒手操，不用器械，只要有一定的场地就可以开展，通常跟随广播进行锻炼，也可以用口令指挥节奏，具有轻松柔和、动作规范、用力适度、连贯均匀、体态圆活、扭转自然、手脚协调、节奏与速度准确等主要特点，不仅全身大块肌肉要保持一定的张力，甚至连平时锻炼很少的短、小肌肉群也能发挥作用，突出了"健康、欢乐、时代"的风格，是维护身体健康一种积极、有效、经济的方式。学生做广播体操时每节的心率基本在每分钟 120～150 次，是心脏的最佳负荷，坚持做能提高心肺功能，有效改善头部血液循环，减轻颈椎病的症状，对于腰部、臀部和腿后部肌群的锻炼有较好的作用。而且在旋律优美的音乐伴奏下做操，有助于缓解紧张学习带来的暂时性的大脑疲劳，使记忆力增强，提高学习效率。

广播体操作为一种较好的强身健体形式，是学校每天学生锻炼身体不可或缺的重要载体。广播体操可以丰富学生的想象力、提高学生的注意力、锻炼学生的坚强意志、陶冶学生的情操、增强学生的自信心，还可以提高学生对于音乐节奏的感受力。同时广播操也是校园文化的一部分，对学生能够产生潜移默化的影响，甚至使原先对锻炼淡漠的人转变态度。因此，广播体操对于学生群体具有较强的教育功能，长期坚持，对于学生的全面发展、健康发展有着无可替代的作用。

3. 体育活动

体育活动一般为室外体育活动，组织形式灵活、练习强度适宜、活动内容丰富，可以让身体的各个部位都得到了充分的锻炼，能够满足不同特长、不同兴趣、不同层次学生活动需要。体育活动应该面向所有的学生，要让所有的学生都有享受体育活动的权利，实现"天天有训练，月月有更新，人人都参与"的良好氛围。体育活动项目一定要丰富多彩，形式要足够灵活，内容的安排要按照当地和学校的实际以及季节、气候的情况确定，要遵循学生身心发展的规律，符合学生的性别、年龄、生理、心理特点，做到既有规定项目（眼保健操、系列广播操、长跑），又有各校特色项目（学校自编集体舞蹈操、班级自选项目、唱军歌）。

学生可自行选择体育运动，也可以班级为单位进行团队活动，合理安排校内、校外体育活动，确保每天在校内、校外各有 1 小时的体育活动时间。孩子们走到阳光下，在运动中找到自信、得到乐趣，养成自觉锻炼身体的习惯，提高学生参加体育锻炼的自觉性和积极性，掌握一定的体育锻炼方法和运动技能，不断增强学生的体质健康水平。

同时，在体育活动的组织与实施过程中，要加强安全教育，科学地安排好活动内容的顺序以及活动量，使体育活动更加安全、高效，更具有科学性、实效性和整体性。

四、融入爱眼护眼主题健康教育活动

近视防控工作重在未病先防。最好的"药物"是科学、有效、全面的眼健康科普知识。学生应积极参加各类形式多样的主题活动，认真学习眼健康科普知识，了解人体眼睛结构功能、眼科疾病以及解决方法，了解眼球的秘密，充分认识到爱护眼睛的重要性，增强爱眼护眼意识，掌握正确用眼知识和方法。

五、合理饮食和充足睡眠

（一）合理饮食

1. 三餐定时定量，保证吃好早餐，避免盲目节食

一是养成健康的饮食行为。一般每日三餐，两餐之间间隔 4~6 小时，三餐比例要适当，早餐提供的能量应占全天总能量的 25%～30%，午餐应占 30%～40%，晚餐应占 30%～40%。正餐不以糕点、甜食取代主副食。

二是早餐营养要丰富、充足。早餐建议包括牛奶或豆浆，还可加上鸡蛋、豆制品、瘦肉等食物，水果和蔬菜的摄入也很有必要。早餐是一天中能量和营养素的重要来源，对人体的营养和健康状况有着重要的影响。不吃早餐或早餐营养不足，不仅会影响学习成绩和体能，还会影响消化系统的功能，不利于健康。

三是不要盲目节食。有些儿童青少年为了追求体型完美，有意进行节食，继而出现过度节食，这对身体健康有着巨大的危害（神经性厌食、长期营养不良）。

2. 多吃富含铁和维生素 C 的食物（预防贫血）

在我国儿童青少年中缺铁性贫血患病率较高，影响发育和健康。贫血的症

状主要包括皮肤黏膜苍白、头晕、视物模糊、耳鸣、心悸，贫血还可引起舌炎、口角炎、胃炎、胃黏膜萎缩、皮肤干燥、头发干枯等症状。对于儿童青少年，贫血的危害更大，可影响体格和智力发育，常出现活动和劳动耐力降低、机体免疫功能下降、食欲减退、厌食、异食癖、体重不增甚至下降等症状，还会导致注意力不集中、逻辑思维和记忆力下降、学习效率低下、成绩不佳等。为此，儿童青少年应注意饮食多样化，经常吃富含铁的食物，如动物血、肝脏、瘦肉、蛋黄、黑木耳等。另外，还可以增加铁强化食品的摄入，如强化铁酱油、铁强化面包来改善铁营养状况。维生素 C 可以显著增加铁的消化吸收率，儿童青少年每天的膳食中应含有新鲜的蔬菜水果等维生素 C 含量丰富的食物。诊断为缺铁性贫血后应该在医生指导下及时服用铁剂。

3. 多吃富含微量元素的食物

（1）注意不要挑食，均衡营养，多吃水果和蔬菜。

（2）多吃富含维生素 A 的食物，如胡萝卜、白菜、豆芽、豆腐、红枣、橘子以及牛奶、鸡蛋、动物肝脏、瘦肉等。因为在电脑屏幕前工作时间过长，视网膜上的视紫红质会被消耗掉，而视紫红质主要由维生素 A 合成。并且，维生素 A 可以缓解干眼和视疲劳症状。

（3）多吃富含维生素 B2 的食物，如动物心脏和肝脏、瘦肉、蛋、乳制品、绿叶蔬菜和水果等。缺乏维生素 B2 时，眼睛容易出现畏光、流泪、痒、烧灼感，还会出现视疲劳，也容易发展为近视。

（4）多吃含钙的食物，最好的钙源是乳制品，包括牛奶、酸奶、奶酪等。钙的缺失会使眼球壁的弹性和巩膜组织中胶原物质的含量降低，眼轴变长，导致近视。

（5）多吃含锌的食物，如动物内脏、瘦肉、鱼肉，以及牡蛎、紫菜等海产品类食物。

（6）少吃甜食，甜食会造成血钙下降，少吃油炸食品，尽量减少零食摄入。

（二）充足的睡眠

当前，我国儿童青少年的睡眠质量普遍不高。《2019 中国儿童青少年睡眠指数白皮书》显示，影响睡眠的三大因素分别是课业压力、玩手机或电脑、父母未能做好表率。睡眠状况较差的儿童青少年中，有 41.9% 左右的儿童青少年睡前会接触电视、手机、电脑等，有 67.0% 左右的儿童青少年父母经常当着子女的面玩手机或电脑。在儿童青少年发育的过程当中，睡眠与儿童青少年的体格生长、神经心理发育、情绪行为发展、代谢功能都有密切关联。所以，充足睡眠对儿童青少年身体发育非常重要。长期睡眠不足会影响身体发育和大脑发育，导致儿童青少年出现抑郁、焦虑、注意力缺陷、行为冲动等情绪行为问题，显著增加肥胖等代谢性疾病风险，损害身心健康与学业发展。科学研究表明，儿童青少年正常的睡眠时长以每天 8~10 小时为最佳，而且要尽量在 22 点之前入睡。儿童青少年在每天保持充足睡眠时长的同时，还要注意睡眠质量，也就是深睡眠时长尽量超过 6 小时，而浅睡眠时长尽量少于 4 小时。

儿童青少年要注意以下几点：

（1）养成一个健康的生活习惯，遵守作息规律，及时进入睡眠，拒绝熬夜，保证足够的睡眠时间和睡眠质量。大部分儿童青少年睡眠都是没有问题的，失眠也较少，主要是睡眠时间不够。不能因为学习和作业等原因，压缩和剥夺睡眠时间。

（2）睡前不要做激烈的运动，不要频繁刷手机、玩游戏、看电影等，这样会导致大脑过度兴奋，使入睡时间延长。时间长了，会建立不良的条件反射，入睡时间就越来越晚。

（3）营造浓厚的睡眠氛围，睡前可以把灯光调暗，关闭电视机，营造一个安静平和的睡眠氛围。

主要参考资料

[1] 佚名. 2020：积极改变，遇见更健康的自己 [J]. 家庭医药：就医选药，2020（1）：4.

[2] 杜晓萌. 初探传统体育在当今体育促进健康中发挥的重要作用 [J]. 当代体育科技，2017，7（8）：209-210.

[3] 韩晓. 提高免疫力保持肌体健康 [J]. 开卷有益（求医问药），2011（12）：5-7.

[4] 金菊香，伍晓艳，万宇辉，等. 青少年户外活动与近视的关联 [J]. 中国学校卫生，2013，34（11）：1284-1287，1291.

[5] 李海波，常海英，刘晓坤，等. 不同年龄段儿童眼球相关参数分析 [J]. 饮食保健，2018，5（21）：281-282.

[6] 李海洲. 体育与心理健康 [J]. 科学导报，2014（19）：240.

[7] 李佳川，唐金根. 生活方式与健康 [J]. 中国健康教育，2008（8）：82-83.

［8］李良，徐建方，路瑛丽，等．户外活动和体育锻炼防控儿童青少年近视的研究进展［J］．中国体育科技，2019，55（4）：3－13．

［9］沈永明．近距离用眼视疲劳的病因探讨［J］．中国临床医学，2013，20（1）：59－60．

［10］王美芬．写字的习惯从小抓起［J］．考试周刊，2015（89）：46－47．

［11］王文强．新编眼保健操对学生视力低下的预防效果观察［J］．医学理论与实践，2015（10）：1388－1389．

［12］吴彬．关注睡眠健康，提高生活质量［J］．中老年保健，2012（3）：35．

［13］心洁．《中国公民健康素养——基本知识与技能（2015年版）》解读［J］．中老年保健，2016（8）：24－28．

［14］徐艺珊．四个"三十"保护视力［J］．保健与生活，2013（6）：55．

［15］徐媛媛，曾新颖，邱琇，等．中国儿童青少年缺铁性贫血疾病负担及健康公平性分析［J］．中国妇幼健康研究，2021，32（6）：830－837．

［16］薛芹波．第九套广播体操对成年人能量消耗和心率变异特征的研究［D］．武汉：武汉体育学院，2014．

［17］曾庆荣．论促进学生体质健康管理的对策［J］．运动，2013（13）：100－101．

［18］张立平．大健康概念的内涵与特征探讨［J］．人民军医，2017，60（1）：1－2．

［19］张云．让学生写出美观的汉字［J］．文科爱好者（教育教学版），2009，1（7）：151．

［20］邹海东．当前我国眼健康管理面临的问题和挑战［J］．中华眼科杂志，2017，53（7）：481－483．